U0255663

本草通串证图

[日] 前田利保 著
宫竹正 吴佳妮 编译

北京联合出版公司
Beijing United Publishing Co.,Ltd.

植物古日文名

古籍所绘植物的古日文名。

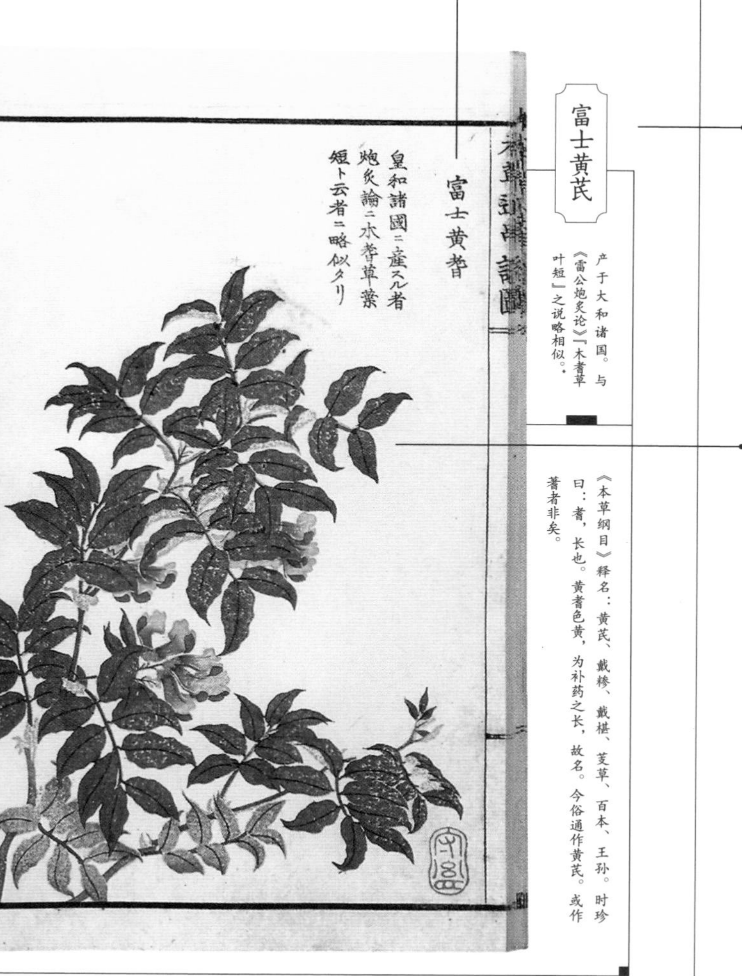

富士黄芪

产于大和诸国。与《雷公炮炙论》「木耆草叶短」之说略相似。*

《本草纲目》释名：黄芪、戴糁、戴椹、芰草、百本、王孙。时珍曰：耆，长也。黄耆色黄，为补药之长，故名。今俗通作黄芪。或作著者非矣。

植物中文名

此名称为原书植物的翻译名称，但不一定是该植物的现代通用名。

植物手绘图

由江户时代画师手绘而成，画风独特大气。

引用典籍出处

补充了古籍中引用的各类本草典籍原文。

*注：《雷公炮炙论》原文为："雷公云：凡使，勿用木耆草，真相似，只是生时叶短并根横。"

阅读导航

古籍原文

内容包括介绍所绘植物的形态、颜色，在日本江户时代的生长地点等。

原文翻译

如实翻译古籍原文，以便读者阅读欣赏。

知识性补充文字

对原书中所绘植物进行详细介绍，内容包括这些植物的释名、生长形态、主治功用、故事传说等。

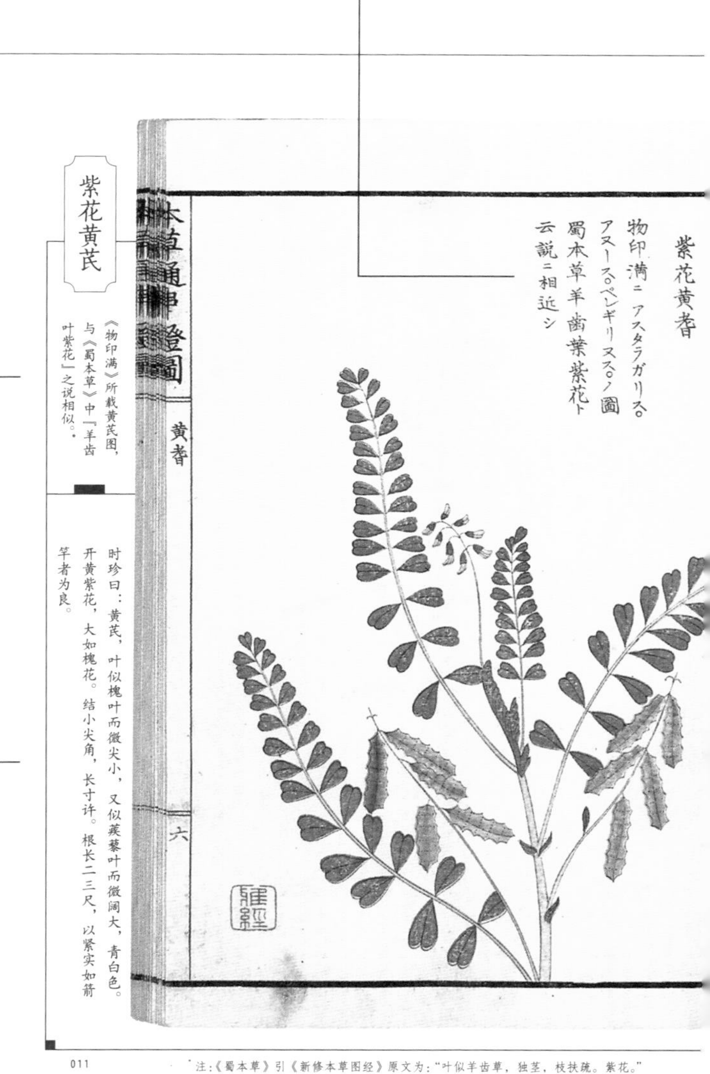

紫花黄芪

《物印满》所载黄芪图，与《蜀本草》中「羊齿叶紫花」之说相似。

时珍曰：黄芪，叶似槐叶而微尖小，又似蒺藜叶而微阔大，青白色。开黄紫花，大如槐花。结小尖角，长寸许。根长二三尺，以紧实如箭竿者为良。

本草通串證圖 黄耆 六

紫花黄耆

物印満ニアスタラガリス。アヌース。ペレギリヌス。ノ圖蜀本草羊歯葉紫花ト云說ニ相近シ

* 注：《蜀本草》引《新修本草图经》原文为："叶似羊齿草，独茎，枝扶疏。紫花。"

本书说明

中国的本草文化历来备受世界关注，进化论奠基人达尔文在《动物和植物在家养下的变异》中提到一本『1596年出版的《中国百科全书》』，说的就是中国的《本草纲目》。

深受中国传统文化影响的日本，对本草的研究一直层出不穷，并在江户时期达到了鼎盛，众多本草研究书籍纷纷刊行于世。越中国富山藩第十代藩主前田利保（1800年—1859年）在嘉永五年（1852年）编著发行的《本草通串》（94卷，56册）颇具特色。这套书详细考据了《本草纲目》中草类药物，但又不拘于传统的考据书籍形式，别出心裁地按照叶子特征分类，解释了中、日、朝三国所产的各同名本草的不同特点，研究性与趣味性并存。成书后，前田利保考虑到读者辨识药物的需求，请木村雅经、山下守胤、山下弌胤、松浦守美等浮世绘画师依据此书共同绘制了《本草通串证图》（5卷，5册），书中共181幅植物绘画，每一卷的草药图乍看之下都有所相似，但细看又有所不同。所绘植物花朵色彩艳丽，叶片脉络分明，形态柔美舒逸。

这套图册成书于江户时代末期，或许因为历史的动荡，并未留下太多相关记载。我们只能在日本当地图书馆的馆藏品中欣赏这套著作，推演它的经历。为了使读者能更好地了解中国传统经典在日本的流传及影响，我们将这一未曾在中国出版的美丽图册精心修复后完美呈现。为了给读者带来流畅舒适的阅读体验，我们请译者将古日文与古文夹杂的原文翻译润色，并在译文中添加了对生僻字的解释，在所引用医书后标注了作者、著成年代及别名。为补充原著知识，我们还精选了《本草纲目》等书的原文来丰富图册上原有的文字介绍。值得说明的是，在译文中出现了不少『今』『如今』等说法，其所指的年代是著成此书时的江户时代，为如实还原古籍，我们对原文的表述予以保留，并附上《本草通串证图》序言原文供您更好地了解原作。由于年代久远，时至今日，书中图画已有部分颜色变浅甚至褪色，如『白花阴午草』『白花桔梗』的花朵只留下隐约轮廓等。为保证图册原汁原味地展现在您的面前，我们亦将褪色部分如实呈现。

作为一本出自江户时代众画师之手的画风独特的本草图册，我们希望通过本书的出版为您呈现中国传统本草文化在异域他乡绽放出的别样魅力。

编者谨识

序

向者(从前)本藩今之老候(日本对藩主、大名的旧称)侍从(日本天皇近侍臣子旧称，也称拾遗)益齐公(日本江户时期，越中国富山藩藩主前田利保)，憾庶物类纂，浩瀚殷富，犹有未备也。有本草通串证图之作，凡和汉著书有言涉本草者，麕载(麕：通『群』，收集)不遗，可谓备矣。一日，侍臣等进请曰：

『通串虽备，然说颇浩瀚，览者望洋莫知所向。伏请愿附载折中说(广纳诸说综合成稳妥的说法)并图，以令知所向。其惠不亦大乎，敢请。』

公曰：『止。前修所论是非淆乱，真伪驳杂无归一说。虽然余尝试折中之，庸讵(何以、怎么)知吾所谓非之非是耶，庸讵知吾所谓伪之非真耶。沙参羊乳聚讼难折，黄精钩吻相似相反，之死而致生，之生而致死。夫医药，生民寿夭之所系，可弗慎乎。且汝等不见通串例言乎，麕载诸说，不敢可否取舍委人，是余本旨。若折中于图，则吾岂敢。汝等勿复言。』

异日，又进言请曰：『公之言虽诚是哉。神农氏邈矣，世无识者，苟无折中之说，人将漫用伪生，不堪济世教人。仁之大者，岂不可强为之哉。』敢请再三，既而幡然改曰：『与我培养家园，独与侍臣等观而娱之，吾岂若使国人纵观目击，识得其形状名称，无缪用误服之失，以免夭札哉。吾岂若博示天下，旁问大方，质其真伪，已决蓄疑。且使人使用不失其实，以跻于寿域哉。与我假手后人，图说相龃龉而失吾之意，吾岂若于吾身亲令人绘之，而图说相符而得吾之意哉。』曰：『允请。』

于是乎，侍臣等欣然怂恿从事。上木云：『呜呼，通串虽大备，目不识丁字者莫得而与焉。今也，附载图说广行之世，则无学与不学、识字与不识字，皆得寓目其间，而无望洋之叹，而免谬用夭札之患，以跻于寿域，则其为仁惠不亦甚大乎哉。夫然后，通串之举可谓集大成，无复遗憾矣。』语曰：『泛爱众，而亲仁。』（出自《论语·学而》：『泛爱众，而亲仁，行有余力，则以学文。』）（臣）淳之于斯编亦云。

嘉永六年岁在癸丑春正月

富山藩文学（臣）岡田淳之谨序

小西有斐书

目录

001 甘草

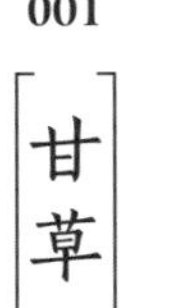

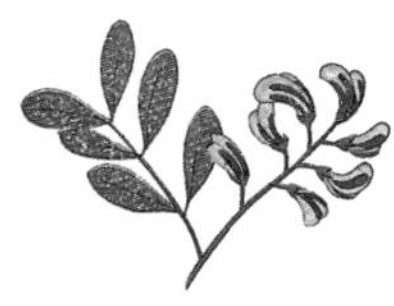

010 黄芪

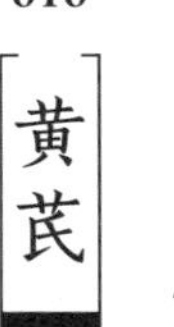

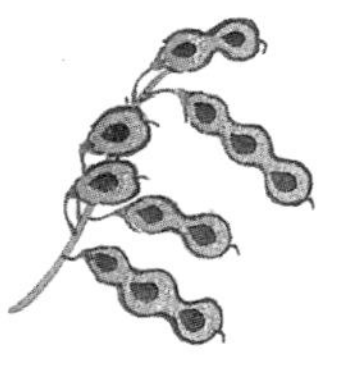

020 人参

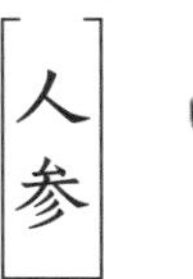

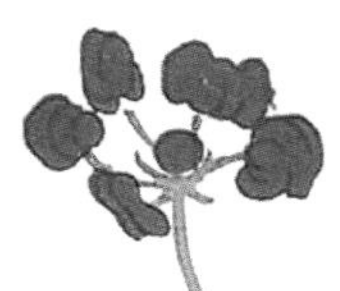

036 沙参

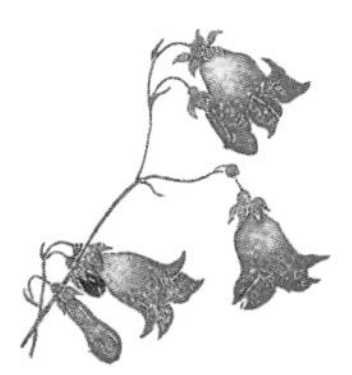

053 荠苨

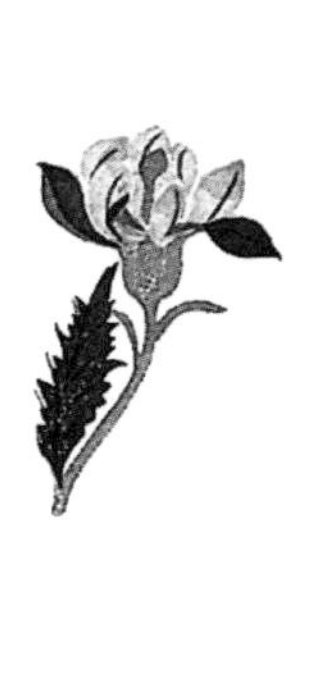

067 桔梗

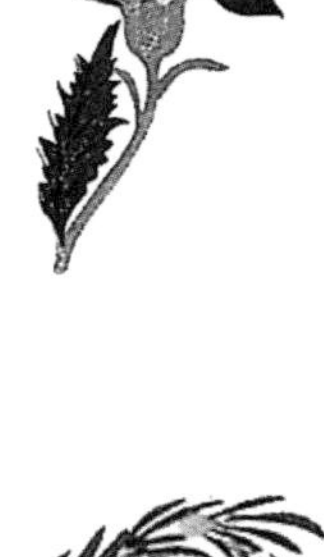

085 长松

101 黄精

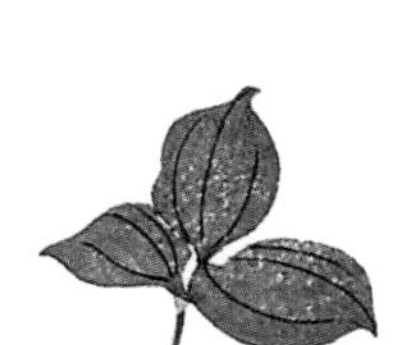

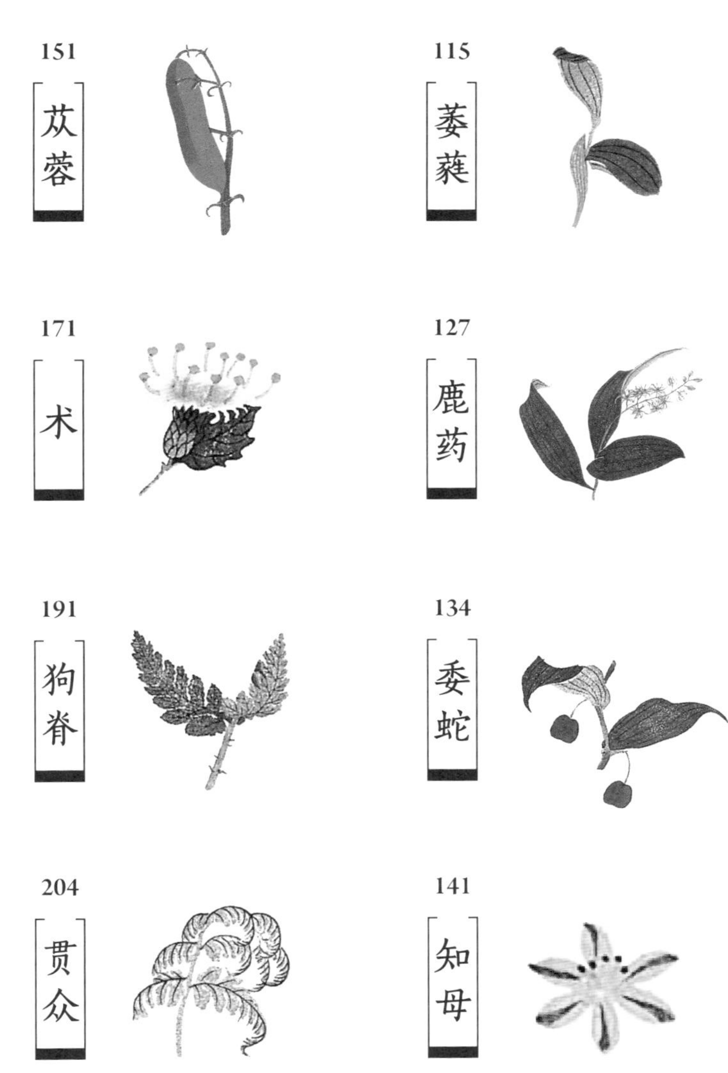
151
苁蓉
115
萎蕤
171
术
127
鹿药
191
狗脊
134
委蛇
204
贯众
141
知母

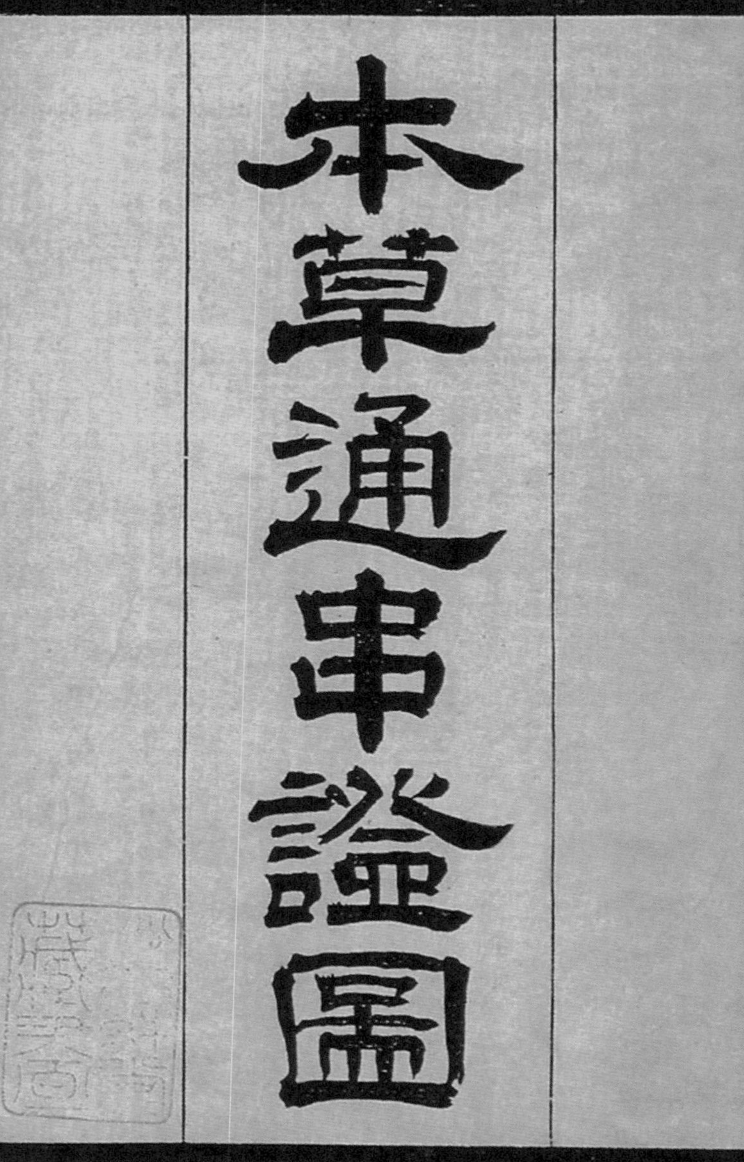

《本草通串证图》成书于日本江户时代末期。

这是一部根据《本草纲目》所载植物绘制而成的图册。《本草通串》作者前田利保考虑到读者辨识药物的需求，请多位画师共同绘制。

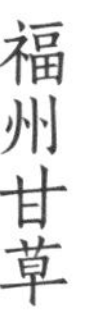

大和诸国皆有栽培。与《经史证类备急本草》*『槐叶横梁根』之说相似。

本草通串證圖　甘草　一

福州甘草

皇和諸國培養スル者大觀本草圖経ニ槐葉横梁根ト云說ト相近シ

《本草纲目》释名：蜜甘、蜜草、国老。弘景曰：此草最为众药之主，经方少有不用者，犹如香中有沉香也。国老即帝师之称，虽非君而为君所宗，是以能安和草石而解诸毒也。

*注：下文中出现《经史证类备急本草》皆简称《证类本草》。

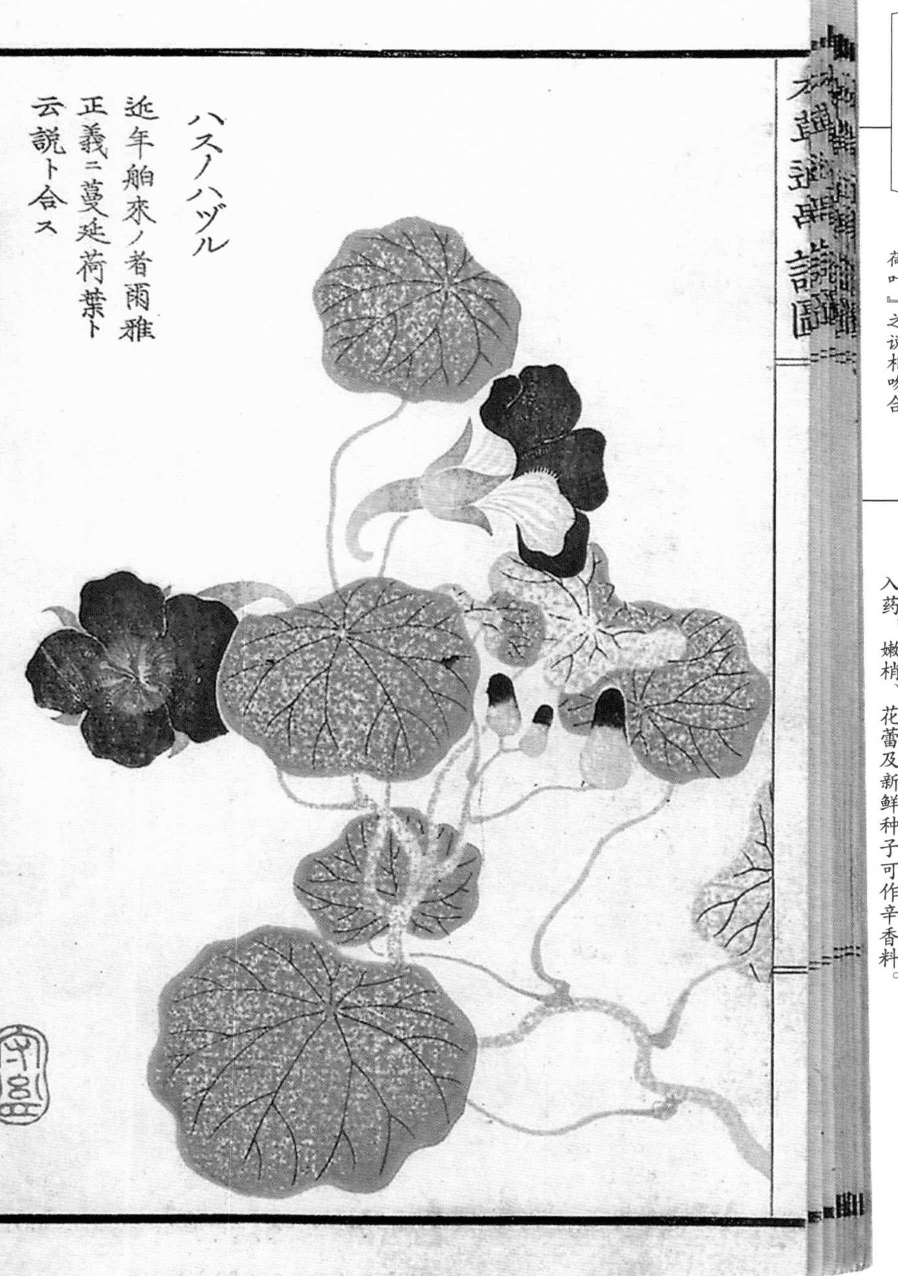
ハスノハヅル
近年舶來ノ者爾雅
正義ニ蔓延荷葉ト
云說ト合ス

旱金莲

近年舶来品种，与《尔雅正义》中『蔓延荷叶』之说相吻合。

叶肥花美，花色有紫红、橘红、乳黄等。金莲花茎蔓缠绕，叶形如碗莲，乳黄色花朵盛开时，如群蝶飞舞，是一种重要的观赏花卉。花可入药，嫩梢、花蕾及新鲜种子可作辛香料。

藤子甘草

诸国山野有产。恐为《延喜式》所称甘草。

弘景曰：赤皮断理，看之坚实者，是抱罕草，最佳。抱罕乃西羌地名。亦有火炙干者，理多虚疏。又有如鲤鱼肠者，被刀破，不复好。青州间有而不如。又有紫甘草，细而实，乏时亦可用。

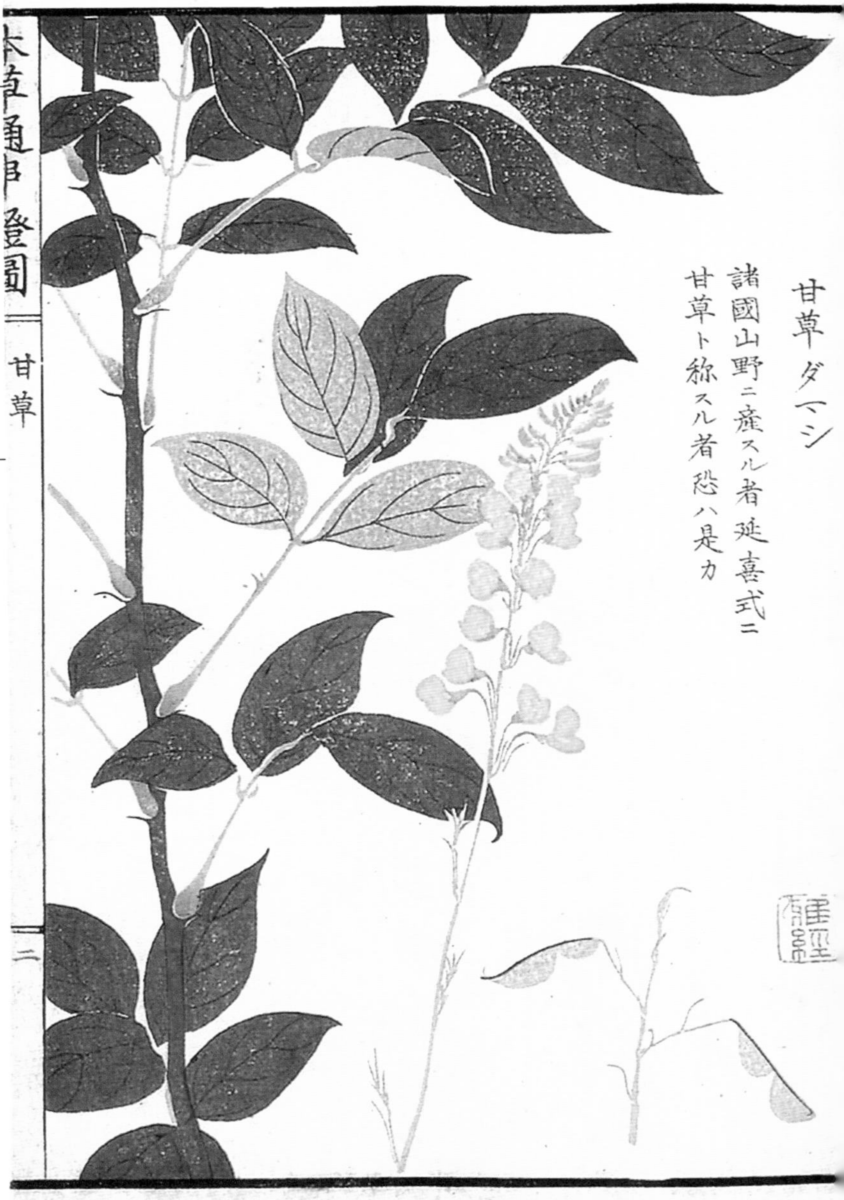

本草通串證圖 甘草 二

甘草ダヽシ

諸國山野ニ産スル者延喜式ニ甘草ト称スル者恐ハ是カ

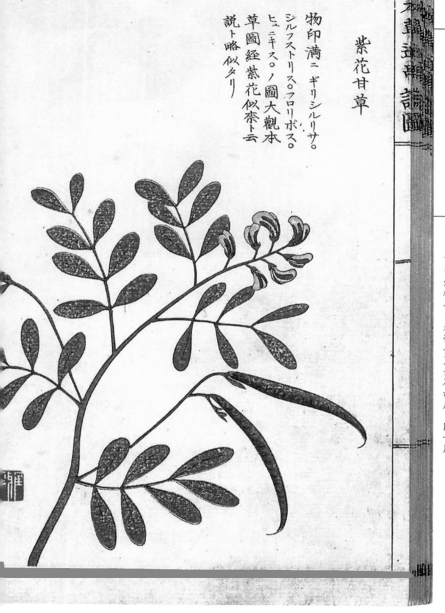

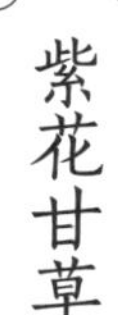

紫花甘草

《物印满》所称甘草之图。与《证类本草》『紫花似柰』之说略相似。

苏颂曰：春生青苗，高一、二尺，叶如槐叶，七月开紫花似柰冬，结实作角子如毕豆。根长者三四尺，粗细不定，皮赤色，上有横梁，梁下皆细根也。采得去芦头及赤皮，阴干用。

紫花甘草

物印満ニギリシルリサ。ジルフストリス。フロリボス。ヒユニキス。ノ圖大觀本草圖経紫花似柰ト云說ト略似タリ

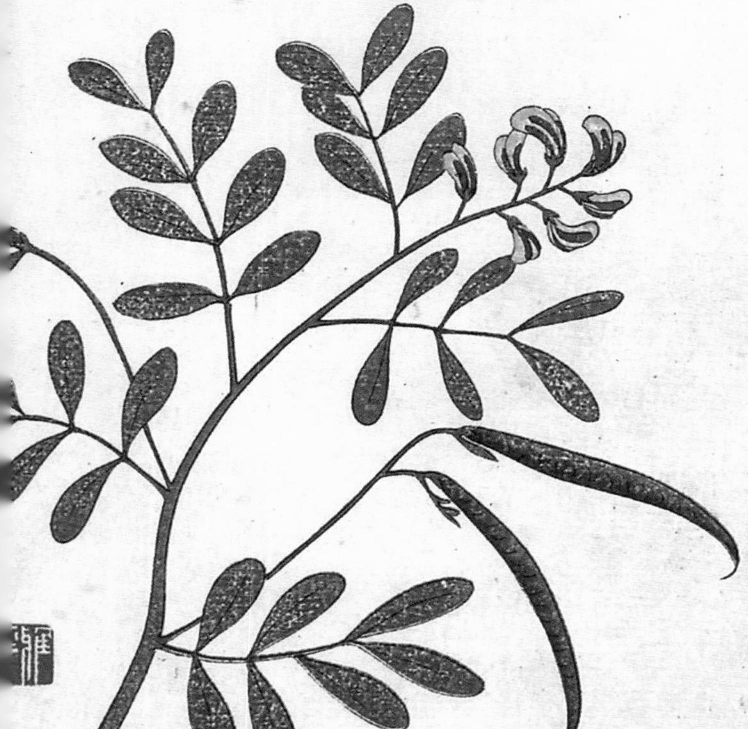

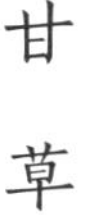

甘草

《物印满》所称甘草之图。与《本草衍义》相思角之说相似。

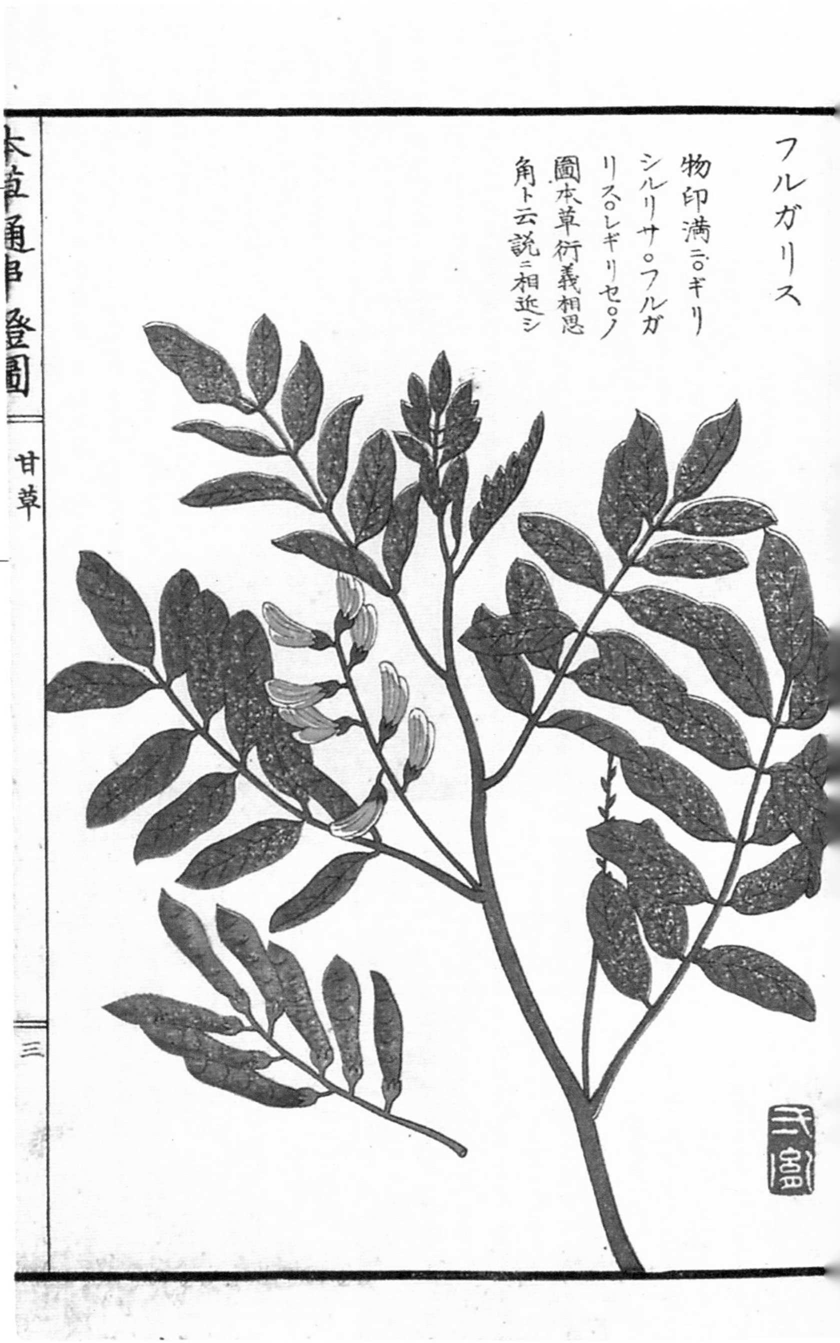

《本草纲目》记载：甘草主温中下气，烦满短气，伤脏咳嗽，止渴，通经脉，利血气，解百药毒，为九土之精，安和七十二种石，一千二百种草。

本草通串證圖　甘草　三

フルガリス

物印満ニ○ギリシルリサ。フルガリス○レギリセ○ノ圖本草衍義相思角ト云説ニ相近シ

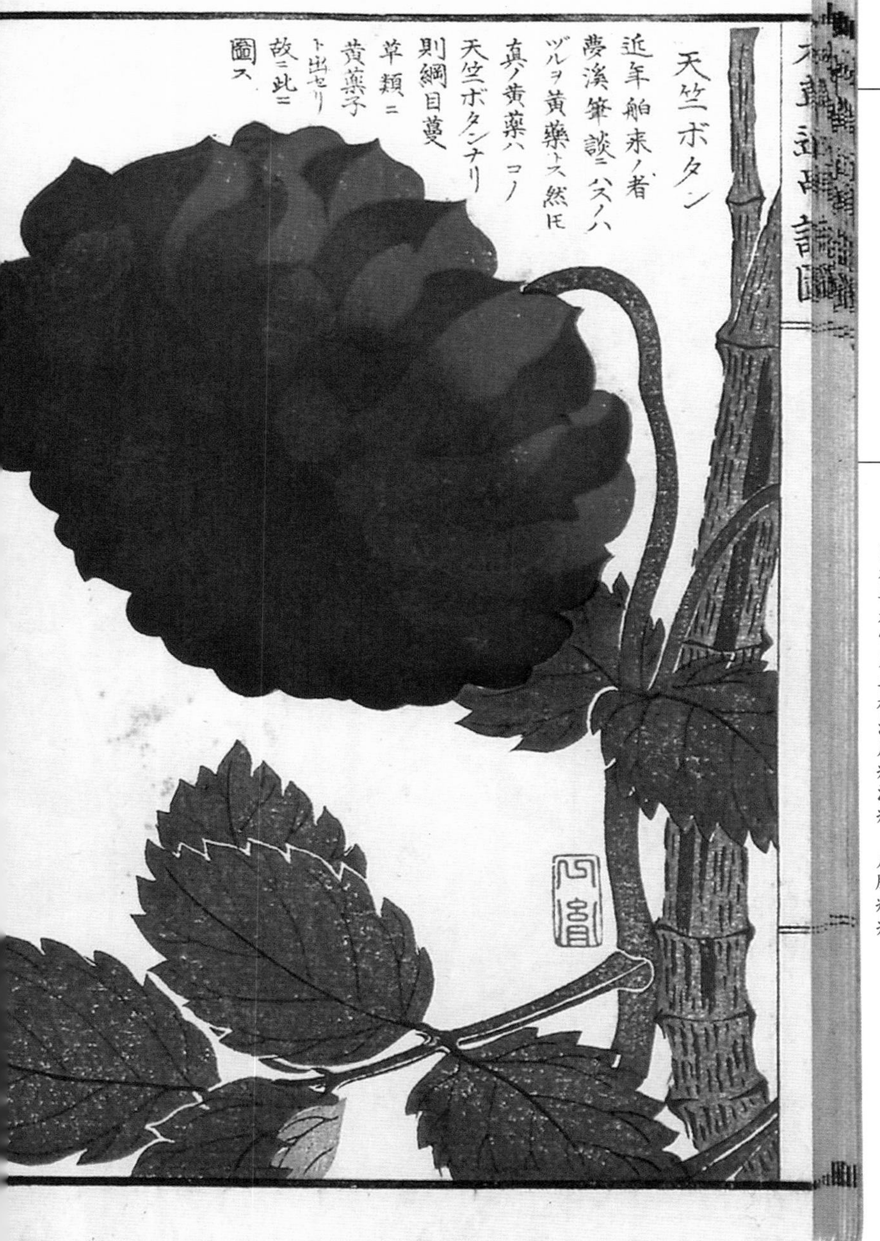
天竺ボタン
近年舶来ノ者
夢溪筆談ニハスノハ
ヅルヲ黄薬トス然ドモ
真ノ黄薬ハコノ
天竺ボタンナリ
則綱目蔓
草類ニ
黄薬子
ト出セリ
故ニ此ニ
圖ス

天竺牡丹

近年舶来品种。《梦溪笔谈》中，以旱金莲为黄药。*

又名大丽花，西香莲，苕菊，地瓜花。中国引种始于四百多年前。味辛，甘，性平。有活血散瘀之功效，常用于治疗跌打损伤。中国少数民族彝族常用其根治风疹湿疹、皮肤瘙痒。

*注:（接上文）然，真黄药为此天竺牡丹，因之入《本草纲目》蔓草类，语出“黄药子”。

南京甘草

大和境内少有栽培。与《物理小识》『秦粉草』『其根直深』之说相似。

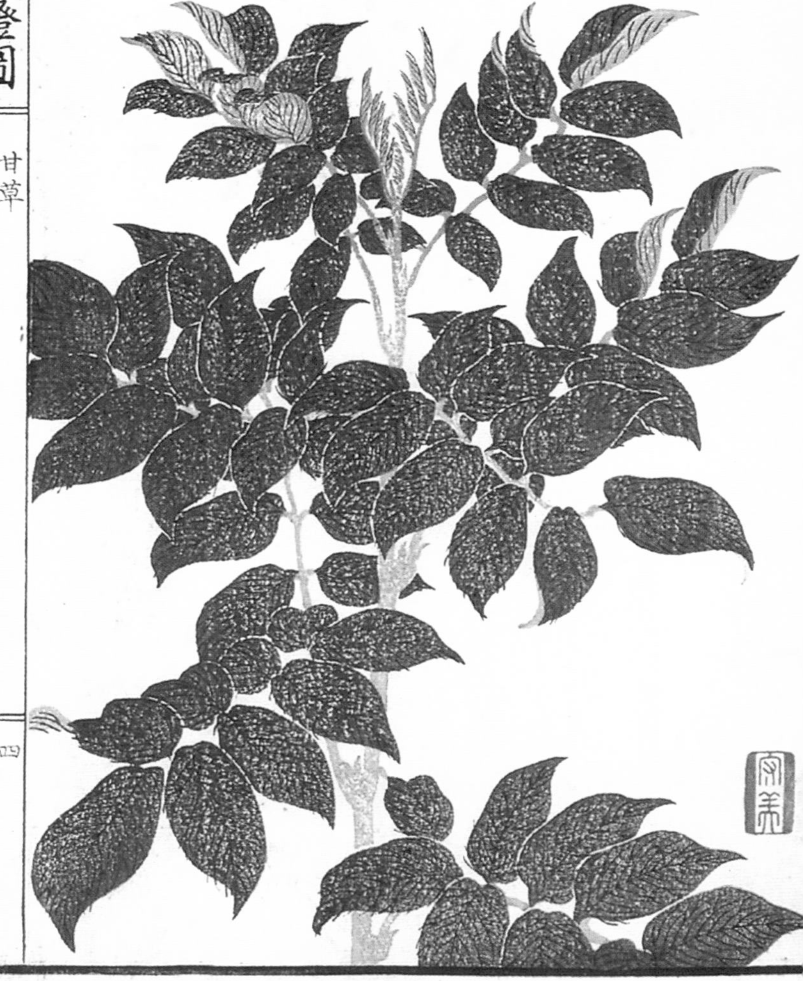

时珍曰：甘草枝叶悉如槐，高五六尺，但叶端微尖而糙涩，似有白毛，结角如相思角，子扁如小豆，极坚，齿啮不破。又云：炙甘草皆用长流水蘸湿，至熟刮去赤皮，或用浆水炙熟，不能酥炙、酒蒸。

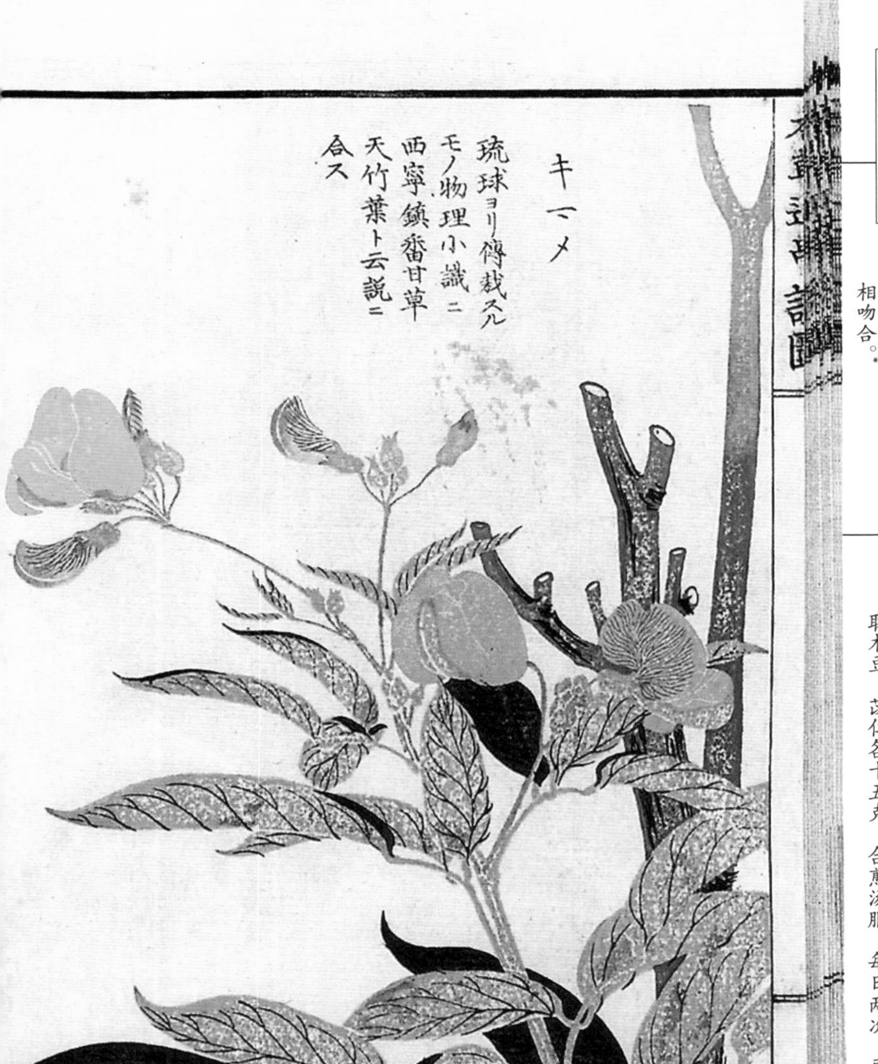

キマメ
琉球ヨリ傳栽スル
モノ物理小識ニ
西寧鎮番甘草
天竹葉ト云說ニ
合ス

木豆

栽培于琉球。与《物理小识》『西宁镇，番甘草』『天竹叶』之说相吻合。*

别名黄豆树。味辛，涩，性平。《泉州本草》记载：治心虚水肿，喘促无力。取木豆三十克，猪心一个，炖服，连服数次可消；治肝肾水肿，取木豆、苡仁各十五克，合煎汤服，每日两次。忌食盐。

* 注：《物理小识》原文为："西宁镇，番甘草最多；叶似天竹，但冬凋耳。"

富士甘草

大和富士山及其他诸国广有栽培，《大和本草》未载，今称之草藤。

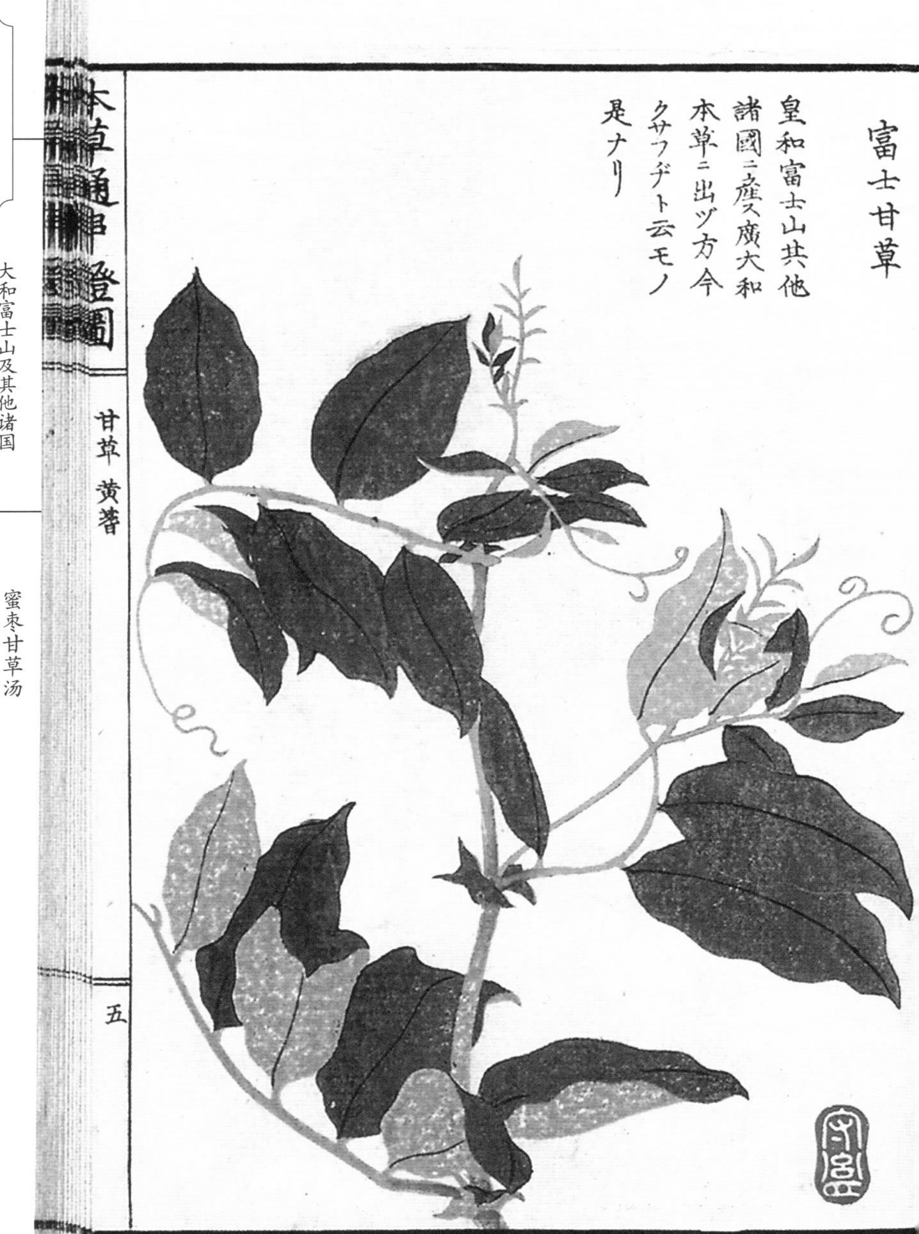

本草通串證圖
甘草　黄蓍
五
富士甘草
皇和富士山共他諸國ニ産ス廣大和本草ニ出ヅ方今クサフヂト云モノ是ナリ

蜜枣甘草汤

将蜜枣八枚、生甘草六克，加清水两碗煎至一碗，去渣服用。具有补中益气、止咳化痰的功效，可缓解咽干喉痛症状。

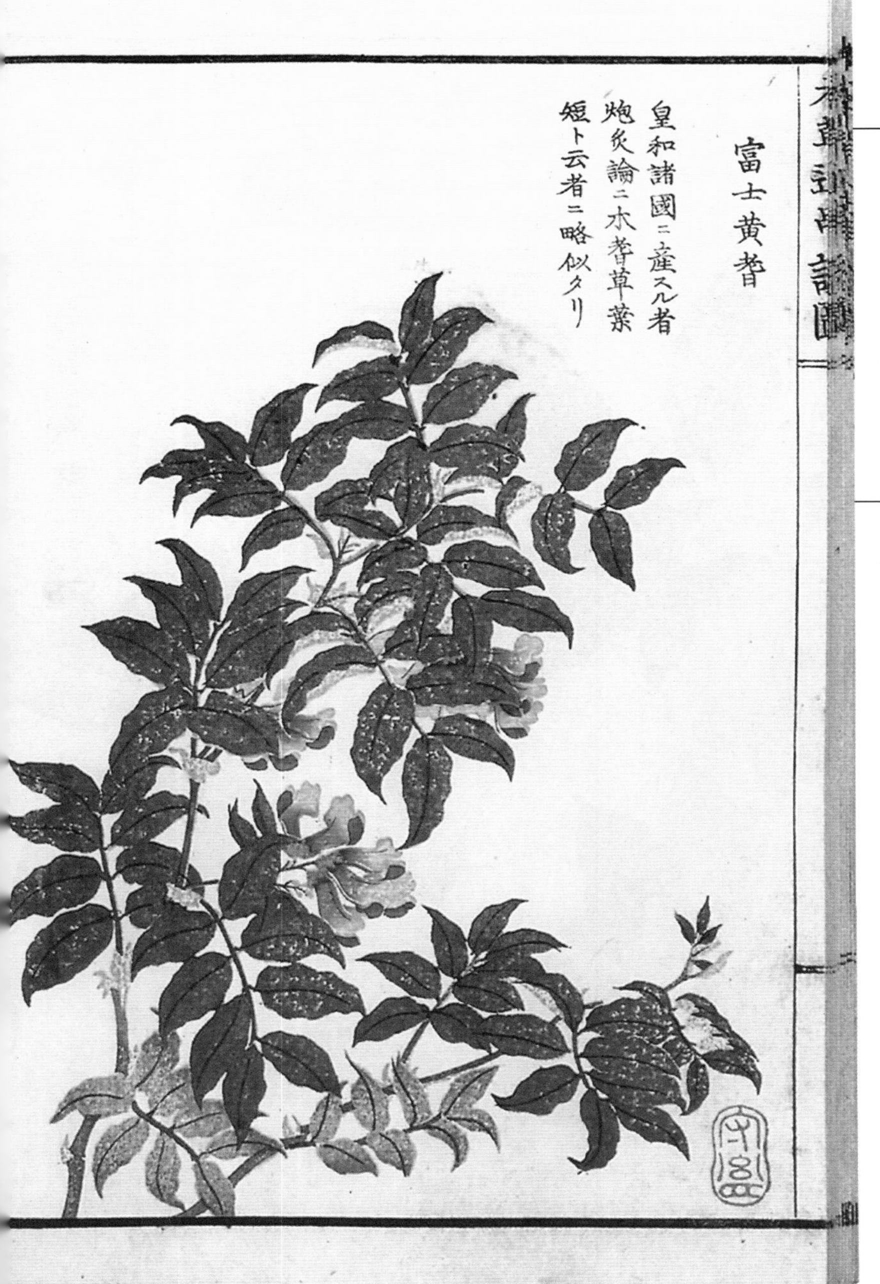
富士黄耆
皇和諸國ニ産スル者
炮炙論ニ木耆草葉
短ト云者ニ略似タリ

富士黄芪

产于大和诸国。与《雷公炮炙论》『木耆草叶短』之说略相似。*

《本草纲目》释名：黄芪、戴糁、戴椹、芰草、百本、王孙。时珍曰：耆，长也。黄耆色黄，为补药之长，故名。今俗通作黄芪。或作著者非矣。

* 注：《雷公炮炙论》原文为："雷公云：凡使，勿用木耆草，真相似，只是生时叶短并根横。"

紫花黄芪

《物印满》所载黄芪图，与《蜀本草》中『羊齿叶紫花』之说相似。*

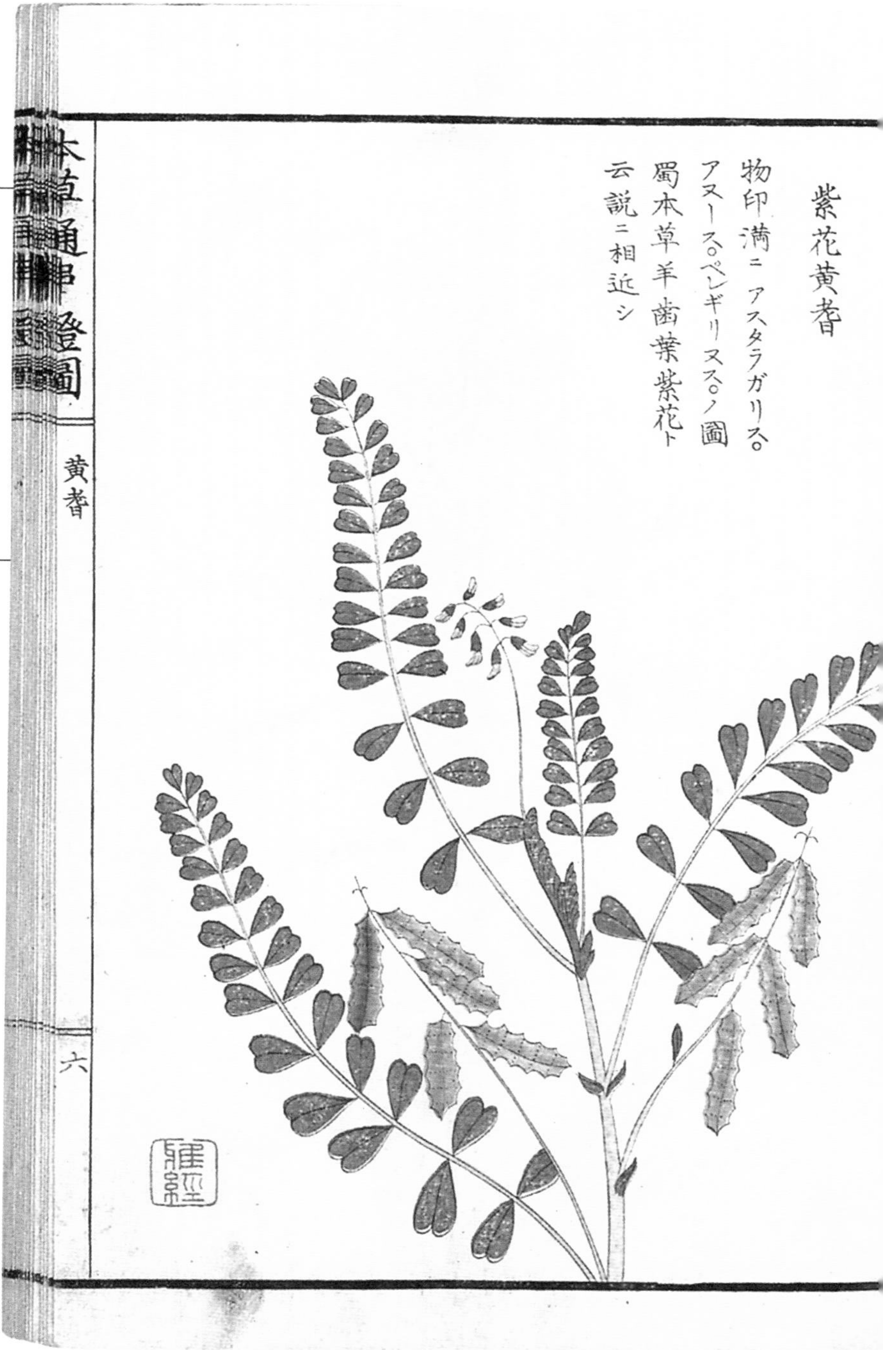

时珍曰：黄芪，叶似槐叶而微尖小，又似蒺藜叶而微阔大，青白色。开黄紫花，大如槐花。结小尖角，长寸许。根长二三尺，以紧实如箭竿者为良。

本草通串證圖

黄耆

六

紫花黄耆

物印満ニアスタラガリス。アヌース。ペレギリヌス。ノ圖蜀本草羊歯葉紫花ト云説ニ相近シ

*注：《蜀本草》引《新修本草图经》原文为："叶似羊齿草，独茎，枝扶疏。紫花。"

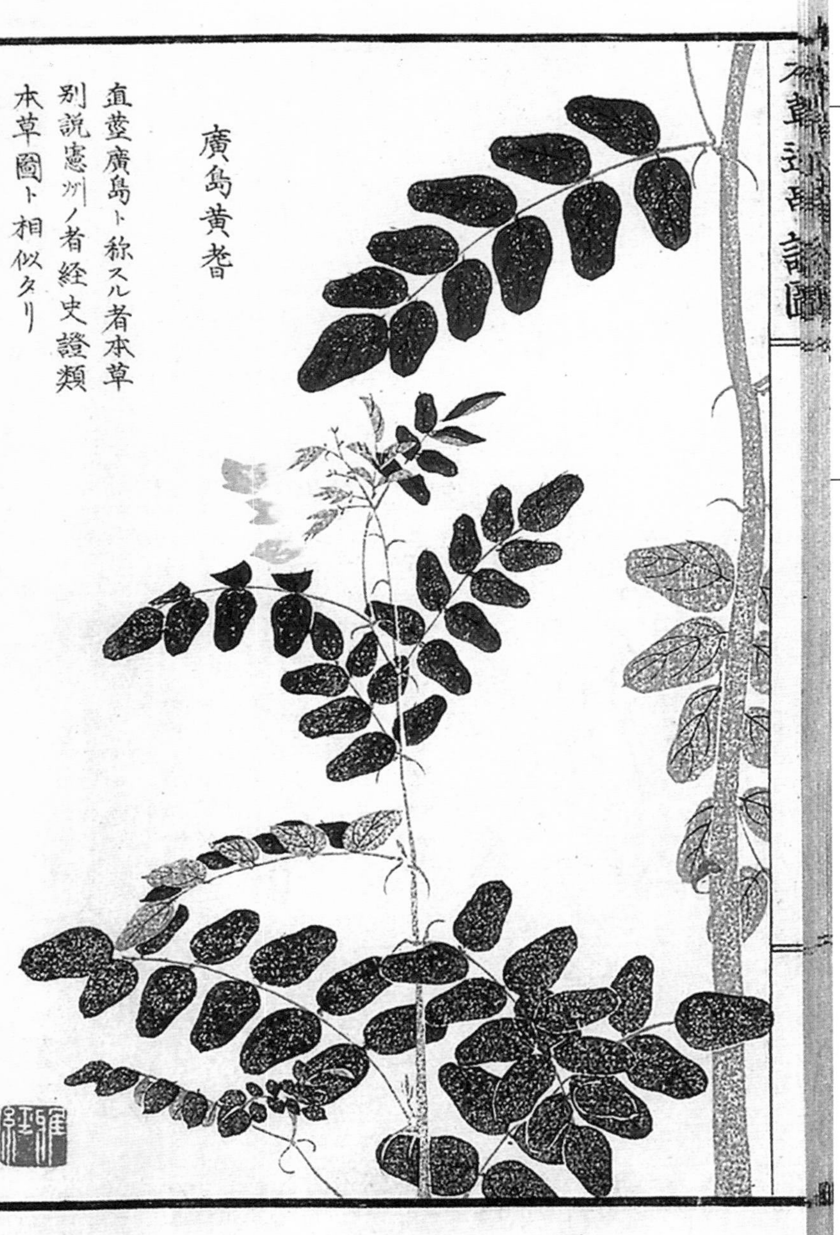

广岛黄芪

称之为『直茎广岛』。《本草别说》所云『宪州者』，与《证类本草》图相似。

弘景曰：第一出陇西洮阳，色黄白甜美，今亦难得。次用黑水宕昌者，色白肌理粗，新者亦甘而温补。又有蚕陵白水者，色理胜蜀中者而冷补。又有赤色者，可作膏贴。俗方多用，道家不须。

蜜叶黄芪

产于越中妇负郡金刚堂。

颂曰：根长二三尺以来。独茎，或作丛生，枝干去地二三寸。其叶扶疏作羊齿状，又如蒺藜苗。七月中开黄紫花。其实作荚子，长寸许。八月中采根用。其皮折之如绵，谓之绵黄芪。

本草通串證圖

黄蓍

蜜葉黄蓍

越中婦負郡金剛堂ニ産スル者

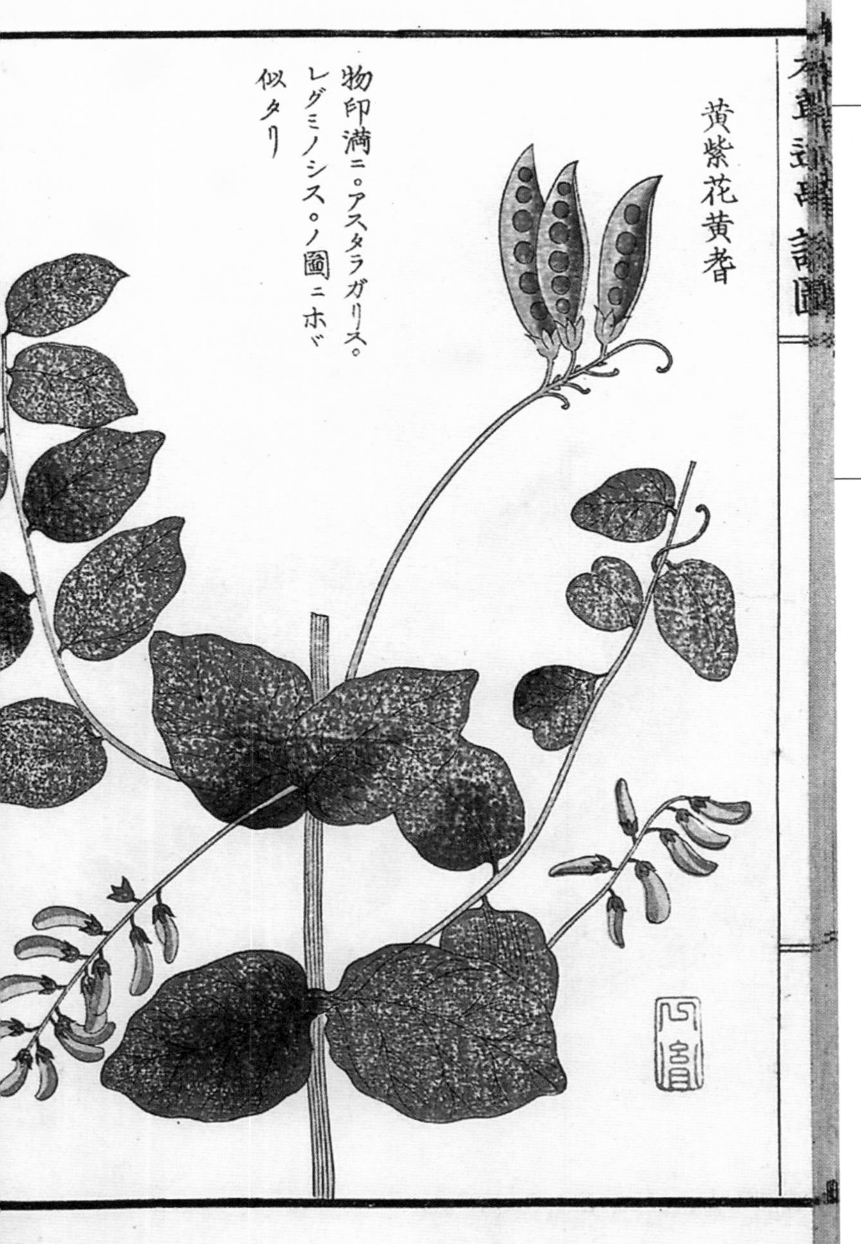

黄紫花黄耆
物印满ニ。アスタラガリス。レグミノシス。ノ圖ニホゞ似タリ

黄紫花黄芪

与《物印满》所载黄芪之图相似。

承曰：黄芪本出绵上者为良，故名绵黄芪，非谓其柔韧如绵也。颂曰：今人多以苜蓿根假作黄芪，折皮亦似绵，颇能乱真。但苜蓿根坚而脆，黄芪至柔韧，皮微黄褐色，肉中白色，此为异耳。

槐叶黄芪

《物印满》所载之常见黄芪图，与《本草纲目》之槐叶说相似。

元素曰：黄芪甘温纯阳，其用有五：补诸虚不足，一也；益元气，二也；壮脾胃，三也；去肌热，四也；排脓止痛，活血生血，内托阴疽，为疮家圣药，五也。

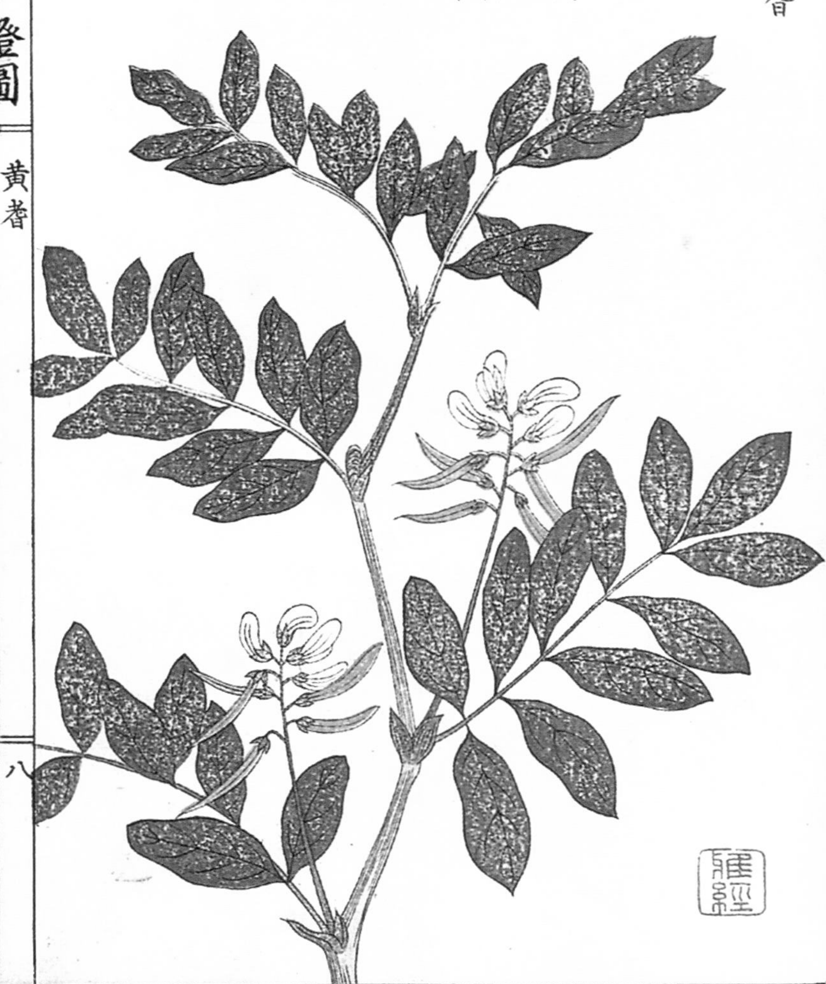

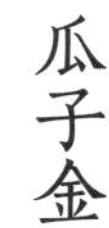

瓜子金

瓜子金

皇和諸國自生スル者 質問本草瓜子金ト云 即木黄耆ナリ

大和诸国自生者。《质问本草》所云『瓜子金』者，即木黄芪。

性喜凉爽，耐寒耐旱，怕热怕涝，适宜在土层深厚，透水力强的沙壤土种植。多见于山坡草地或草甸中。活血散瘀，祛痰镇咳，具有解毒止痛的功效，外用治毒蛇咬伤。

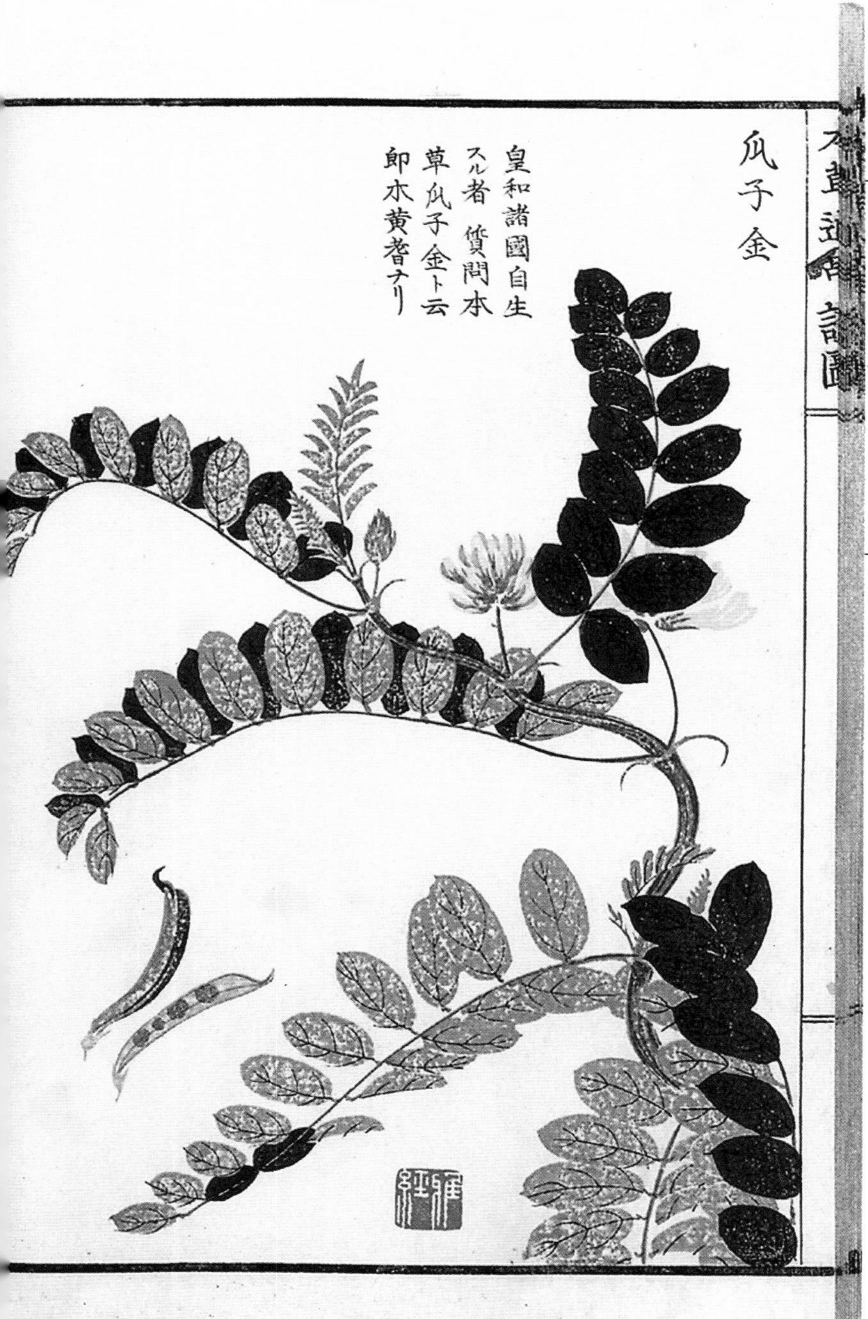

大叶黄芪

产于越中妇负郡花崎村。

好古曰：黄芪治气虚盗汗，并自汗及肤痛，是皮表之药；治咯血，柔脾胃，是中州之药；治伤寒尺脉不至，补肾脏元气，是里药。乃上中下内外三焦之药也。

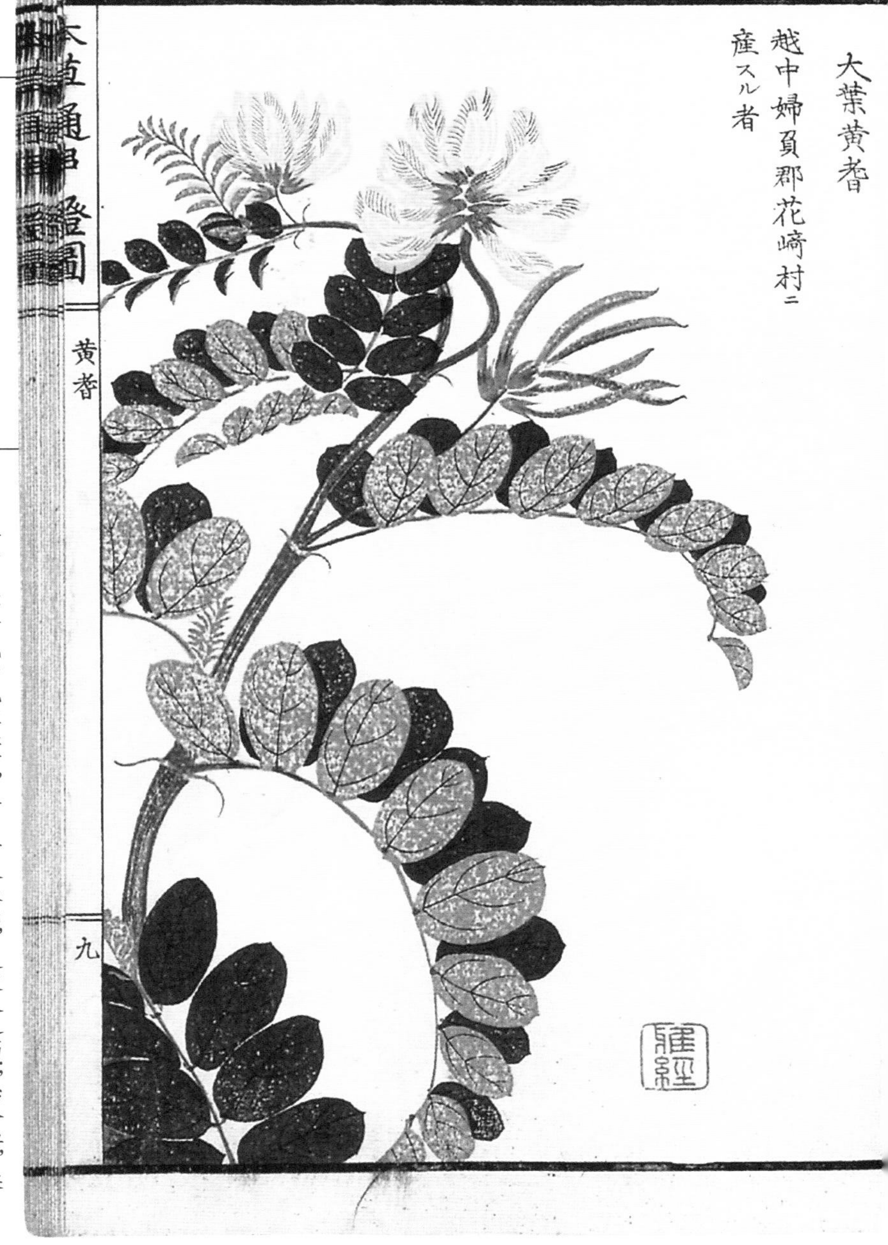
大葉黄耆
越中婦負郡花崎村ニ産スル者
黄耆
九

短葉黄耆

越中婦負郡羽根村ニ産スル者

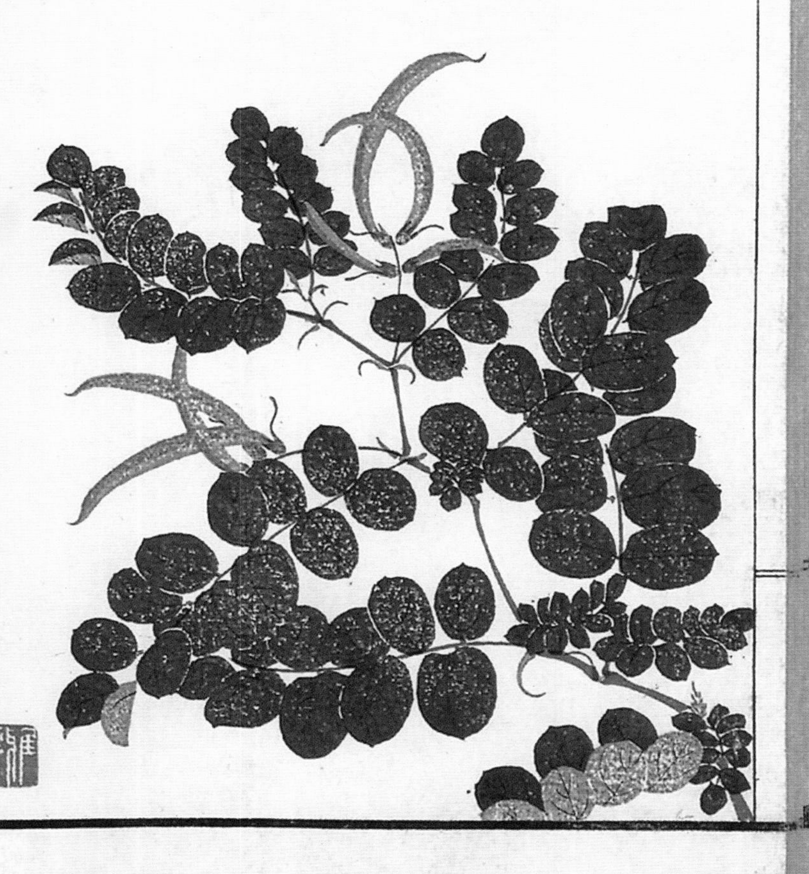

短叶黄芪

产于越中妇负郡羽根村。

元素曰：味甘，气温、平。气薄味浓，可升可降，阴中阳也。入手足太阴气分，又入手少阳、足少阴命门。治虚劳自汗，补肺气，泻肺火、心火，实皮毛，益胃气，去肌热及诸经之痛。

细叶黄芪

产于越中妇负郡花房村。

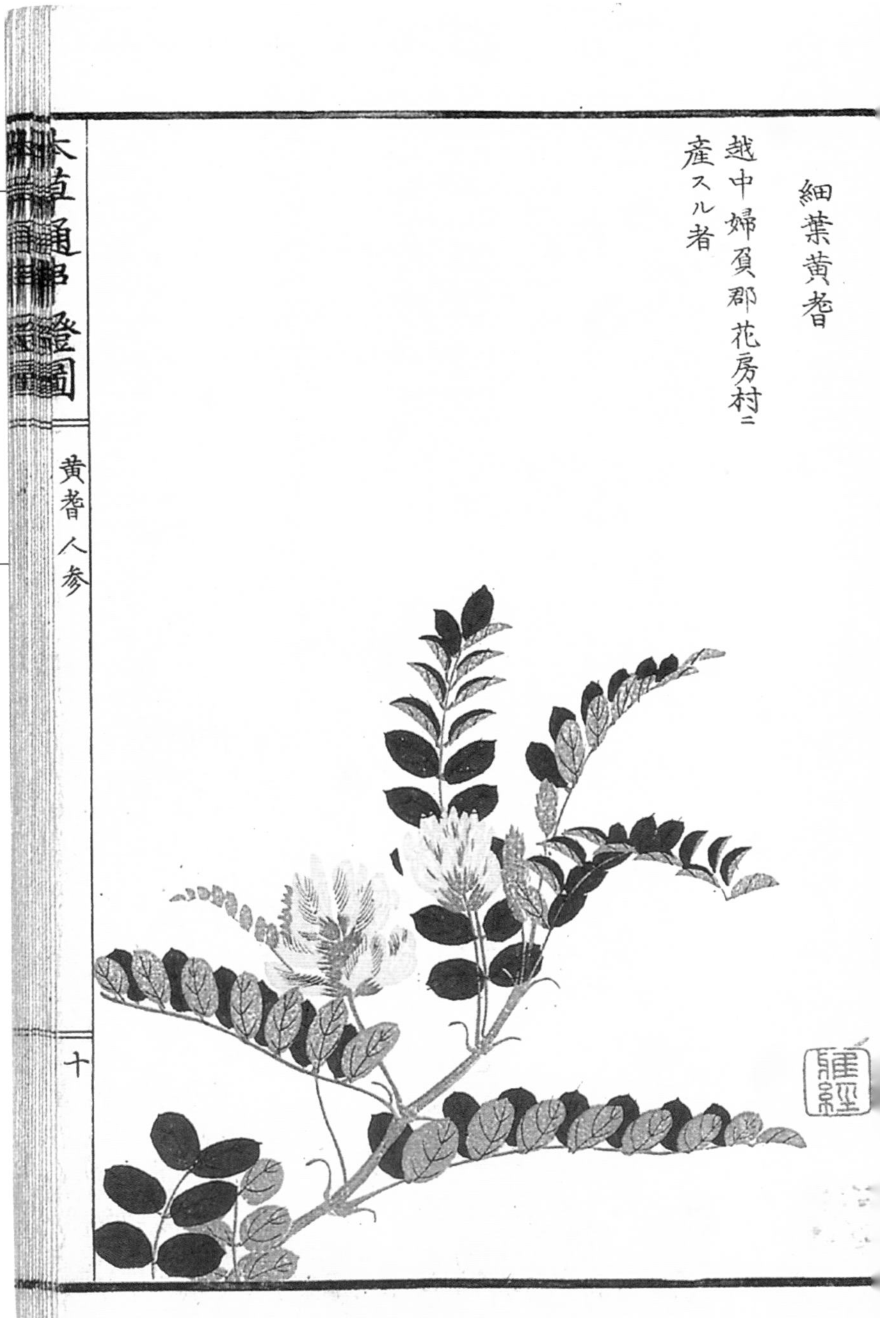

嘉谟曰：人参补中，黄芪实表。凡内伤脾胃，发热恶寒，吐泄怠卧，胀满痞塞，神短脉微者，当以人参为君，黄芪为臣；若表虚自汗亡阳，溃疡痘疹阴疮者，当以黄芪为君，人参为臣，不可执一也。

本草通串證圖

黄耆 人参

十

細葉黄耆

越中婦負郡花房村ニ産スル者

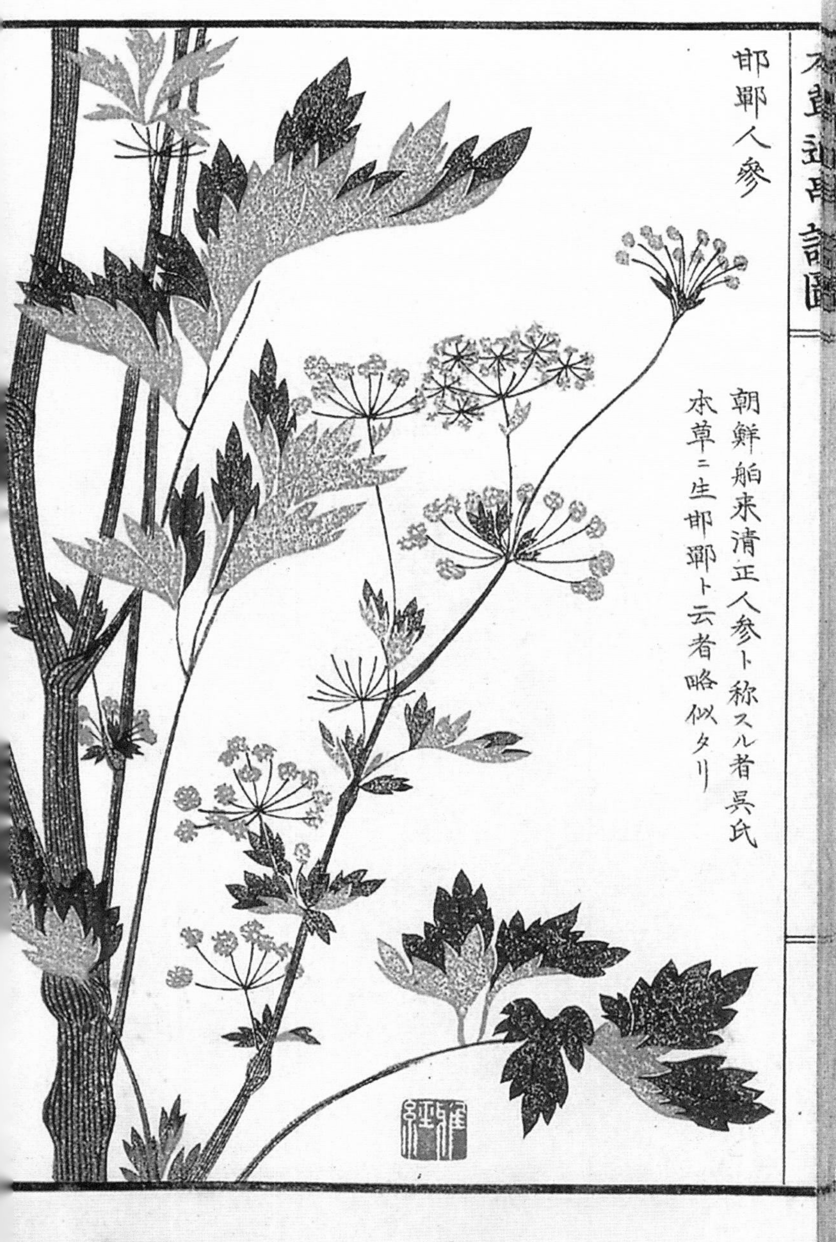
邯鄲人參
朝鮮舶来清正人参ト稱スル者呉氏本草ニ生邯鄲ト云者略似タリ

邯郸人参

朝鲜舶来品种，称清正人参。与《吴普本草》所云『生邯郸』略相似。*

《本草纲目》释名：神草、黄参、血参、地精。时珍曰：人蓡年深，浸渐长成者，其在五参，色黄属土，而补脾胃，生阴血，故有黄参、血参之名。得地之精灵，故有土精、地精之名。

*注:《吴普本草》原文为:“扁鹊:有毒。或生邯郸。”

紫花人参

《本草经集注》弘景所注『紫花』。

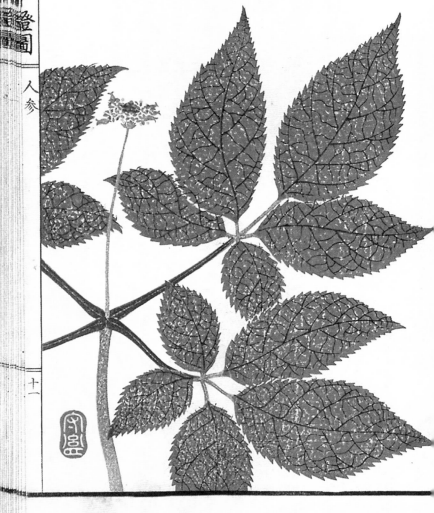

弘景曰：上党在冀州西南，今来者形长而黄，状如防风，多润实而甘。俗乃重百济者，形细而坚白，气味薄于上党者。次者用高丽，形大而虚软，并不及上党者。

紫花人参

神農本草弘景注ニ紫花トアル者

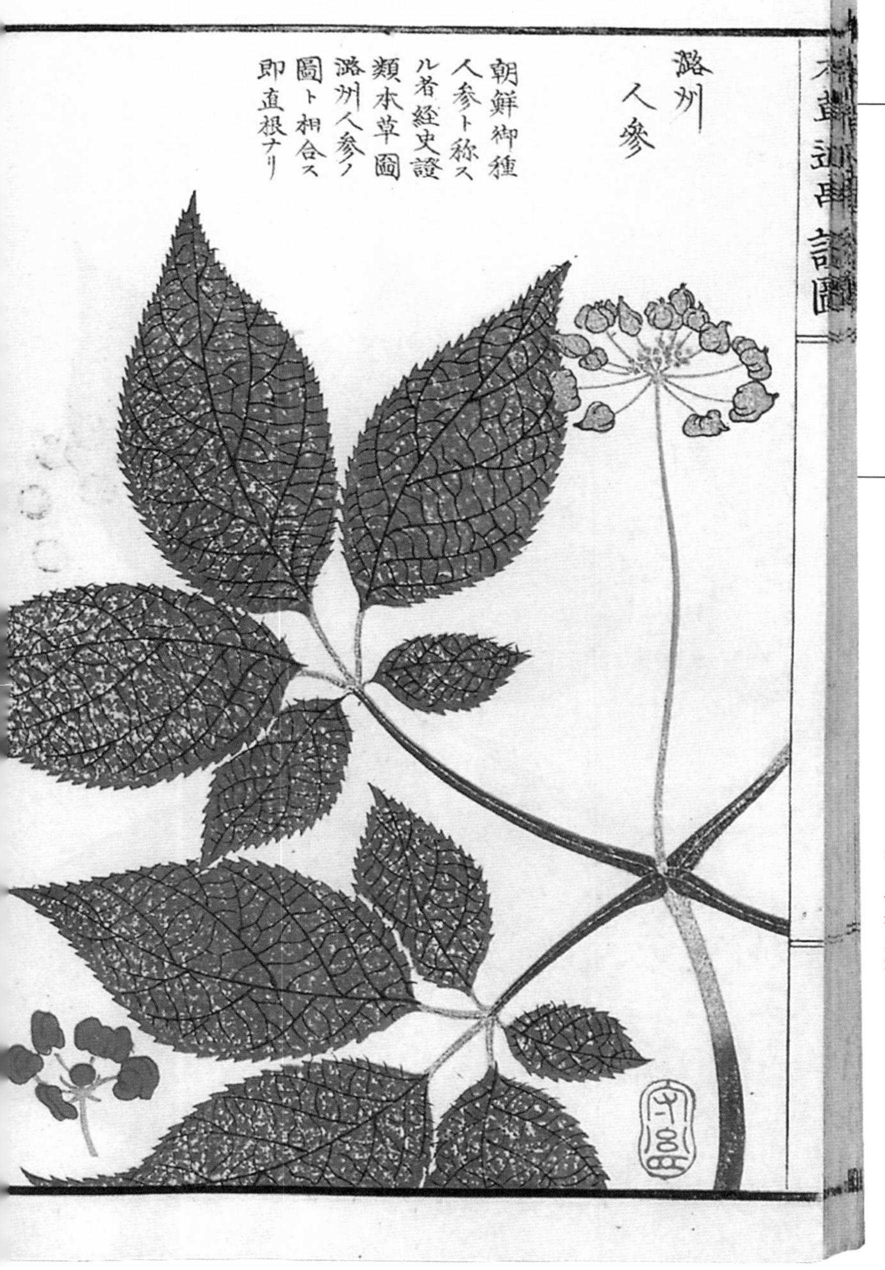
潞州
人参
朝鮮御種人参ト称スル者経史證類本草圖潞州人参ノ圖ト相合ス即直根ナリ

潞州人参

称朝鲜御种人参。与《证类本草》潞州人参图相吻合，即直根。

时珍曰：上党，今潞州也。民以人参为地方害，不复采取。今所用者皆是辽参。其高丽、百济、新罗三国，今皆属于朝鲜矣。其参犹来中国互市。亦可收子，于十月下种，如种菜法。

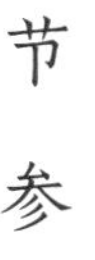

节参

产于大和诸国。与《物理小识》所云『似小菖蒲而曲』相吻合。*

高丽人作《人参赞》云：三桠五叶，背阳向阴。欲来求我，树相寻。苏颂《图经本草》所绘潞州者，三桠五叶，真人参也。今潞州者尚不可得，则他处者尤不足信矣。

本草通串證圖　人参　十二

節參

皇和諸國ニ産ス物理小識ニ似小菖蒲而曲ト云者ニ相合ス

*注：《物理小识》原文为："节参，似小菖蒲而曲。乃参芦也。"

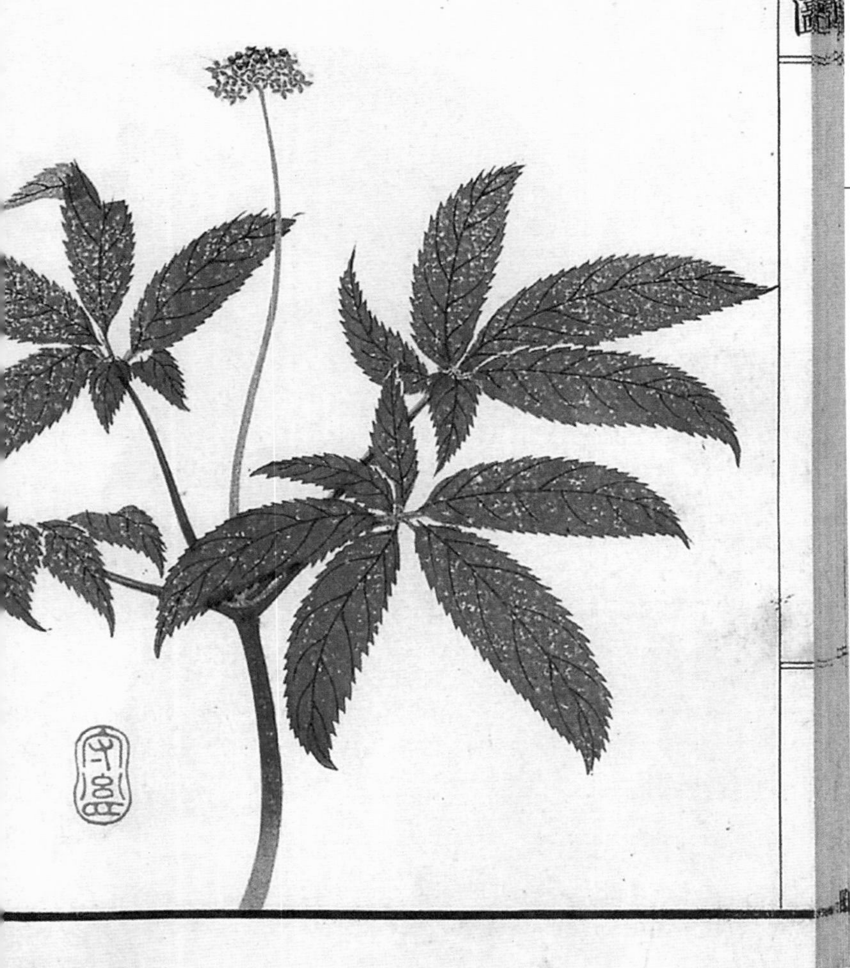

细叶人参

产于越中立山。

元素曰：性温，味甘、微苦，气味俱薄。得升麻引用，补上焦之元气，泻肺中之火；得茯苓引用，补下焦之元气，泻肾中之火。得麦门冬则生脉；得干姜，则补气。

圆叶人参

自生于大和诸国。

仲景曰：病患汗后身热、亡血、脉沉迟者，下痢身凉、脉微、血虚者，并加人参。古人血脱者益气，盖血不自生，须得生阳气之药乃生，阳生则阴长，血乃旺也。若单用补血药，血无由而生矣。

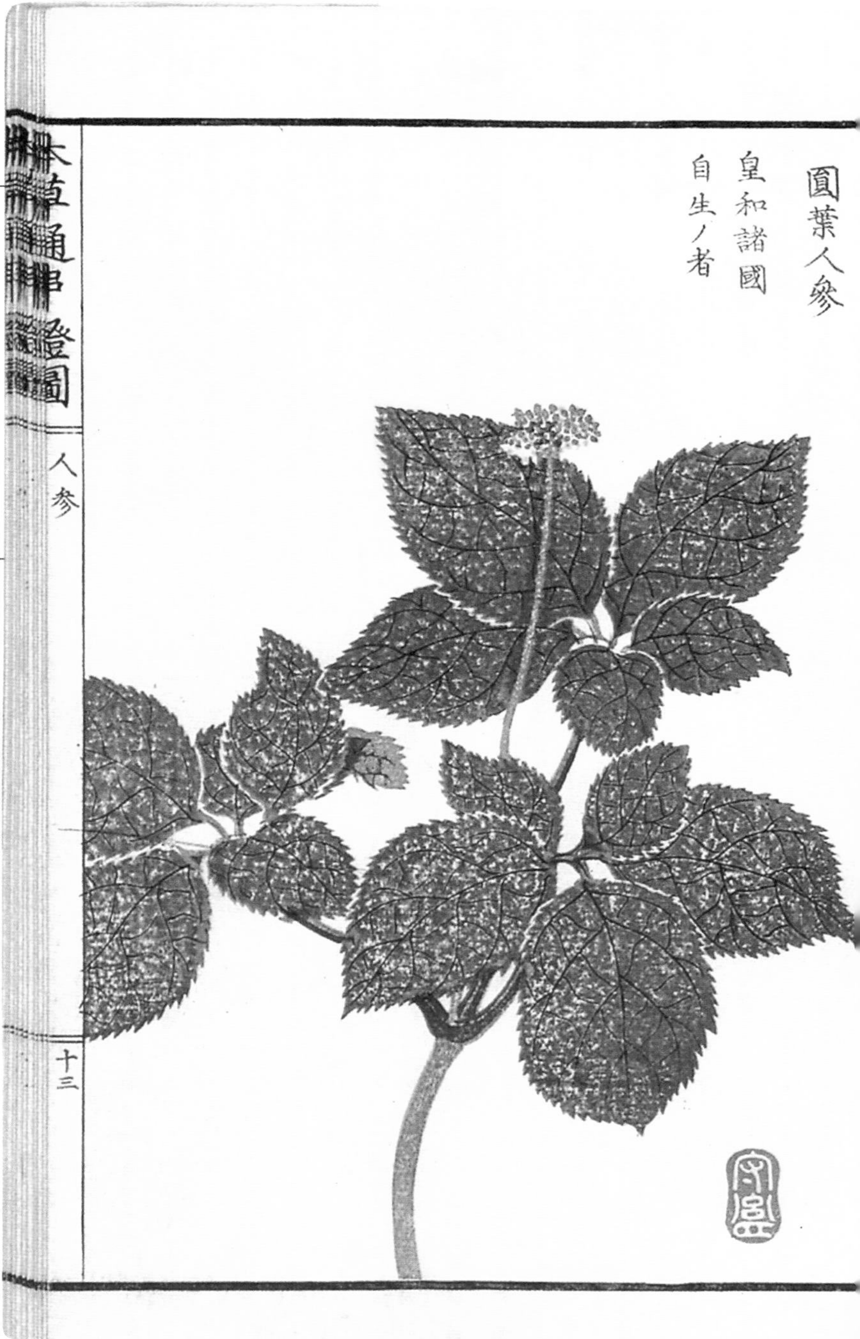

本草通串證圖　人参　十三

圓葉人參

皇和諸國自生ノ者

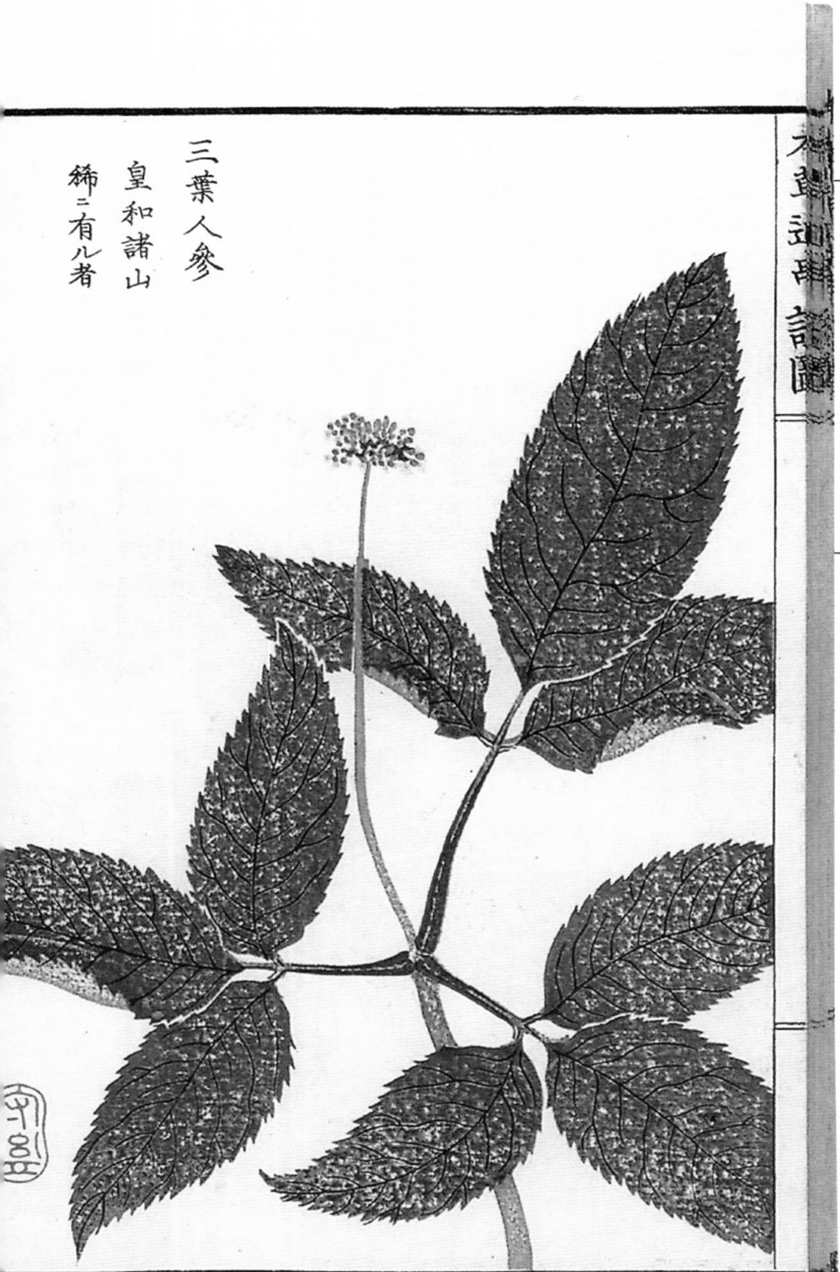

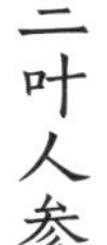

三叶人参

大和诸山罕有。

时珍曰：沙参，体虚无心而味淡；荠苨体虚无心；桔梗体坚有心而味苦；人参，体实有心而味甘，微带苦，自有余味，俗名金井玉阑也。其似人形者，谓之孩儿参，尤多赝伪。

三葉人參

皇和諸山

稀ニ有ル者

沙参羊乳考

自古以来本草典籍中，混淆羊乳、沙参之说繁多。故而，今列举诸说，以陈其异同。

沙参始载于《神农本草经》(简称《本草经》《本经》，现传最早中药学专著)，曰：『沙参，一名知母，味苦，微寒。主血积惊气，除寒热，补中益肺气。久服利人。』未记其形状。《名医别录》(简称《别录》，辑者佚名，约成书于汉末)则列举苦心、白参、知母等别名，以证其有通乳之效，与羊乳相当。《吴氏本草》(又名《吴普本草》)于『白沙参』题下，列举苦心、识美、虎须等数个别名，曰：『二月生，如葵、叶青，实白如芥，根大白如芜菁。三月采。』此说乃首述白沙参形状。此文收录于《太平御览》(北宋李昉、李穆、徐铉等编纂)。然而，李时珍见吴普以沙参释名白参，便在《本草纲目》引用此说时，将沙参、白沙参混为一谈。显然时珍此处所述应为沙参。综上所述，吴普所谓白沙参之形状，其实并非沙参，当为葵叶羊乳。《本草拾遗》(又名《陈藏器本草》)著者陈藏器曰：『羊乳根如荠苨而圆，大小如拳，上有角节，折之有白汁，人取根当荠苨，苗作蔓，折之有白汁。』藏器此说乃首述羊乳形状。其形状与吴氏之作中所述白沙参相类。文中所言，并非如今山野遍生之沙参。掌禹锡等谨据《蜀本草》(五代韩保升等人编纂，意在为《新修本草》添加补注，增添内容)云：『花白色，根若葵根。』《大观本草》(北宋艾晟著)有云：『花白色，羊乳也。』

羊乳考

十四

沙参羊乳考

沙参始载于《神农本草经》，未记其形状。

《吴氏本草》首述白沙参形状，于『白沙参』题下，列举苦心、识美、虎须等数个别名，曰：『二月生，如葵、叶青，实白如芥，根大白如芜菁。三月采。』

沙参羊乳考

《本草图经》常云：『沙参七月开紫花。』

『南土生者叶有细有大，花白，瓣上仍有白粘，此为小异。』苏颂之说乃首述沙参形状，有『南土生者』一句，以分沙参、羊乳之别。

苏颂《本草图经》常云：『沙参七月开紫花。』如上所述，迄今诸说，皆以白沙参为羊乳，并无以白沙参为沙参之述。

苏颂之说乃首述沙参形状，有『南土生者』一句，以分沙参、羊乳之别。『南土生者叶有细有大，花白，瓣上仍有白粘，此为小异。』(出自《本草图经》)由此可见，苏颂意在区分沙参与南土生之沙参。为何并未直言羊乳？盖羊乳乃沙参之别称。

然而，苏颂所说沙参，亦与如今所谓沙参者有小异。盖因『叶似枸杞而有叉丫，七月开紫花，根如葵根』与『凡沙参者，青白花也』相异。《救荒本草》(明朱橚著)中所述杏叶沙参之形状，乃如今称唐沙参。综上所述，此时见著典籍之杏叶沙参与羊乳，两者应皆可称之为沙参。

《救荒本草》『沙参』条目，因袭苏颂之说，乃如今之沙参。；其下另刊杏叶沙参之说，有误。

《本草蒙筌》(明陈嘉谟著)言沙参之形状：『叶类枸杞有叉丫，根若葵根而筋大。近夏花开白色，瓣瓣有白粘胶。』此形状，实乃羊乳。《经史证类大观本草》(《大观本草》全称，北宋唐慎微编著)之图，也见于《经史证类备急本草》(简称《证类本草》)。此图与如今之舶来《证类本草》略小图相异甚远。然，此版

沙参羊乳考

《经史证类大全本草》世间罕有，不知何时间，已翻印做倭版。倭版之形状，恐翻刻自朝鲜本也。书形颇颀长，而文字鲜明。此《证类本草》所列之『淄州沙参』与羊乳相似；又有『随州沙参』与细叶羊乳相类似，画面不甚明晰，难以之作今之沙参。即便如此，尤可知晓古时称羊乳为沙参。

至《本草纲目》，方以今之沙参为『沙参』；稍改苏颂所说杏叶沙参之形状：『叶则尖长如枸杞叶，而小，有细齿。秋月叶间开小紫花，长二三分，状如铃铎，五出，白蕊。』全然若今所谓之沙参——悬钟人参（中文名为轮叶沙参）。从此后，时珍亦拘泥于此说，将先于苏颂之诸说所载沙参，也当作如今的悬钟人参。因此古今之说存疑，杏叶沙参、羊乳之说混淆；更有甚者，以古之原生种羊乳充作今之沙参种类，持此说者亦甚众。为分辨诸说，详细诠释，以往古之沙参名羊乳；中古之沙参名杏叶；明代后沙参为今之沙参，不亦心得乎。

后世《物理小识》（明方以智著），记载有一品沙参：『直茎紫，而叶如青葙两开者沙参也。』此为杏叶沙参之一种，名曰『荞麦菘』（即薄叶荠苨）。『其叶本圆而两开，柄长恰似荞麦叶。』此味草药也常见，为杏叶沙参之类，《救荒本草》中记为『地参』，《本草纲目启蒙》（日本小野兰山著）中充为荠苨者，实为荞麦菘，亦非真沙参。

至《本草纲目》，方以今之沙参为『沙参』。

《本草纲目》稍改苏颂所说杏叶沙参之形状：『叶则尖长如枸杞叶，而小，有细齿。秋月叶间开小紫花，长二三分，状如铃铎，五出，白蕊。』全然若今所谓之沙参——悬钟人参。

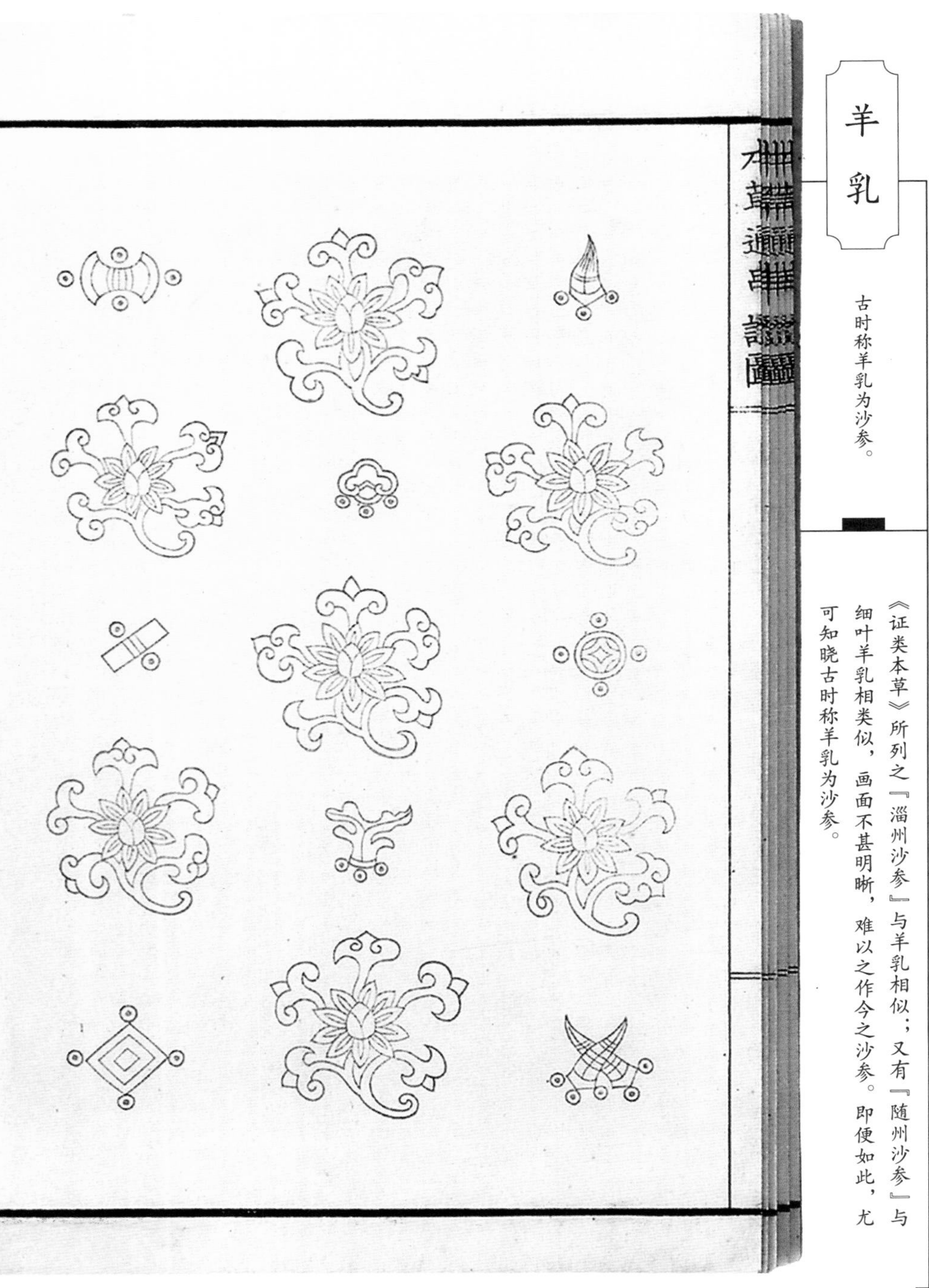

羊乳

古时称羊乳为沙参。

《证类本草》所列之『淄州沙参』与羊乳相似；又有『随州沙参』与细叶羊乳相类似，画面不甚明晰，难以之作今之沙参。即便如此，尤可知晓古时称羊乳为沙参。

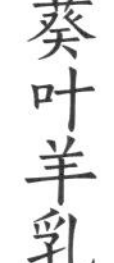

葵叶羊乳

与《物印满》『加姆露博』*之图略相似。

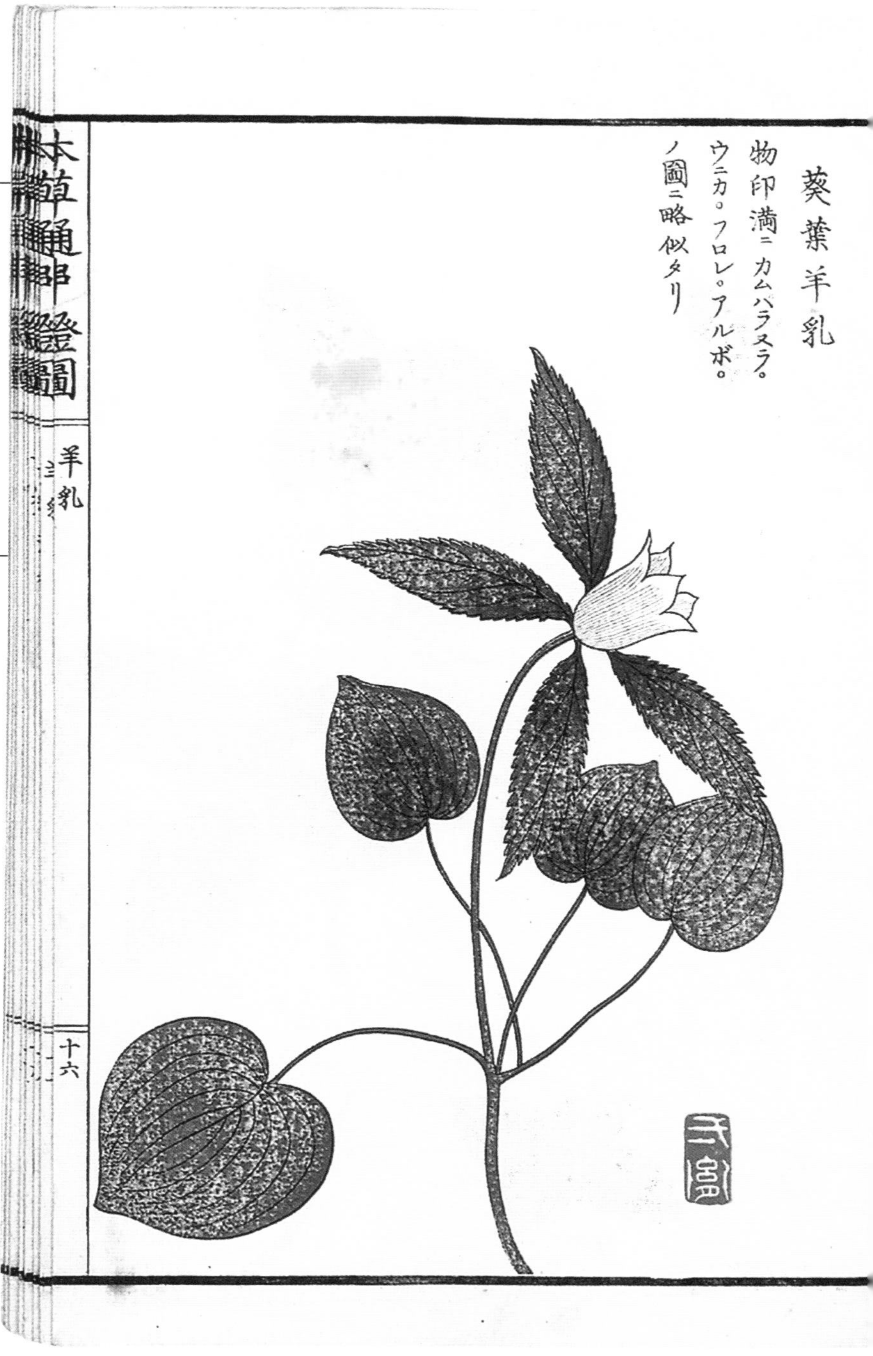

《本草纲目》释名：沙参、白参、知母、羊婆奶、铃儿草、虎须。弘景曰：此与人参、玄参、丹参、苦参是为五参，其形不尽相类，而主疗颇同，故皆有参名。又有紫参，乃牡蒙也。

本草通串證圖　羊乳　十六

葵葉羊乳

物印満ニカムハラヌラ。ウニカ。フロレ。アルボ。ノ圖ニ略似タリ

*注：音译并缩减，原文盖为当时日本兰学派所引用之荷兰语，现代日语中已佚其名称。

羊乳

产于大和诸国。与《本草拾遗》所云『羊乳根似荠而圆，大小如拳』相吻合。

时珍曰：沙参白色，宜于沙地，故名。其根多白汁，俚人呼为羊婆奶。羊乳即此也。此物无心味淡，而《别录》一名苦心，又与知母同名，不知所谓也。铃儿草，象花形也。

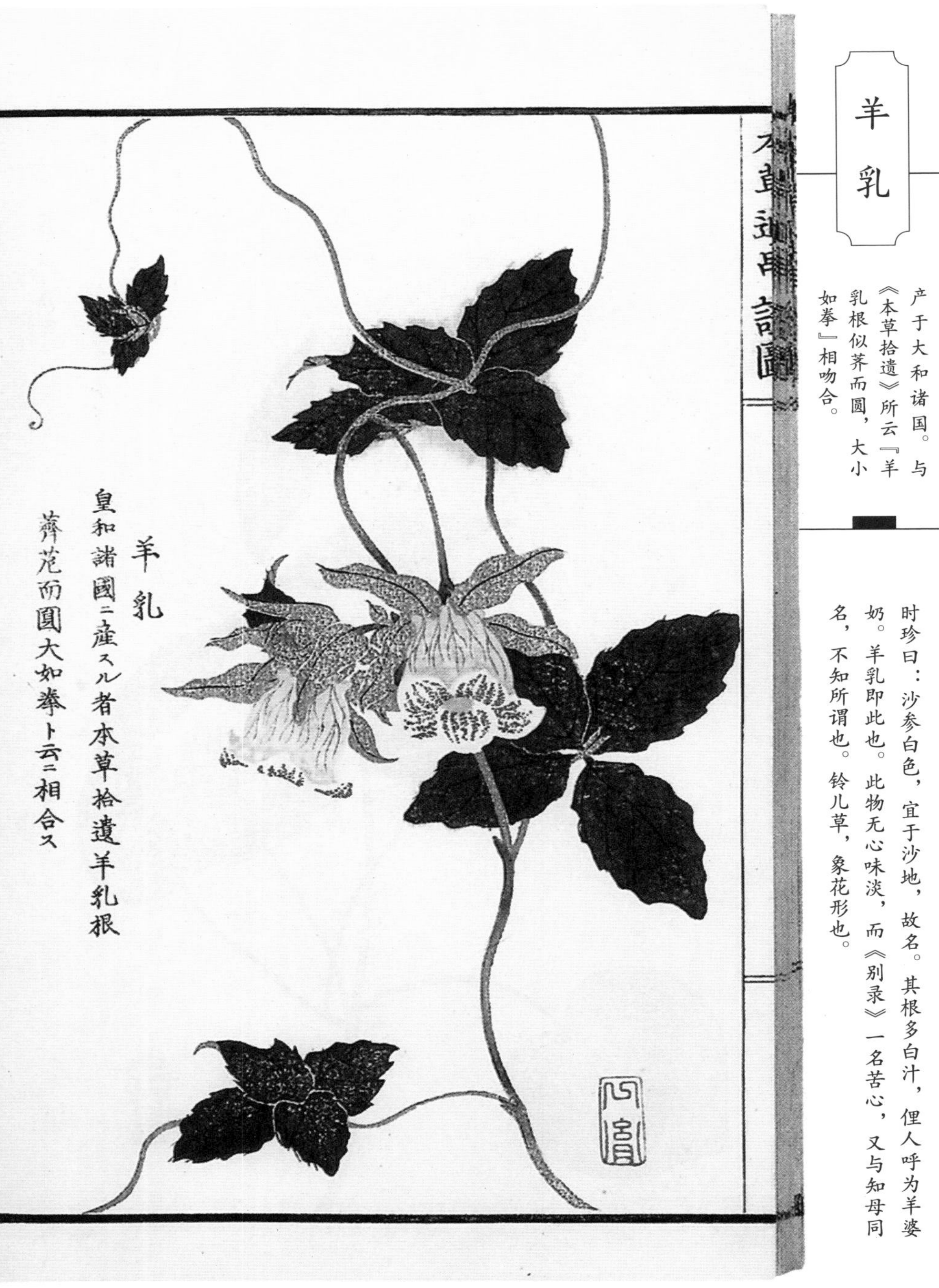

大叶羊乳

产于越中妇负郡锅谷。与《图经本草》所云『南土生者叶有大』相吻合。*

《别录》曰：沙参，生河内川谷及冤句般阳续山，二月、八月采根，曝干。又名：羊乳。普曰：二月生苗，如葵，叶青色，根白，实如芥，根大如芜菁，三月采。

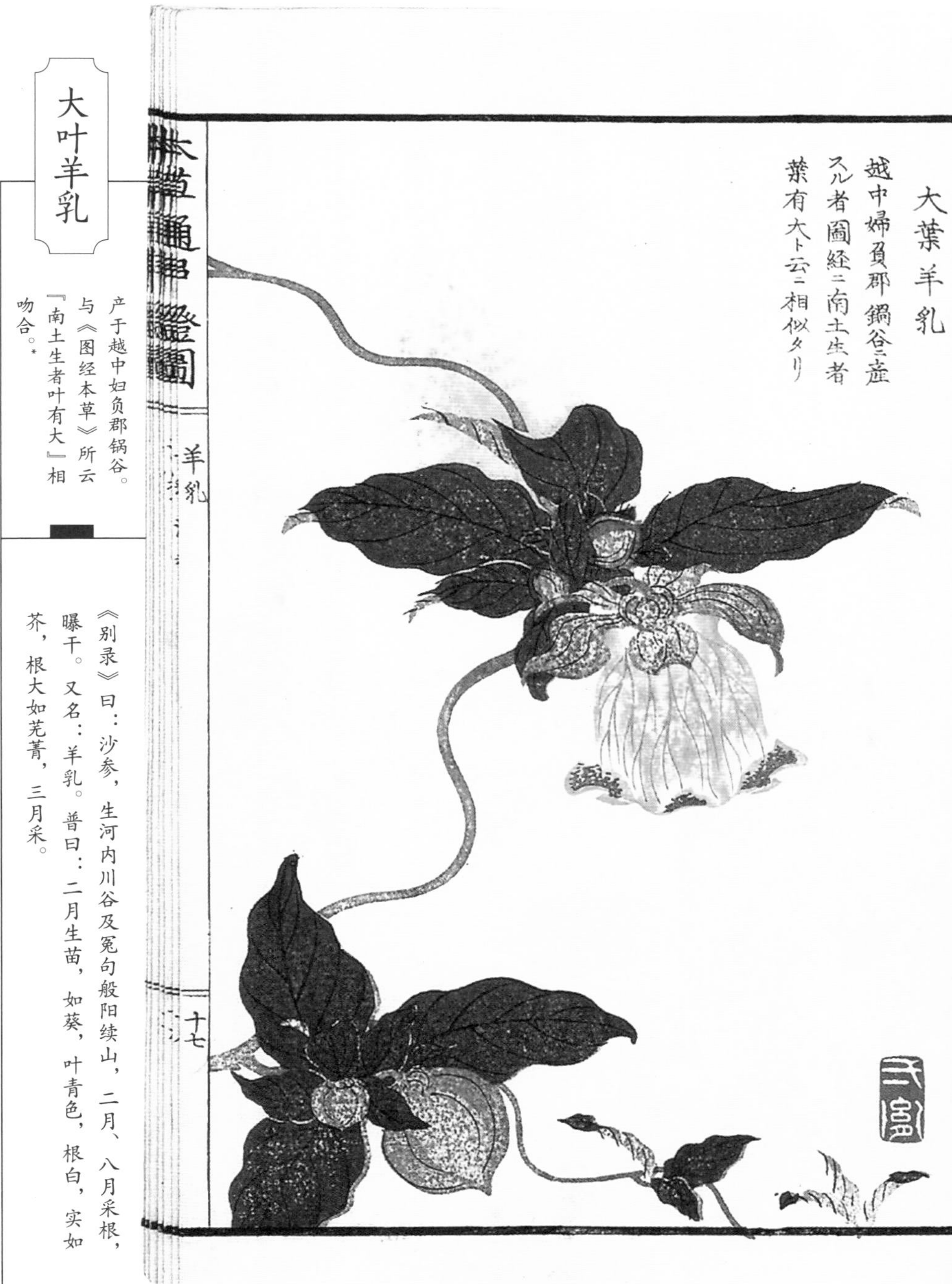

本草通串證圖
羊乳
十七
大葉羊乳
越中婦負郡鍋谷ニ産スル者圖經ニ南土生者
葉有大ト云ニ相似タリ

*注:《图经本草》原文为:“南土生者叶有细有大，花白，瓣上仍有白粘，此为小异。”

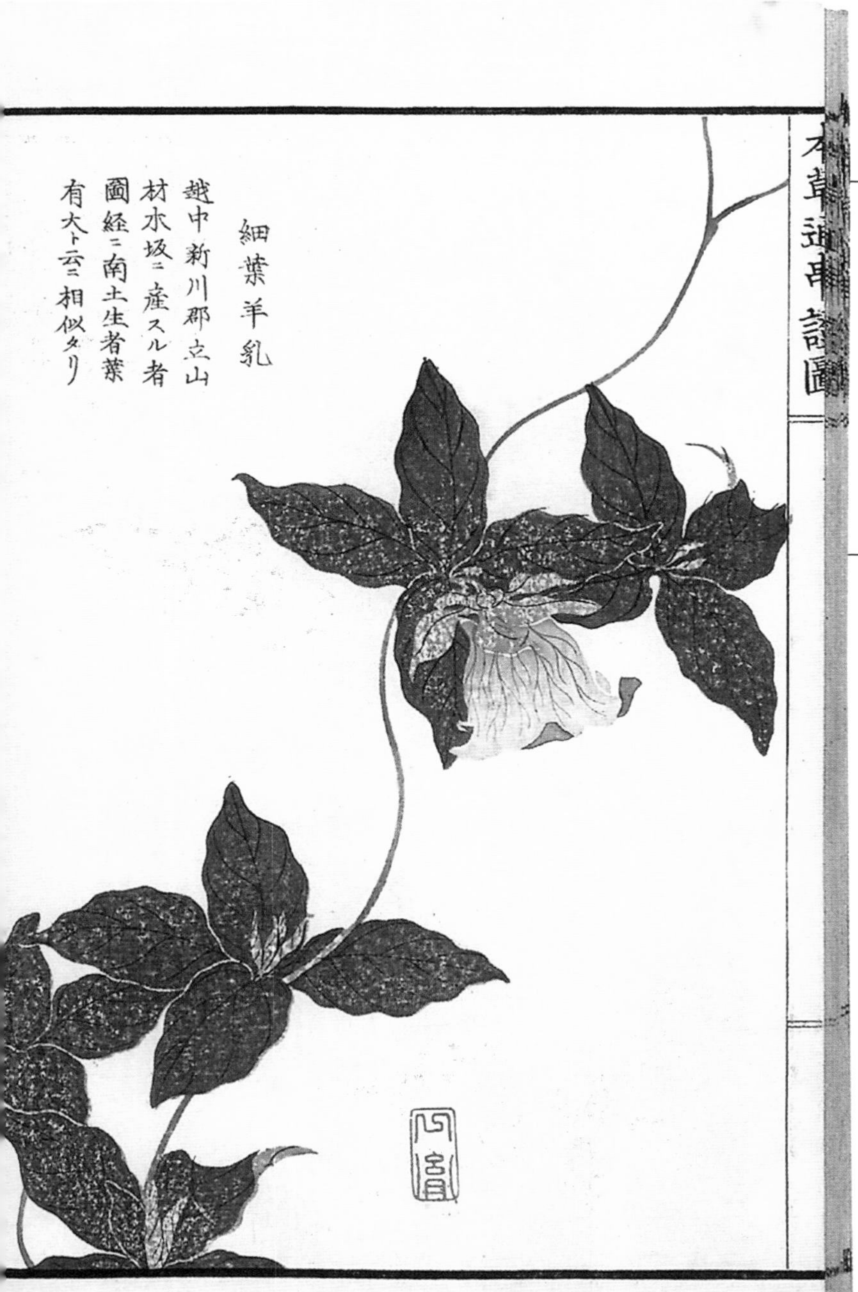

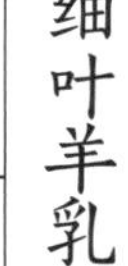

细叶羊乳

产于越中新川郡立山材木坂。与《图经本草》所云『南土生者叶有大』相吻合。*

颂曰：苗长一二尺以来，丛生崖壁间，叶似枸杞而有叉丫，七月开紫花，根如葵根，大如指许，赤黄色，中正白实者佳。二月、八月采根。南土生者叶有细有大，花白，瓣上仍有白粘，此为小异。

細葉羊乳

越中新川郡立山材木坂ニ産スル者圖経ニ南土生者葉有大ト云ニ相似タリ

* 注：《图经本草》原文为："南土生者叶有细有大，花白，瓣上仍有白粘，此为小异。"

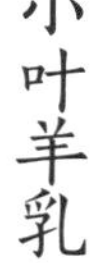

小叶羊乳

产于武州新田大日山。

藏器曰：羊乳根加荠苨而圆，大小如拳，上有角节，折之有白汁，人取根当荠苨。苗作蔓，折之有白汁。

本草通串證圖

羊乳 沙参

十八

小葉羊乳

武州上新田大日山ニ産スル者

沙参

产于越中富山城里及五艘村。与时珍《本草纲目》所云『开小紫花』相吻合。

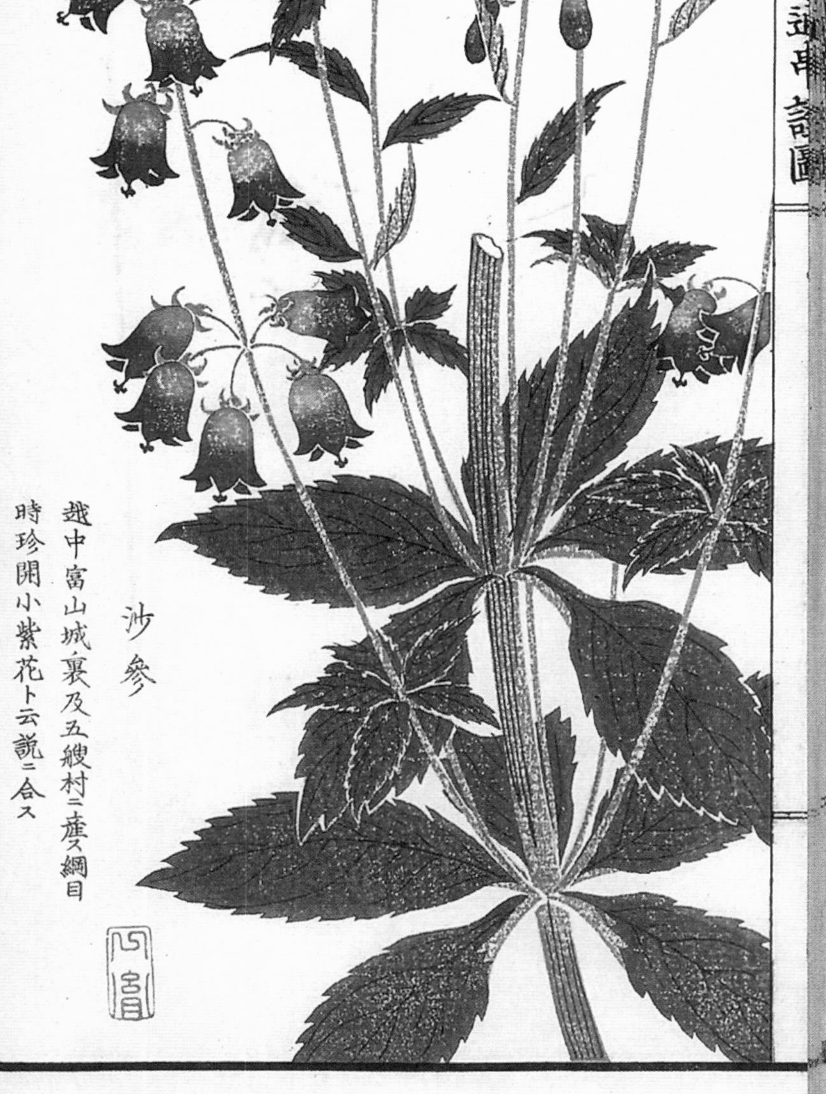

本草通串證圖
沙參
越中富山城裏及五艘村ニ產ス綱目
時珍開小紫花ト云說ニ合ス

时珍曰：处处山川平原都有。二月后出苗，叶如初生小葵叶，而团扁不光滑。八九月抽茎，高一二尺。茎上之叶，尖长如枸杞叶，小有细齿。

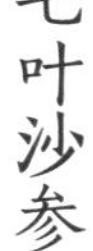

七叶沙参

产于越中妇负郡片悬村，罕有。

时珍曰：秋月叶间开小紫花，长二三分，状如铃铎，五出，白蕊，亦有白花者。并结实，大如冬青实，中有细子。霜后苗枯。其根生沙地者，长尺余，大一虎口；黄土地者则短而小。

本草图谱

沙参

七葉沙參

越中婦負郡片懸村ニ産ス

稀ナル者ナリ

十九

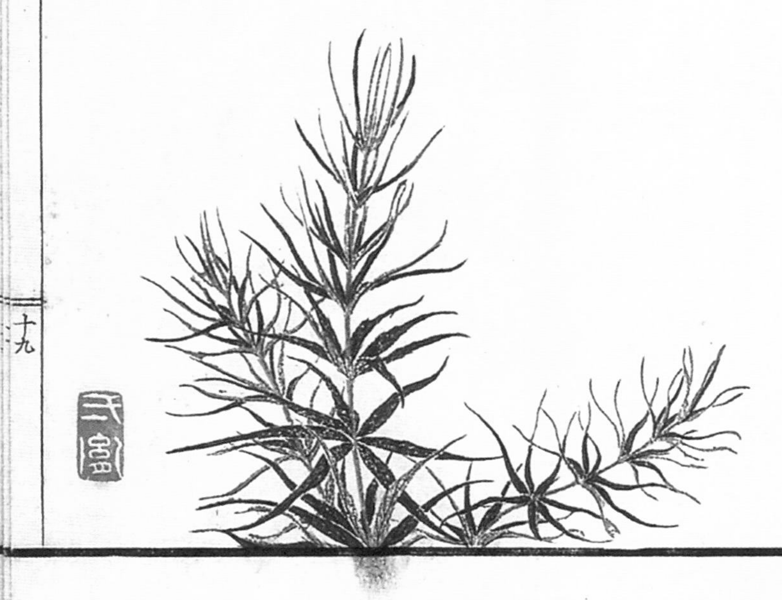

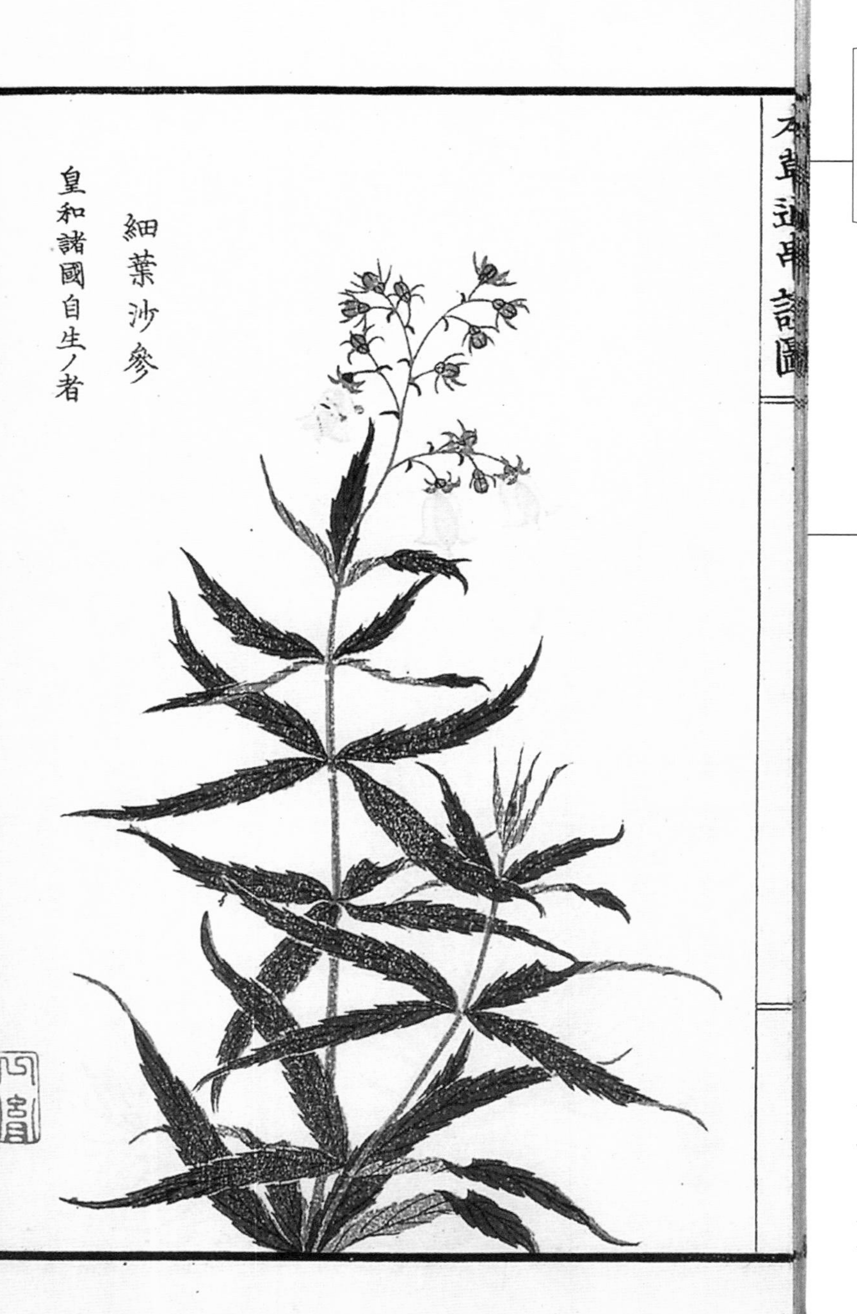

细叶沙参

自生于大和诸国。

时珍曰：根茎皆有白汁。八九月采者，白而实；春月采者，微黄而虚。小人亦往往絷蒸压实以乱人参，但体轻松，味淡而短耳。

线叶沙参

自生于武州飞鸟山，罕有。

《别录》曰：羊乳，温，无毒。又云：主头肿痛，益气，长肌肉。疗胃痹心腹痛，结热邪气头痛，皮间邪热，安五脏。久服利人。

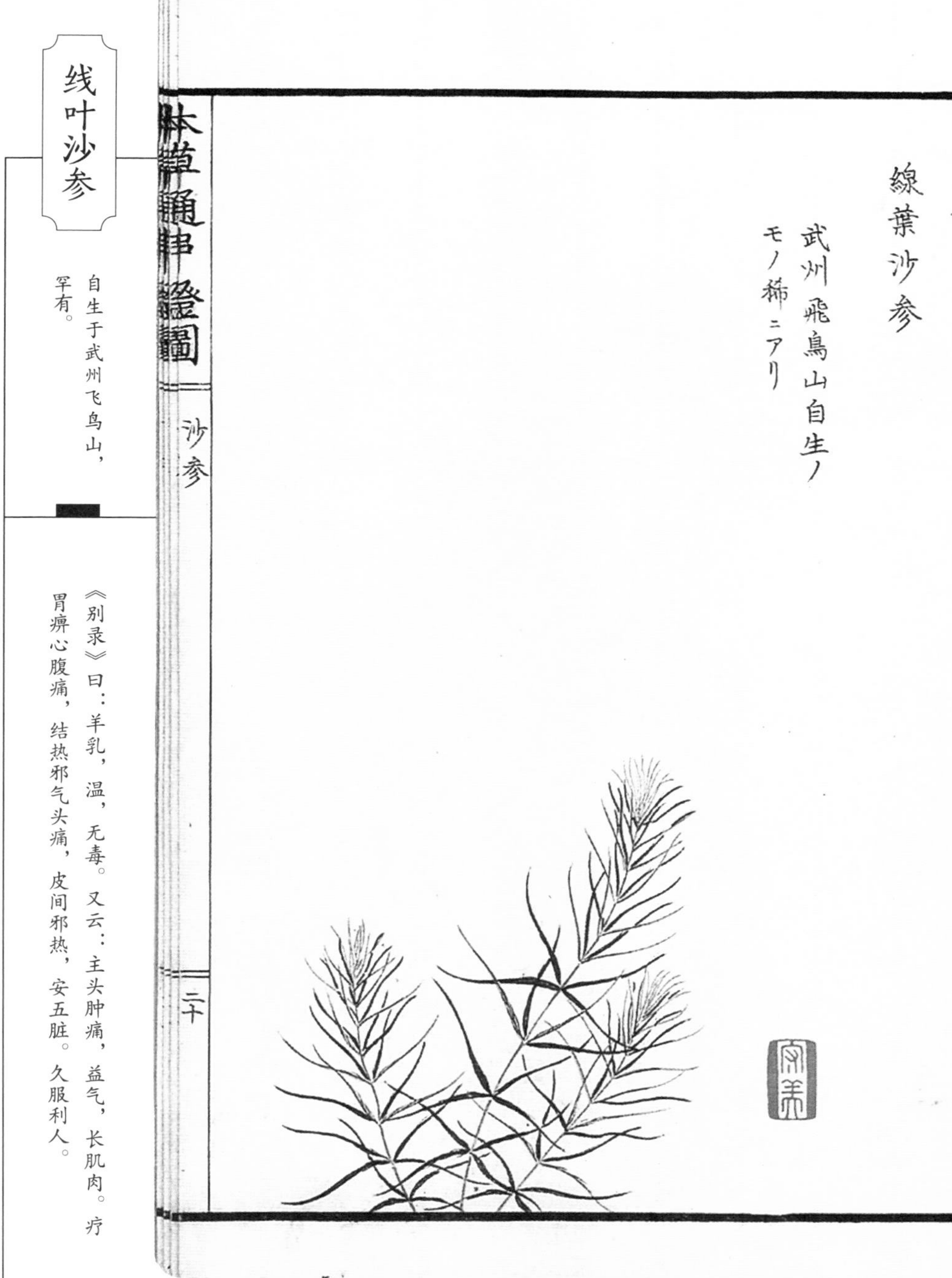

本草通串證圖
沙参
二十
線葉沙参
武州飛鳥山自生ノ
モノ稀ニアリ

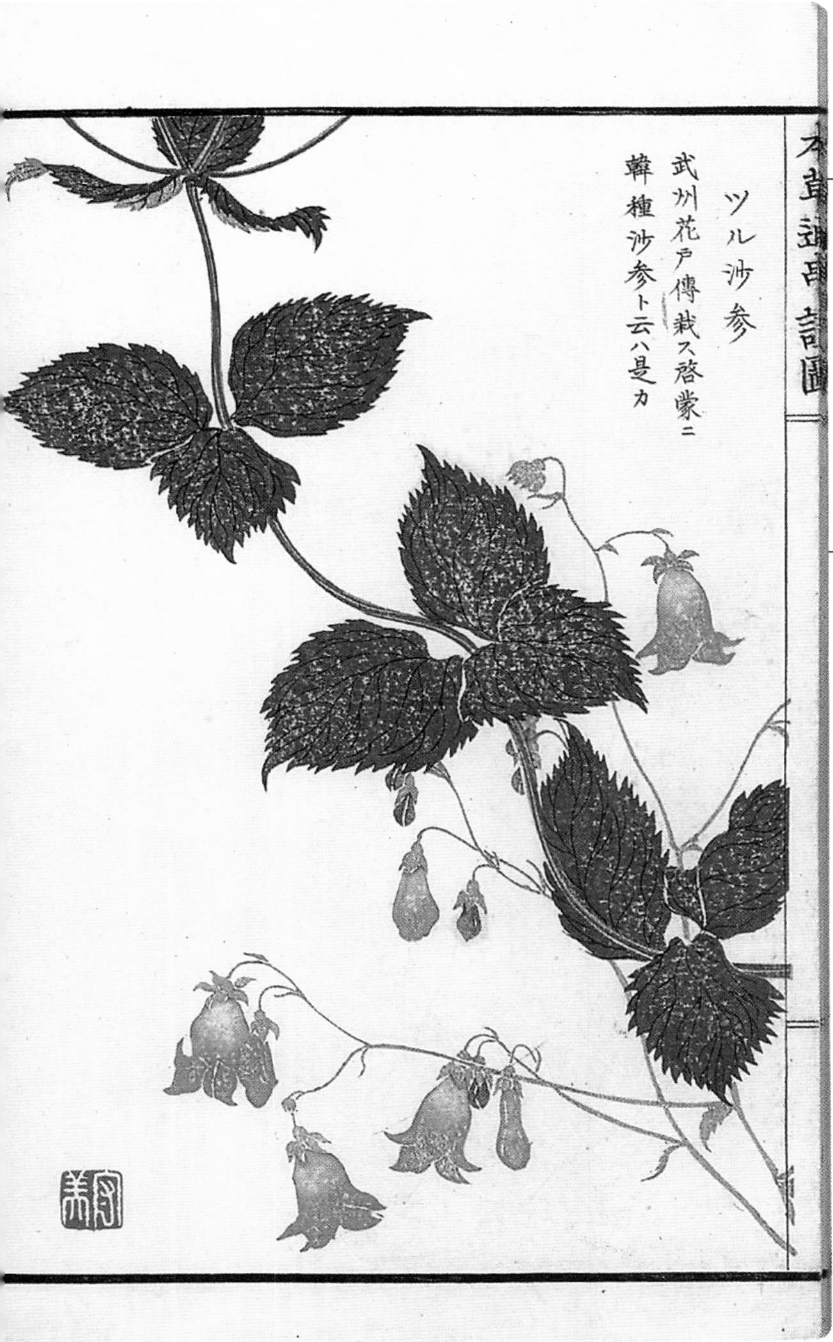

蔓沙参

传入日本栽培于武州。盖《本草纲目启蒙》所云韩种沙参。

好古曰：沙参味甘微苦。微苦补阴，甘则补阳，故取沙参代人参。盖人参性温，补五脏之阳；沙参性寒，补五脏之阴。

本草識品圖

ツル沙参

武州花戸傳栽ス啓蒙ニ韓種沙参ト云ハ是カ

和兰沙参

舶来者，入日本，栽培于武江。

时珍曰：人参甘、温，其体重实，专补脾胃元气，因而益肺、肾，适宜内伤元气者。沙参甘淡而寒，其体轻虚，专补肺气，因而益脾、肾，故适宜金能受火克者。

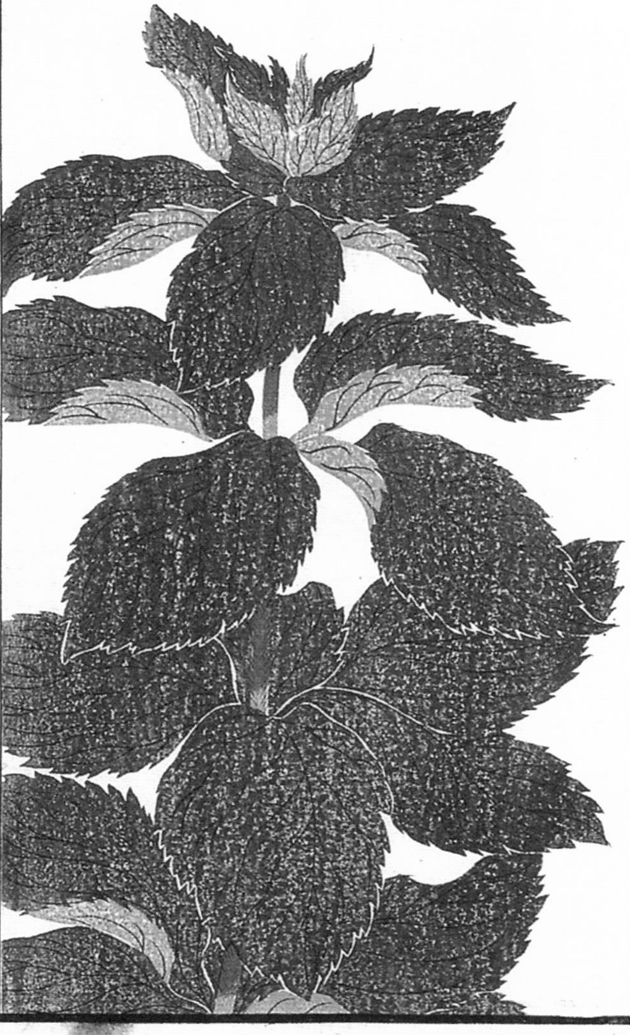

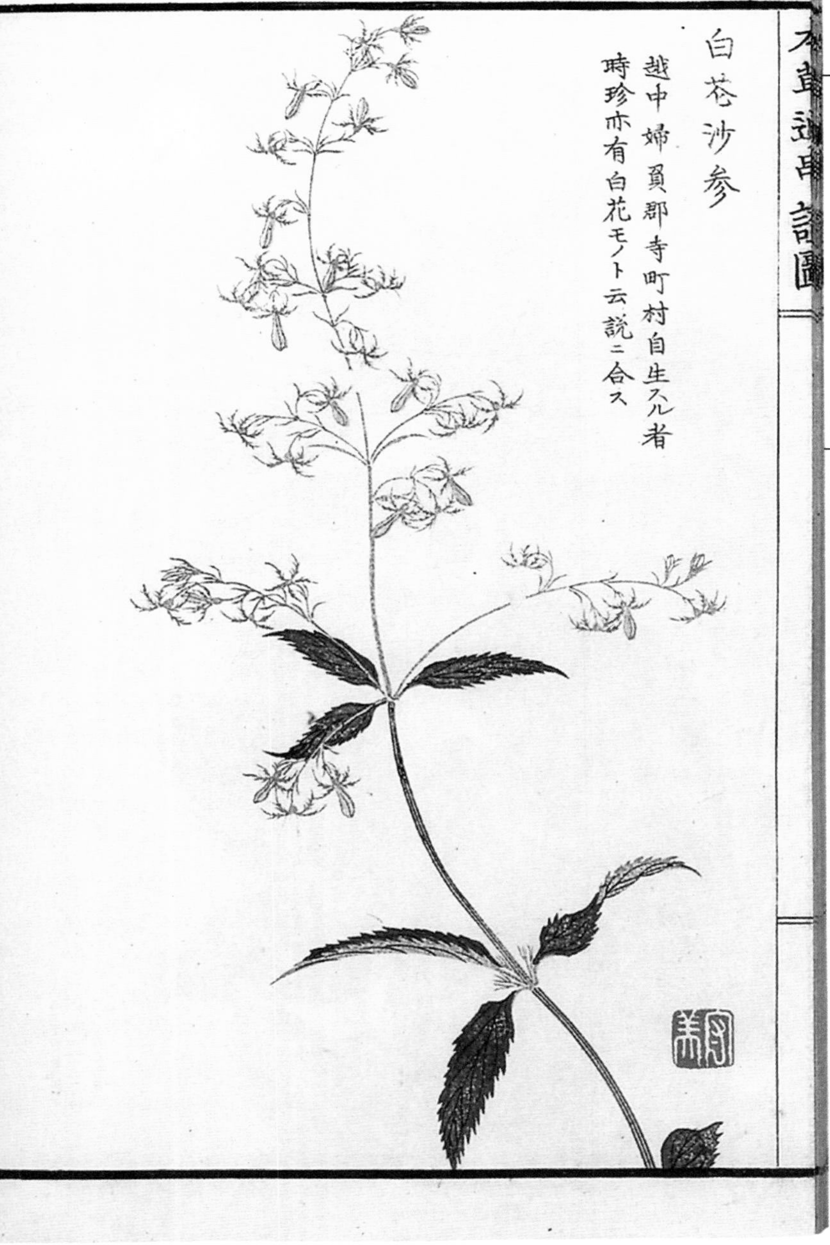

白苍沙参
越中婦負郡寺町村自生スル者
時珍亦有白花モノト云説ニ合ス

白苍沙参

自生于越中妇负郡寺町村。与时珍『亦有白花者』之说相吻合。

沙参可分为南北沙参两种。北沙参味甘，性微寒。善养肺胃之阴，适用于热病后期或久病阴虚内热、干咳、痰少、低热、口干、舌红、苔少、脉细弱者。

注：因年代久远，书中某些颜料已经变浅甚至褪色。为还原原著效果，我们亦如实呈现。

红花沙参

产于越中新川郡月岡野，罕有。

南沙参性味、功用与北沙参相似，但效力较北沙参弱。此外，略有祛痰、补气作用。适用于脾肺气虚、倦怠乏力、食少、自汗、舌淡、脉弱者。

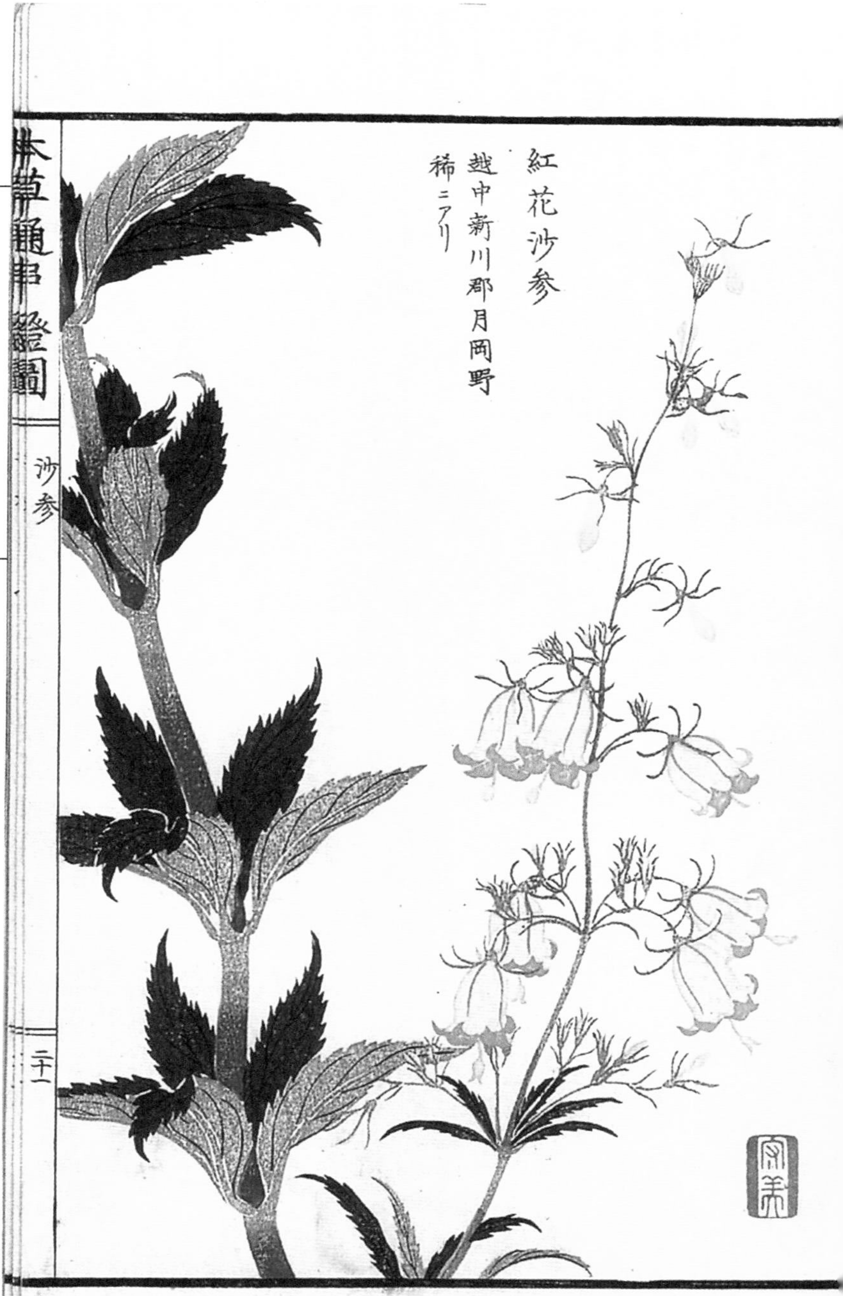

本草通串證圖 沙参 二十一

紅花沙参

越中新川郡月岡野

稀ニアリ

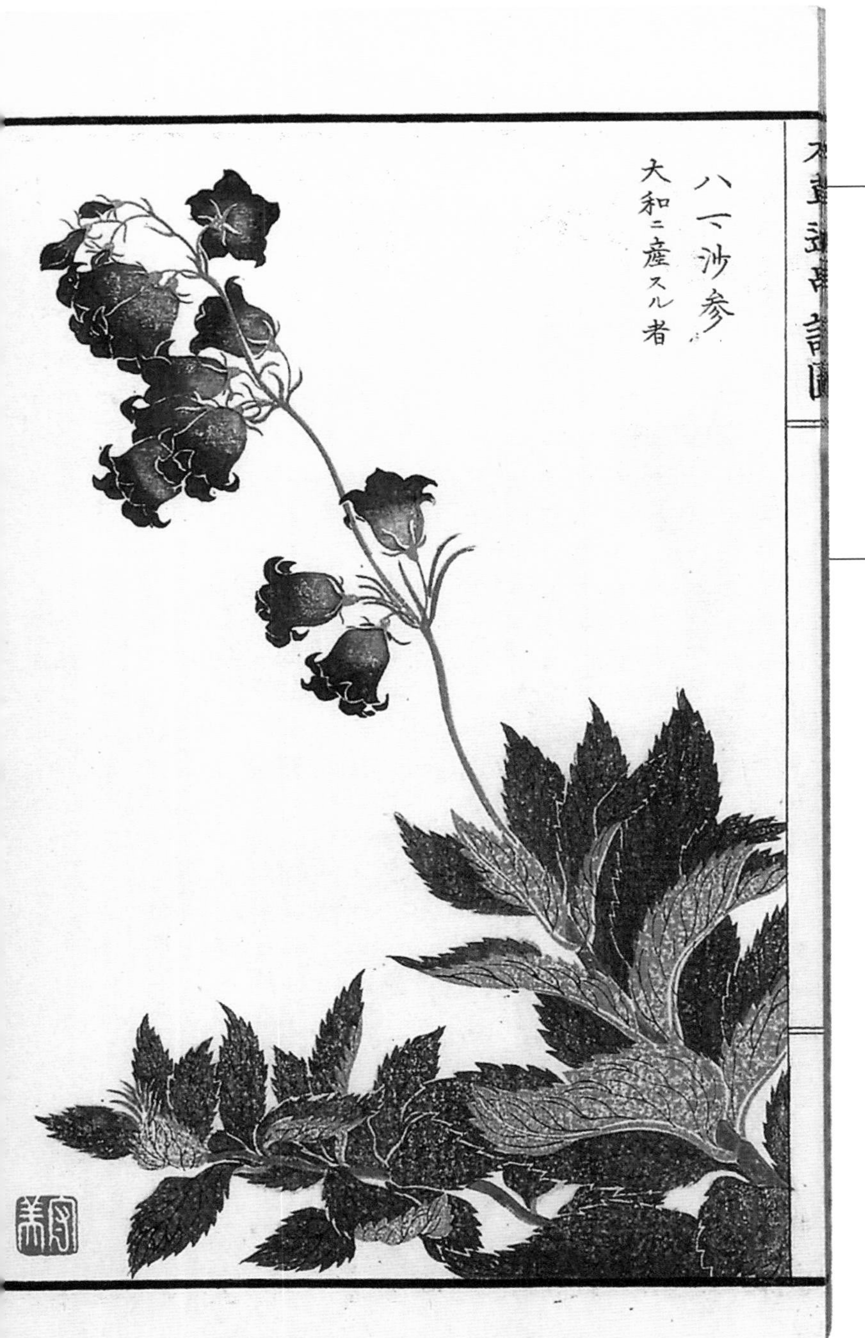

滨沙参

产于大和。

沙参百合粥

先取百合、沙参各十五克，加水煎煮三十分钟，去渣取汁。再放入粳米六十克、冰糖适量，加水同煮。早晚温热服，养阴清热，养胃生津。

姬沙参

产于数国（指日本藩国），栽培于武江花户者。

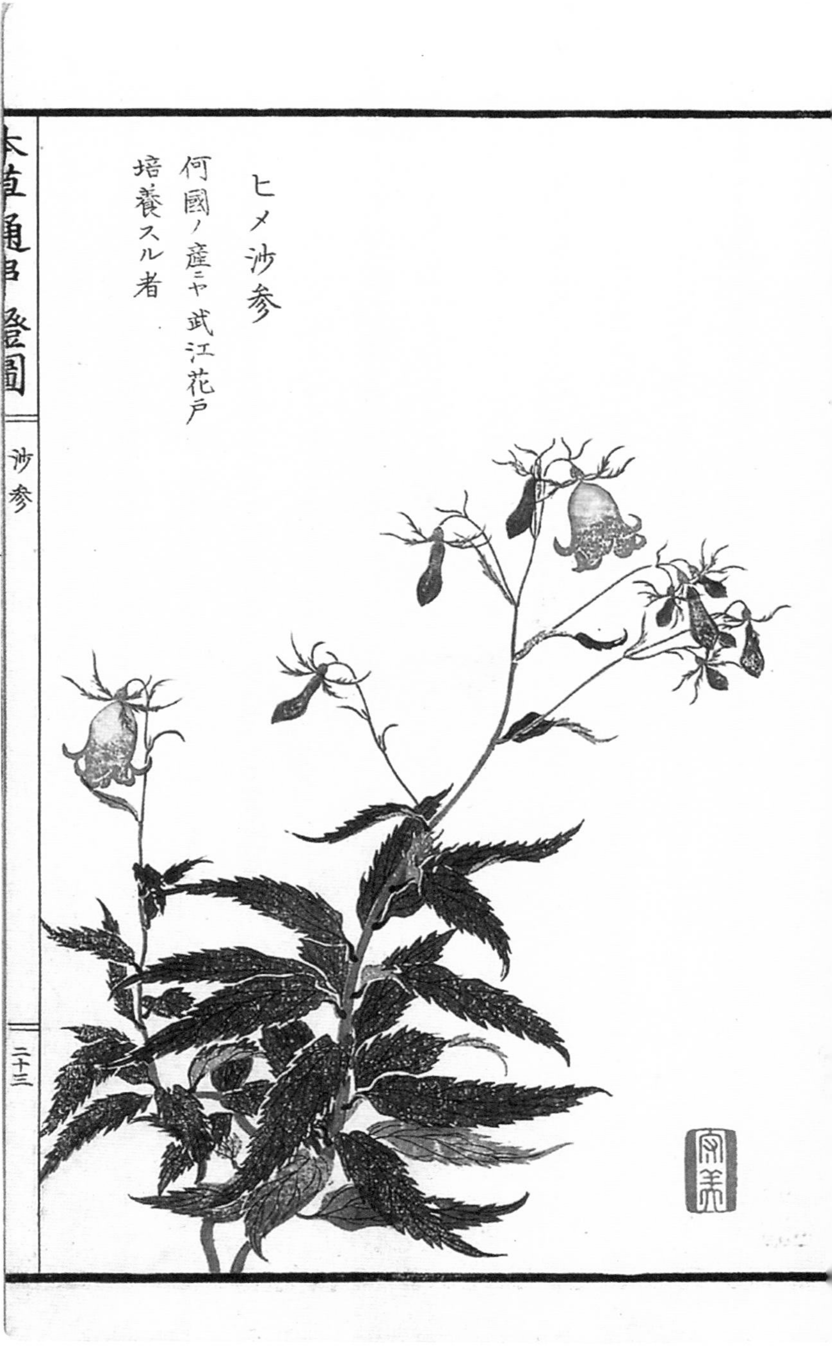

沙参煲鸡蛋

将鸡蛋一百克、北沙参三十克加两碗清水煮沸后，加入十五克冰糖调味即可食用。民间用于治疗痰中带血、虚火上升、牙痛、咽痛等症。

本草通串證圖

沙参

ヒメ沙参

何國ノ産ニヤ 武江花戸

培養スル者

二十三

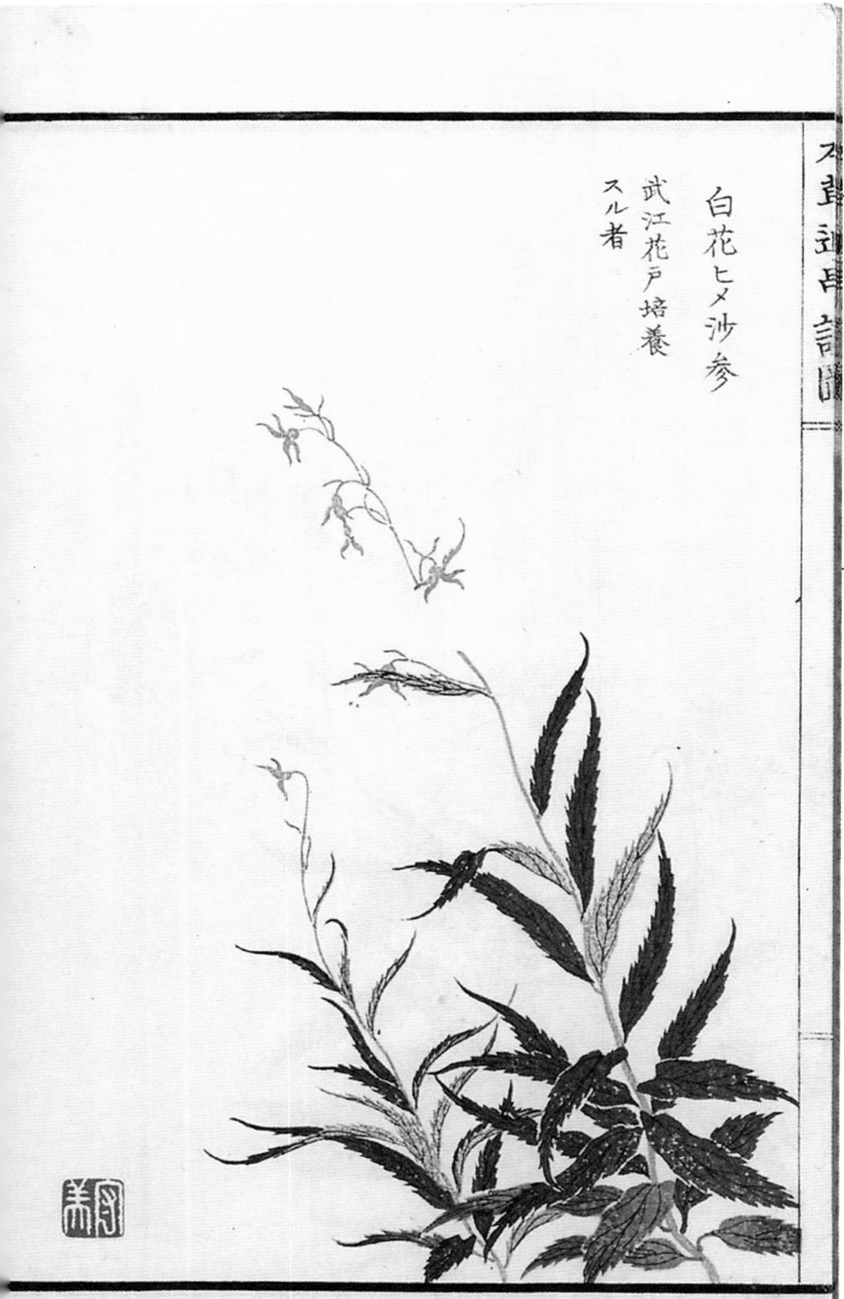

白花ヒメ沙参

武江花戸培養スル者

白花姬沙参

栽培于武江花户。

沙参玉竹炖甲鱼

将甲鱼洗净斩件，与十五克沙参、十五克玉竹及两片生姜放入炖盅内，隔开水文火炖二至三小时，调味食用。滋养肺胃肾，降糖疗消渴。

注：因年代久远，书中某些颜料已经变浅甚至褪色。为还原原著效果，我们亦如实呈现。

沙参

李时珍将先于苏颂之诸说所载沙参，也当作如今的悬钟人参。

古今之说存疑，杏叶沙参、羊乳之说混淆；更有甚者，以古之原生种羊乳充作今之沙参种类，持此说者亦甚众。为分辨诸说，详细诠释，以往古之沙参名羊乳，中古之沙参名杏叶。

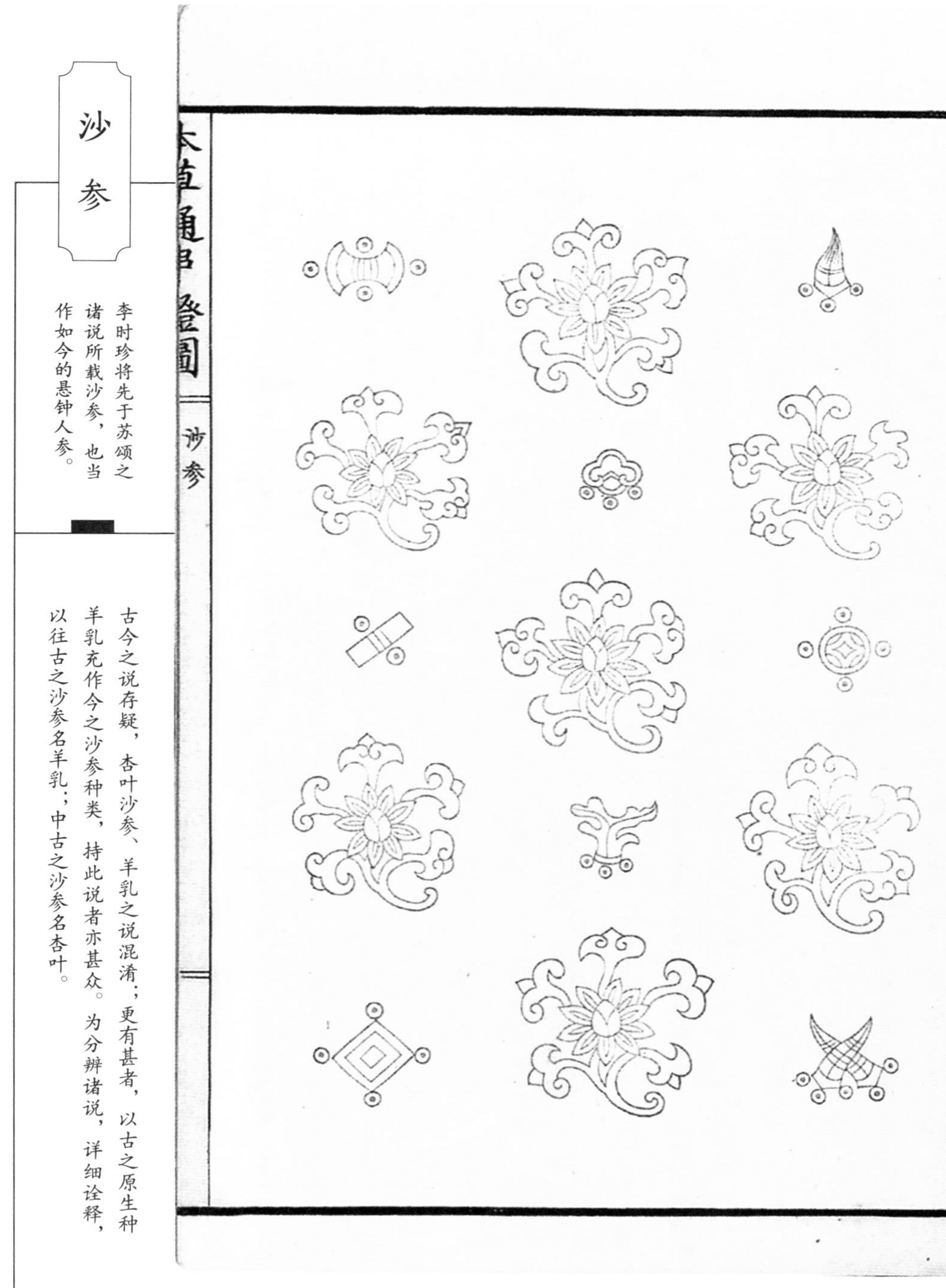

荠苨考

《名医别录》云：『荠苨味甘，寒。主解百药毒。』

《新修本草》云：『荠苨、桔梗，又有叶差互者，亦有叶三四对者，皆一茎直上，叶既相乱，惟以根有心、无心为别尔。』

荠苨考

古来赭鞭书（即草药书。《搜神记》记载：『神农氏以赭鞭鞭百草，尽知其平毒、寒温之性。』故后世以赭鞭代草药、中医药）中所指『荠苨』诸说不一，故而今陈举诸说，以示初学者。

《名医别录》云：『荠苨味甘，寒。主解百药毒。』（收录于《大观本草》）此时未解明其形状也。《新修本草》苏敬云：『荠苨、桔梗，又有叶差互者，亦有叶三四对者，皆一茎直上，叶既相乱，惟以根有心、无心为别尔。』《本草纲目》云：『荠苨、桔梗，相似也。』以今之『荞麦菜』当之于荠苨，则与『叶互生对生』之说相近矣。小野兰山《本草纲目启蒙》云：『集解说者为荞麦菜也。』盖荞麦菜，乃《救荒本草》之『地参』，而非真荠苨。若《本草图经》苏颂所云杏参为地参，则蜀州荠苨、润州荠苨皆为地参之形状。《救荒本草》云：『杏叶沙参，一名白面根。苗高一二尺，茎色青白。叶似杏叶而小，微尖而背白，边有叉芽，又似山小菜叶，微尖而背白。杪间开五瓣白碗子花。根形如野胡萝卜，颇肥，皮色灰黪，中间白色，味甜微寒。亦有开碧花者。』此乃杏叶沙参，与地参相似而非地参。名为『谷桔梗』及

『圆叶沙参』者，观和产紫花、白花、缬花、淡白花沙参，《救荒本草》文中所云『白椀花』，较沙参所结似铃铎状之花略大。『又似小小菜』为『山小菜』之误写。时珍云：『苏颂《本草图经》所谓杏参，周定王《救荒本草》所谓杏叶沙参，皆此荠苨。』此说粗略。杏叶沙参乃谷桔梗，而非荞麦菜。谷桔梗又称桔梗人参、圆叶沙参、唐沙参，亦非真荠苨。古说及荠苨之说，乃与此二种相关。

时珍于《本草纲目》记载：『谨按《尔雅》云：蒡，隐忍也。』郭璞注（出自《尔雅注疏》，郭璞著）云：『似苏，有毛。江东人藏以为菹，亦可瀹食。』葛洪《肘后方》（即《肘后备急方》）云：『隐忍草，苗似桔梗，人皆食之。捣汁饮，治蛊毒。据此则隐忍非桔梗，乃荠苨苗也。』此处，时珍以杏叶沙参、隐忍为一物。余考之《尔雅》云：『苨，莀苨、蒡，隐忍。』又见《蜀本草》云：『臣禹锡等谨按，苨、莀苨、释曰苨，一名莀苨，郭云荠苨也。』因此，以隐忍作荠苨、杏参之同物；而又有荠苨『叶似苏有毛』一文，荞麦菜、谷桔梗之叶皆不似苏叶，且无毛。由此可知草药隐忍，与杏参相似，且叶似苏叶而有毛。谨以此考之，隐忍应为璎珞沙参。因璎珞沙参叶如苏叶，且有褶皱，叶上乃有绒毛。《尔雅》中，苨与蒡分列之，然，亦不可视之为一物。由是考之，有苨、莀苨之说，地参亦有蒡、隐忍之说，当为璎珞沙参。《影宋钞绘》（宋郭璞编）之图与《尔雅》中苨、莀苨之图，其叶皆有蒂，可见为地参类；蒡、隐忍之图，其

荠苨考

时珍于《本草纲目》记载：『谨按《尔雅》云：蒡，隐忍也。』

郭璞注云：『似苏，有毛。江东人藏以为菹，亦可瀹食。』葛洪《肘后方》云：『隐忍草，苗似桔梗，人皆食之。捣汁饮，治蛊毒。据此则隐忍非桔梗，乃荠苨苗也。』

荠苨考

《本草原始》云：『荠苨，春生苗茎，都似人参。』

此土桔梗盖为他物耳。其『都似人参』所指应为真荠苨。以和产草药考之，越中诸深山中所生之『牡丹草』，又名『牡丹人参』者，大概是真荠苨。

叶有绒毛，应视作璎珞沙参，而非真荠苨。旧经中不见荠苨，只有桔梗，故而荠苨、桔梗乃同物。《秘传花镜》(清陈子著)云：『荠苨，一名利如，即桔梗。花有紫白二色。春间下子或分种皆可。壅鸡粪则茂。』由此可见，此处所指荠苨，与桔梗乃同物，并非他类，亦非真荠苨。

今属和产荠苨之品类，有荞麦菜、杏叶沙参、隐忍，以及姫沙参、一轮沙参、线叶桔梗、荧袋(紫斑风铃草)等。

综上所述，此处荠苨非指古来之真荠苨，而为一种类人参草药。其证据出于弘景所言：『荠苨根茎都似人参而叶小异，根味甜。』此论陈列一证据：与人参相较，荠苨仅叶有小异，而其他全与人参无异。又见魏文帝『荠苨乱人参』之说，言荠苨之根酷似人参。诸家皆以杏叶沙参为荠苨，故疑此说。《本草原始》(明李中立著)云：『荠苨，春生苗茎，都似人参，而叶小异，根似桔梗，但无心为异。故名土桔梗。』此土桔梗盖为他物耳。其『都似人参』所指应为真荠苨。以和产草药考之，越中诸深山中所生之『牡丹草』，又名『牡丹人参』者，大概是真荠苨。以上诸草，皆一茎直上，玉茎光滑，与人参颇似；且茎头分作三桠、五桠散开，亦与人参颇似。正中一茎顶上开花，花瓣色绿白，聚生状。虽与人

荠苨考

《证类本草》之『蜀州荠苨』图，叶阔大，而两三叶相连。

虽其形状不甚明朗，但类牡丹叶。茎分三桠，主茎抽长生于茎间。观其茎头结圆子之图，此蜀州荠苨与牡丹草类似，而知牡丹人参即真荠苨，亦应不难。

本草通串證圖　薺苨

参花之五瓣状略有异，然花形略似人参花。而其根细长直下，较之人参根略细小，然又似人参根之无节。唯有叶端分为三四尖端，略似牡丹叶，而与人参叶相异。此考据，恰与弘景所言相吻合：『荠苨根茎都似人参，而叶有小异。』由此可见，真荠苨者，惟弘景所言识其形状也，明矣。余观《证类本草》之『蜀州荠苨』图，叶阔大，而两三叶相连，虽其形状不甚明朗，但类牡丹叶。茎分三桠，主茎抽长生于茎间。观其茎头结圆子之图，此蜀州荠苨与牡丹草类似，而知牡丹人参即真荠苨，亦应不难。由是观之，吾邦往古已知此草为真荠苨，然如今反而以他物取而代之，称为荠苨，如余前文所考，可以为证矣。

《延喜式》云：『山城国荠苨六斤。』《和名类聚钞》(日本最早的百科全书)云：『荠苨。』(有荠苨，脐祢二音，佐木久佐奈一云其和名为『美乃波』)。福草，《和名类聚钞》记有『葛(音同『娘』，佐木久佐日本记私记云其和名为『福草』)草枝枝相值叶叶相当。』『葛』(字三枝，又名幸草，茎头分三枝，吉兆之草)非言草名，而指叶如车轮附生于其茎上，又或指其分枝状若车轮之意。故而草中，盖沙参多为葛形。『荠苨』，则其形似人参茎上有三枝五叶，且枝枝相值相当，故而与『牡丹草』之形状相当。而『美乃波』亦有三桠，能与之吻合。因此，余观之，往古以『牡丹草』为荠苨，明矣。然今之人，惑与后世之论，可谓失『似人参』荠苨之说于前，又未能潜心考据于后。若能熟读此说，当能以之明真伪而辨是非。

又有草名曰类叶升麻者，其叶颇与鸡骨升麻相似，而花亦如升麻之花。夏季开花，其花、梗与叶俱出于茎头，若于叶上矮生之状。与升麻相异之处，类叶升麻茎头甚短，且花开茎头与叶同时挺出。花开之后，茎头结黑色圆子，与升麻属大不同。而唯因其叶、花梗之形状，俗称类叶升麻。据余考之，当为牡丹草之属。盖茎分三椏，一茎一花，花梗直立，且花开后结黑色圆子，与牡丹草相似。

有草曰莲花升麻者，与类叶升麻相似茎叶相同，花肥大且与梗头三五朵排列之形状，与莲花略相似，花紫白色，当为人所爱赏玩。虽未见其结子，推考之，应为黑圆子，此亦牡丹草之属类叶升麻之种类。

有草名曰类叶升麻者，其叶颇与鸡骨升麻相似，而花亦如升麻之花。

夏季开花，其花、梗与叶俱出于茎头，若于叶上矮生之状。花开之后，茎头结黑色圆子，与升麻属大不同。而唯因其叶、花梗之形状，俗称类叶升麻。

荠苨
牡丹人参*

产于诸国深山中，与弘景『似人参而叶小异』之说相吻合。

《本草纲目》释名：杏参、杏叶沙参、甜桔梗、白面根。苗名隐忍。时珍曰：荠苨多汁，有济莸之状，故以名之。济莸，浓露也。其根如沙参而叶如杏，故河南人呼为杏叶沙参。

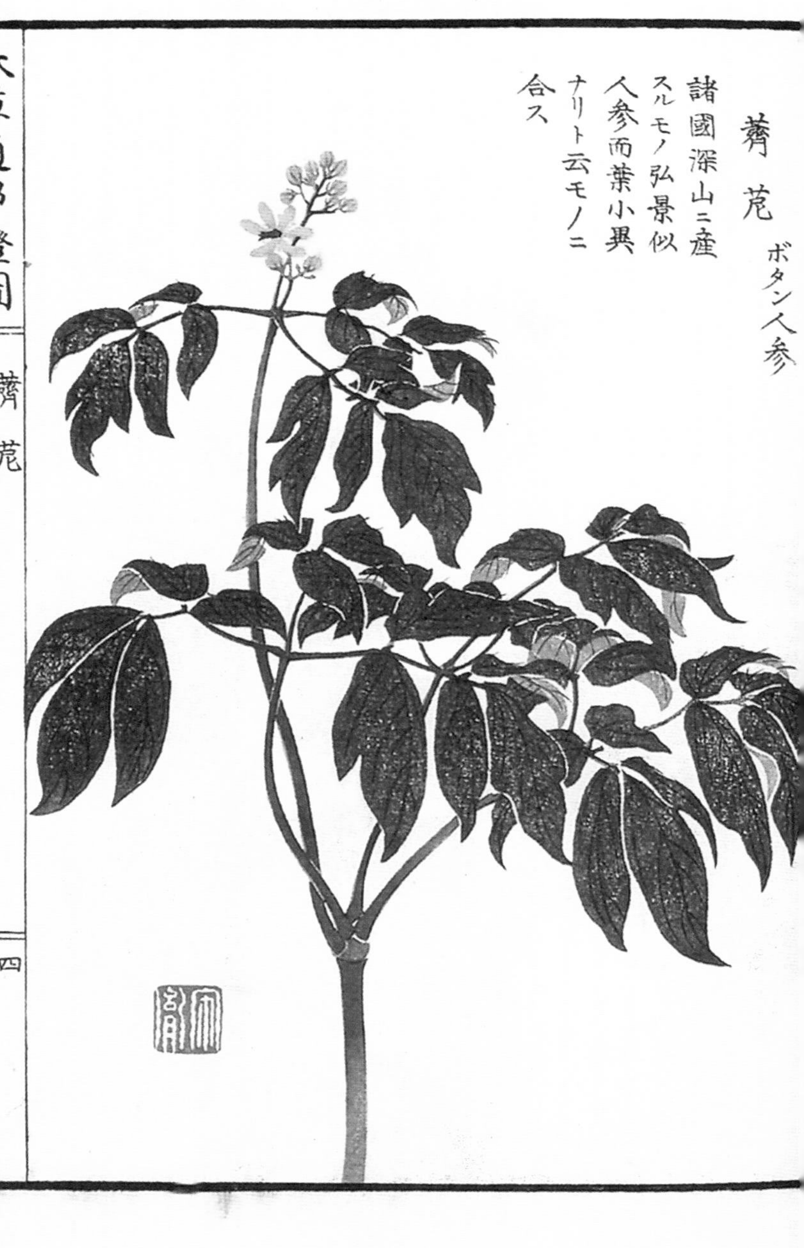

薺苨
ボタン人参
諸國深山ニ産スルモノ弘景似人参而葉小異ナリト云モノニ合ス
本草通串證圖
薺苨
四

*注："荠苨"为外来语，故以当地惯用名"牡丹人参"的片假名形式标注。下文出现类似情况亦如是。

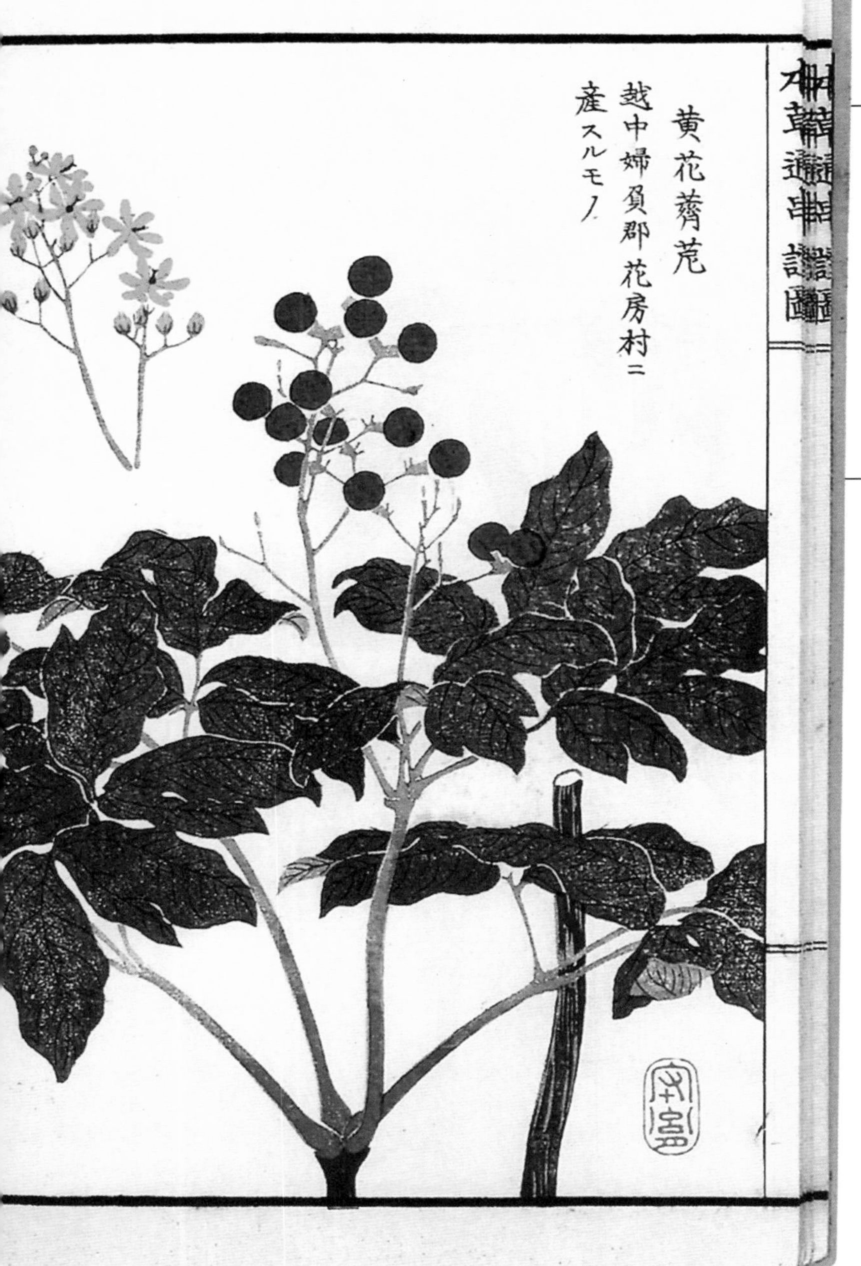

黄花荠苨

产于越中妇负郡花房村。

颂曰：今川蜀、江浙皆有之。春生苗茎，都似人参，而叶小异，根似桔梗，但无心为异。润州、陕州尤多，人家收以为果，或作脯啖，味甚甘美，兼可寄远。

类叶升麻

产于越中妇负郡庵谷村花面谷，即牡丹人参之类。

《本草纲目》释名：升麻，又名周麻。时珍曰：其叶似麻，其性上升，故名。又有云：升麻，一名周升麻。则周或指周地，如今人呼川升麻之义。

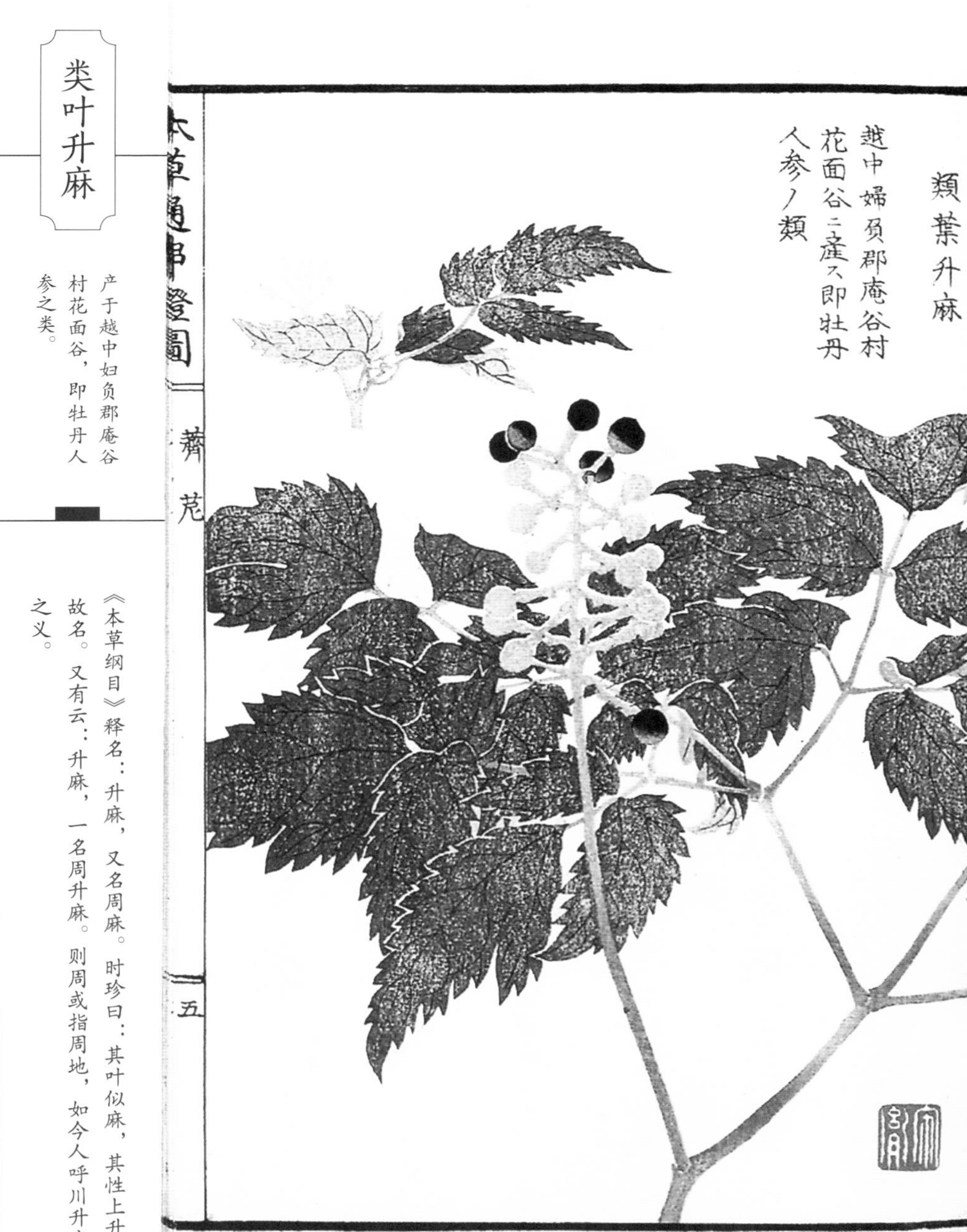
本草通串證圖
薺苨
五
類葉升麻
越中婦負郡庵谷村花面谷ニ産ス即牡丹人参ノ類

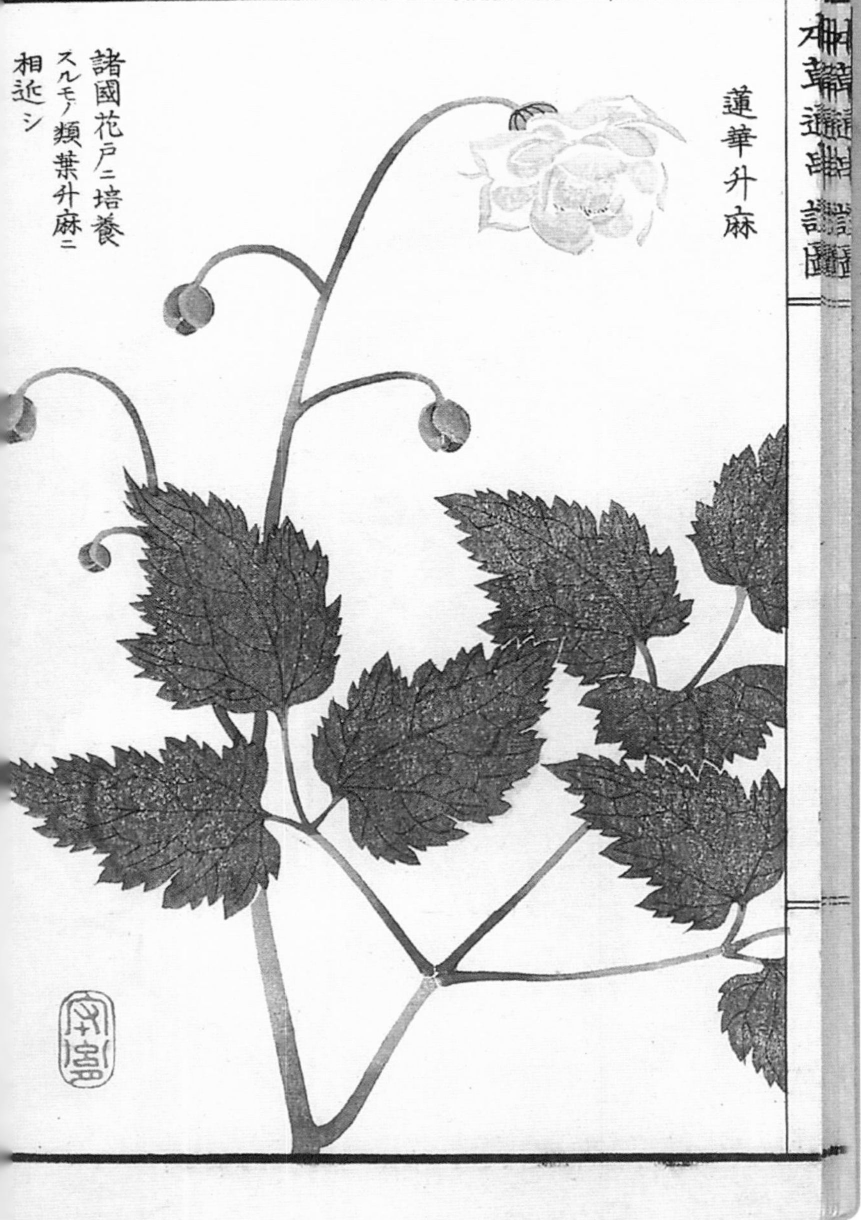
蓮華升麻
諸國花戸ニ培養
スルモノ類葉升麻ニ
相近シ

莲花升麻

诸国花户栽培，与类叶升麻相似。

颂曰：今蜀汉、陕西、淮南州郡皆有之，以蜀川者为胜。春生苗，高三尺以来。叶似麻叶，并青色。四月、五月着花，似粟穗，白色。六月以后结实，黑色。根如蒿根，紫黑色，多须。

白花杏叶沙参

武江花户有栽培。与《救荒本草》中『五瓣白椀子花』相似。*

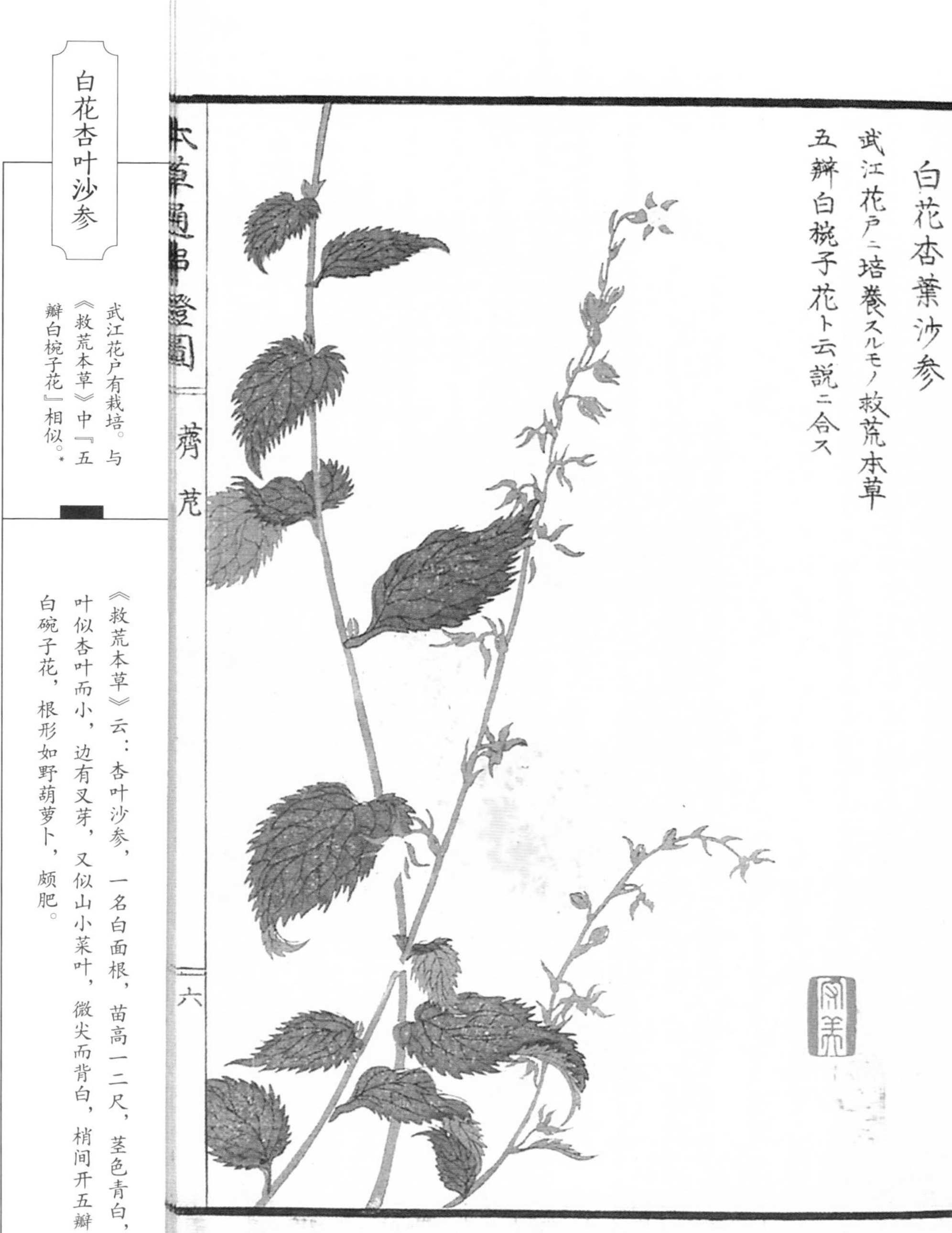

白花杏葉沙参
武江花戸ニ培養スルモノ救荒本草
五瓣白椀子花ト云説ニ合ス
本草通串證圖
薺苨
六

《救荒本草》云：杏叶沙参，一名白面根，苗高一二尺，茎色青白，叶似杏叶而小，边有叉芽，又似山小菜叶，微尖而背白，梢间开五瓣白碗子花，根形如野葫萝卜，颇肥。

*注：见《救荒本草》杏叶沙参题下："梢间开五瓣白碗子花，根形如野胡萝卜颇肥。"

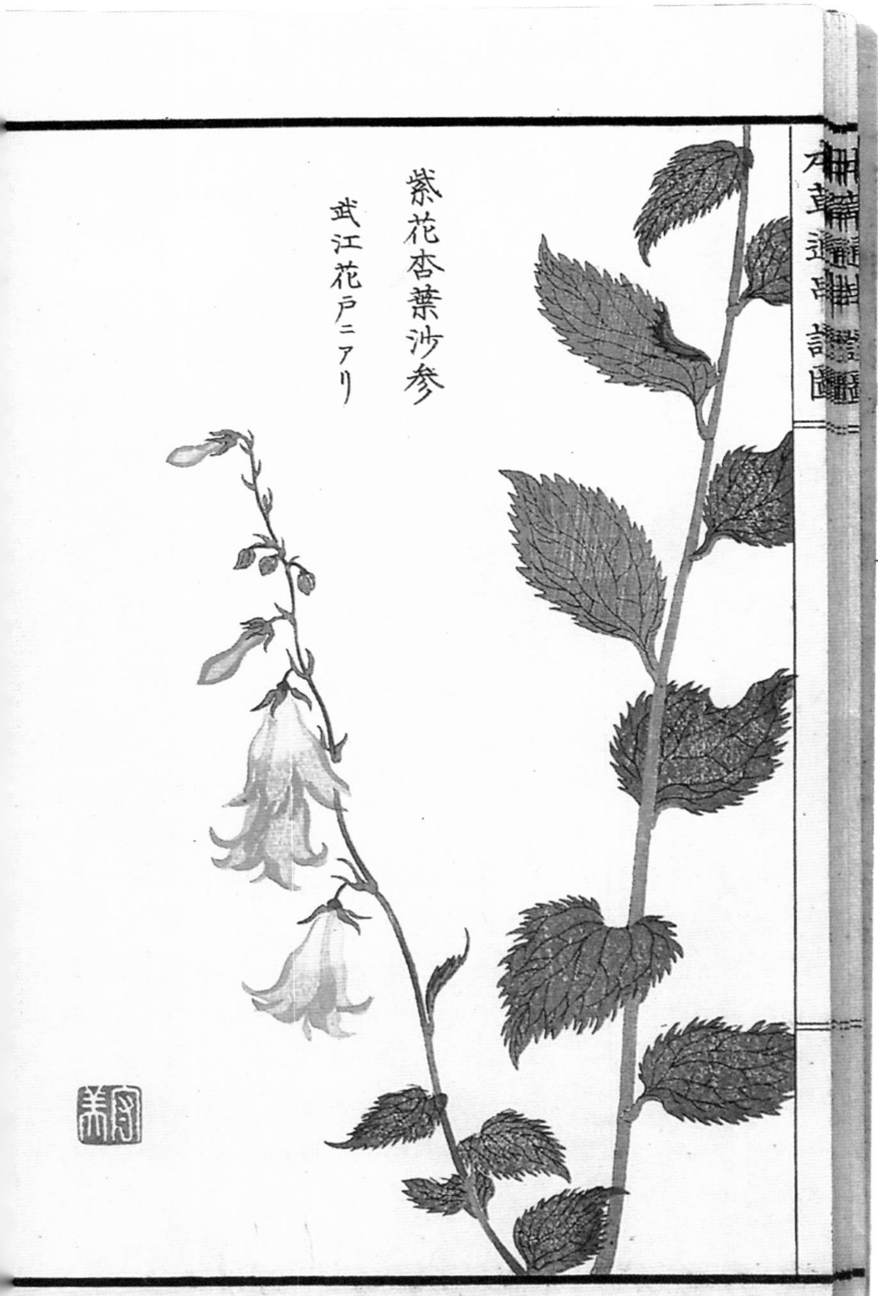

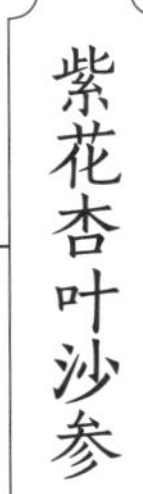

紫花杏叶沙参

见于武江花户。

恭曰：人参苗似五加而阔短，茎圆有三四桠，桠头有五叶，陶引荠乱人参，误矣。且荠、桔梗又有叶差互者，亦有叶三四对者，皆一茎直上，叶既相乱，惟以根有心为别尔。

紫花杏葉沙参

武江花戸ニアリ

黪花杏叶沙参

见于武江花户。

颂曰：今川蜀、江浙皆有之。春生苗茎，都似人参，而叶小异，根似桔梗，但无心为异。润州、陕州尤多，人家收以为果，或作脯啖，味甚甘美，兼可寄远。二月、八月采根曝干。

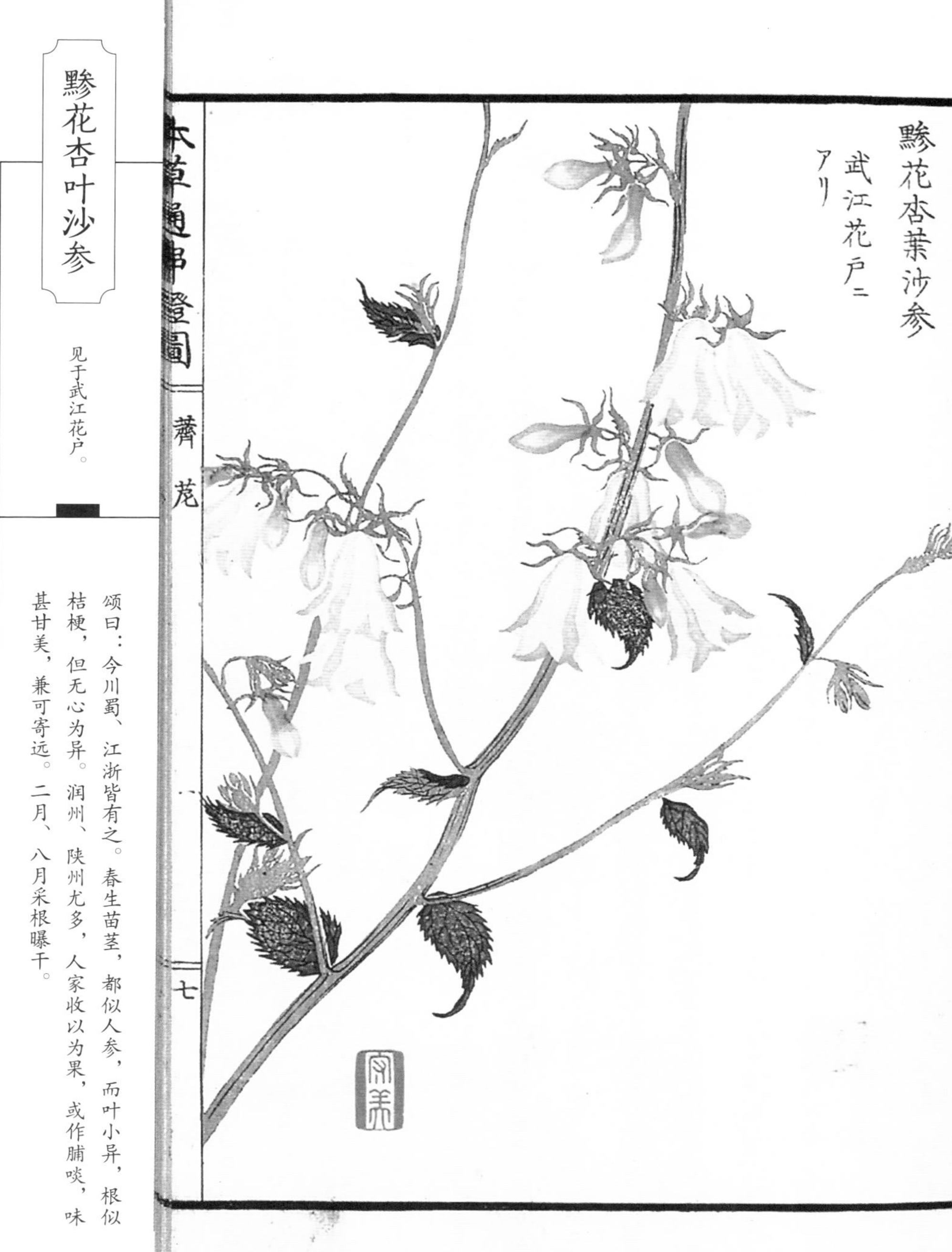

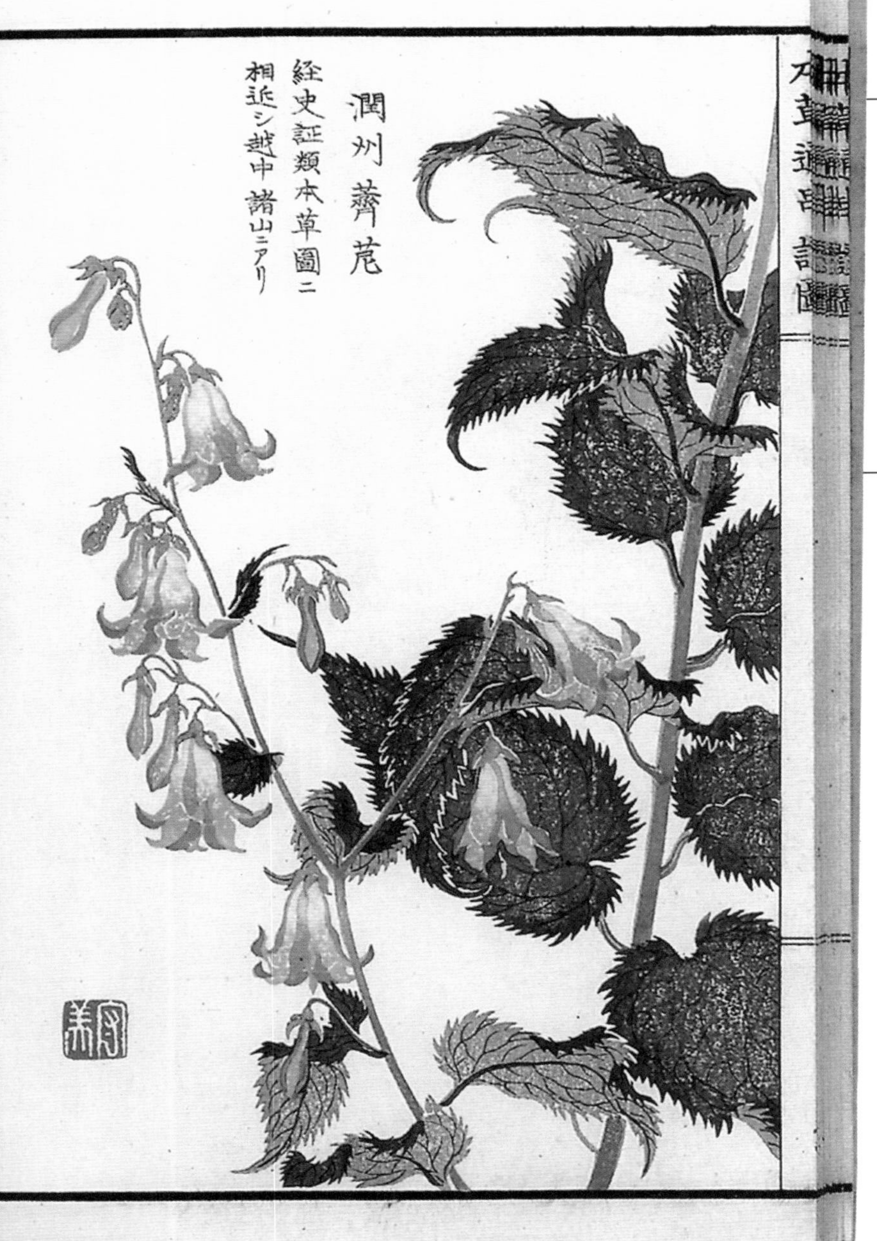

润州荠苨

与《证类本草》图相似，生于越中诸山。

荠苨味甘，性寒，无毒。江东人把它贮藏起来做酸菜，也可以煮食。有的人误认为桔梗苗就是荠苨苗，殊不知荠苨苗味甜可吃，桔梗苗苦不可以吃。

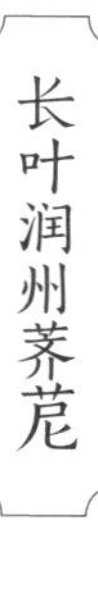

长叶润州荠苨

生于越中诸山。

《本草纲目》记载：荠苨可解百药的毒性，杀蛊毒，治毒蛇咬。利肺气，和中明目止痛。蒸后切碎煮成羹粥吃，或者做成酸菜吃，还能压丹石发动。

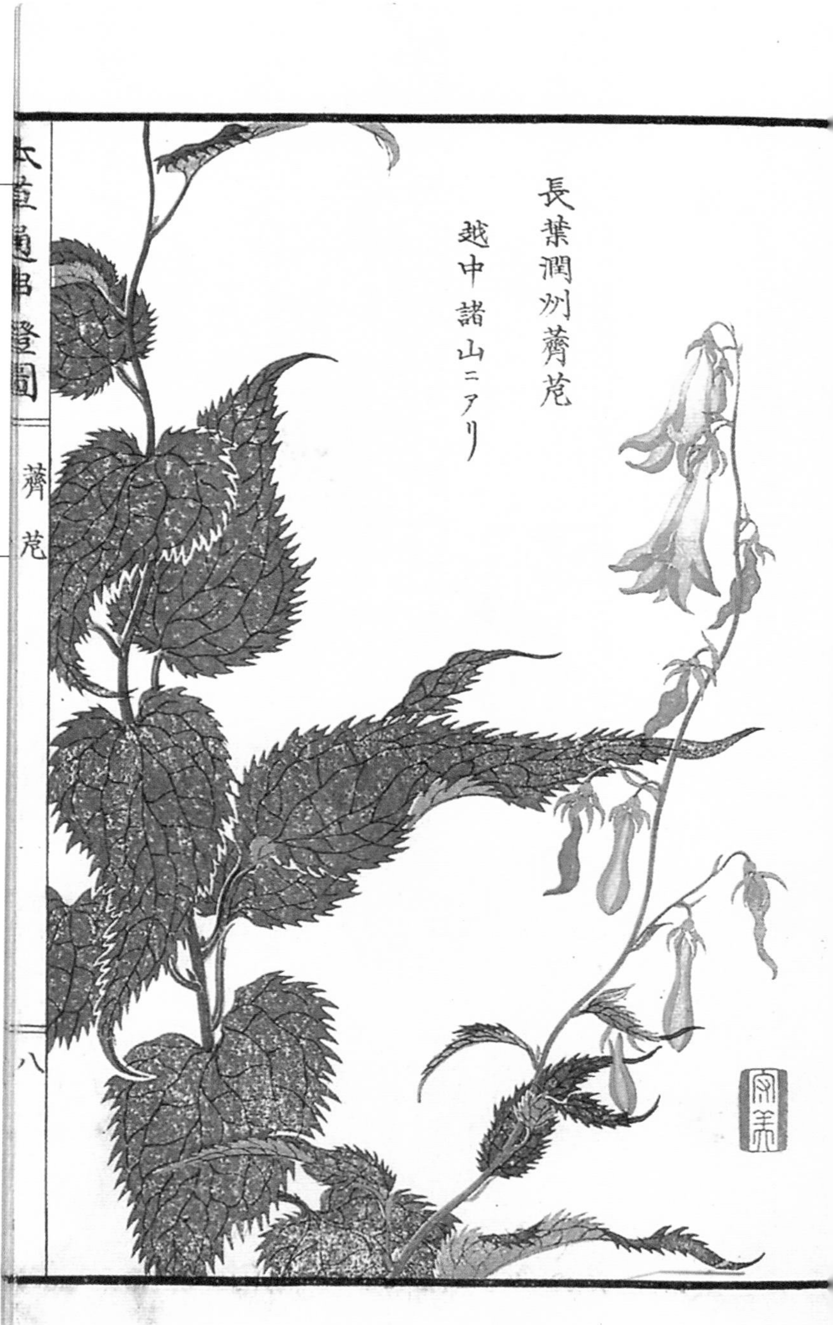

長葉潤州薺苨

越中諸山ニアリ

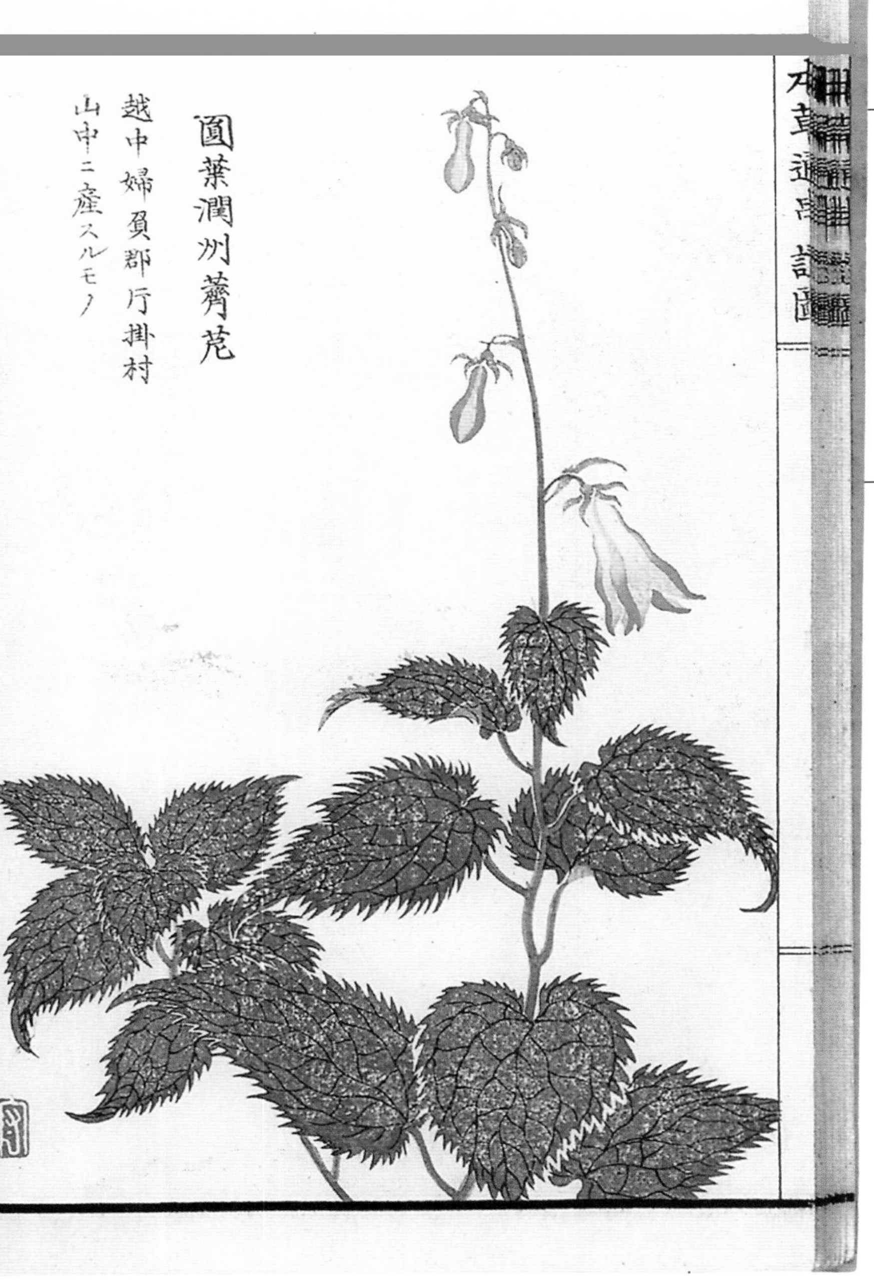

圓葉潤州薺苨
越中婦負郡庁掛村
山中ニ産スルモノ

圆叶润州荠苨

产于越中妇负郡厅挂村山中。

葛洪《肘后方》中记载：用一种药就可兼解众药毒的，只有荠苨。喝二升荠苨的浓汁，或者将它煮熟后嚼吃，还可以散服。把荠苨草放入诸药中，毒性就自解了。

长圆叶润州荠苨

越中深山罕有产出。

时珍说：荠苨寒而利肺，甘而解毒，是药中良品，而世人却不知道使用。且《朝野佥载》记载：老虎中了毒箭，吃清泥而解；野猪中了毒箭，寻觅荠苨吃。动物尚且知道解毒，更何况人呢？

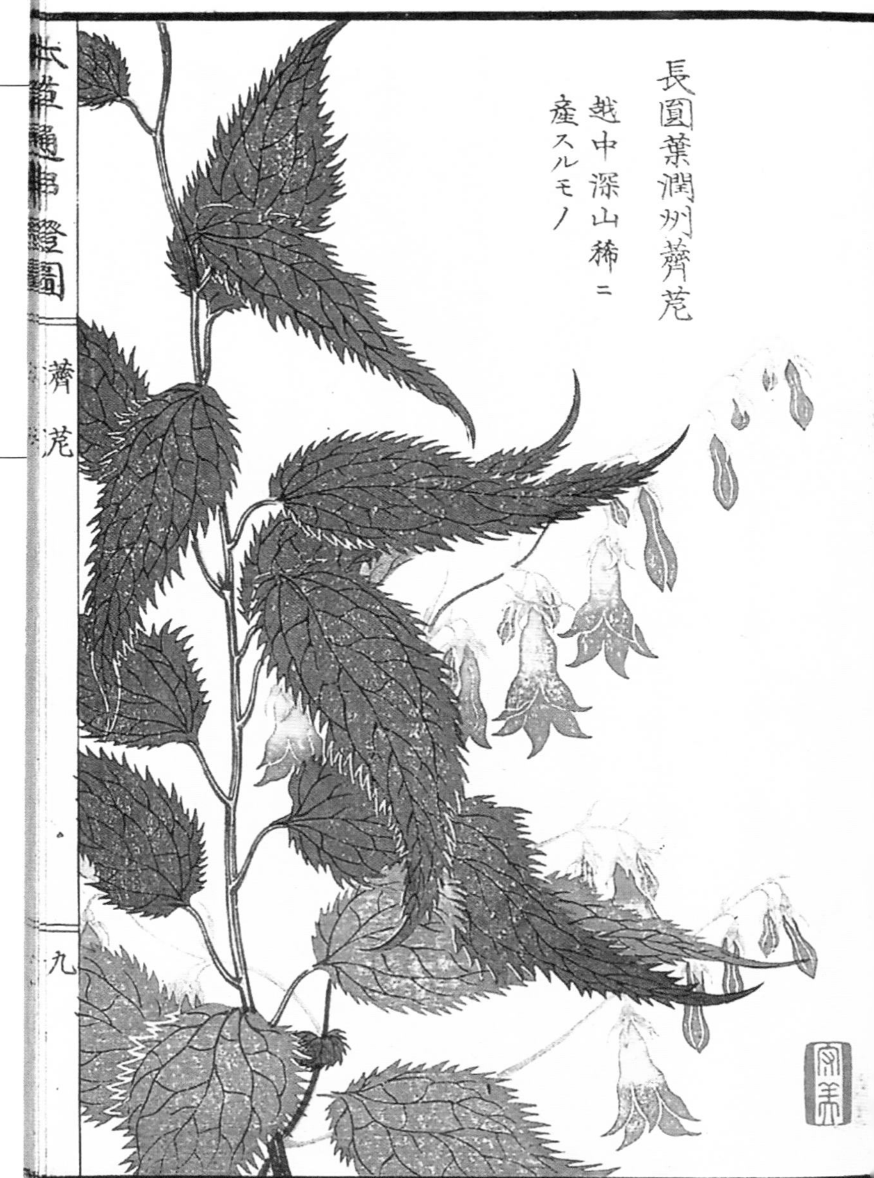

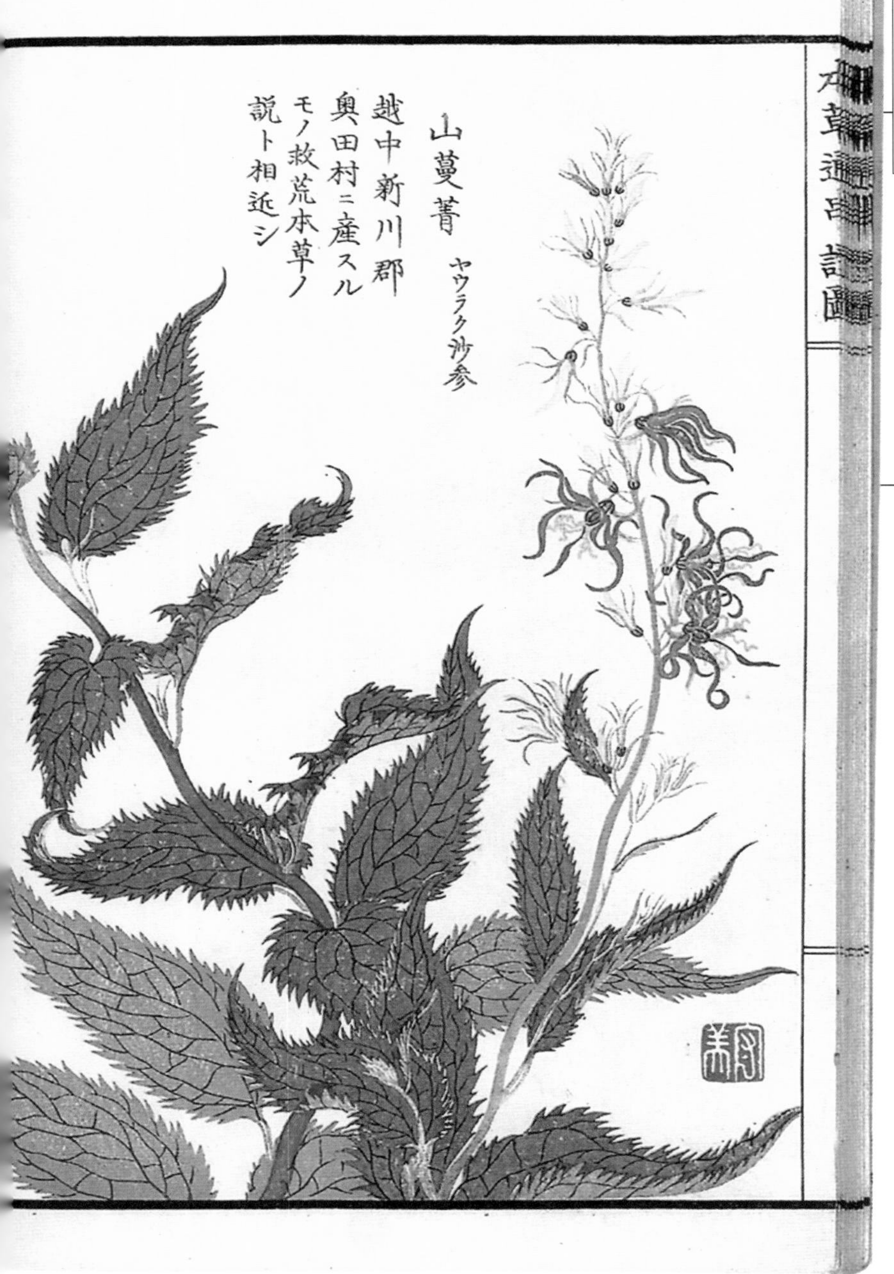

山蔓菁　ヤウラク沙参
越中新川郡
奥田村ニ産スル
モノ救荒本草ノ
説ト相近シ

山蔓菁

璎珞沙参

产于越中新川郡奥田村，与《救荒本草》之说相似。*

味苦辛甘，有开胃下气，利湿解毒的功效。治疗食积不化，消渴，热毒风肿等症。《千金食治》记载：『不可多食，令人气胀。』

* 注:《救荒本草》原文为:“叶似桔梗叶颇长，而不对生；又似山小菜，叶微窄。”

阴午草
八代草

武江花户栽培，见载于《质问本草》。

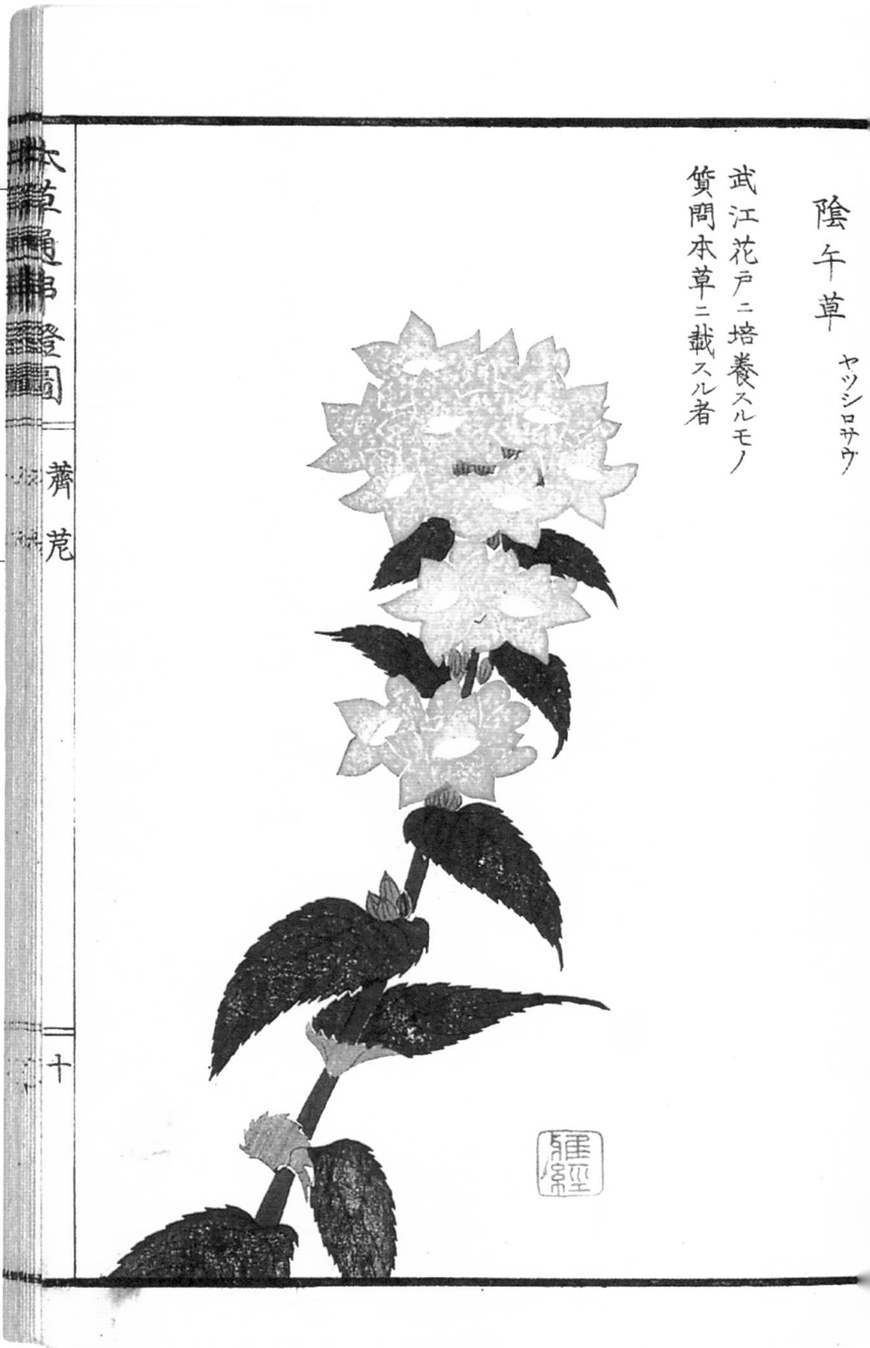

《质问本草》是一部十八世纪的医书，作者是琉球国的吴继志。作者采集并种植琉球各岛的植物，向琉球和清朝学者鉴定与请教，才得以撰成此书。

本草通串證圖　蘼芜　十

陰午草　ヤツシロサウ

武江花戸ニ培養スルモノ
質問本草ニ載スル者

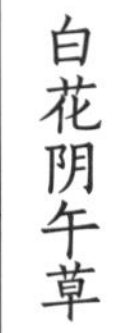

见于武江花户。

以全草入药。夏秋采集，去净泥土后切碎晒干。味苦，性凉，有清热解毒止痛之功效。常用于治疗咽喉炎，头疼等症。

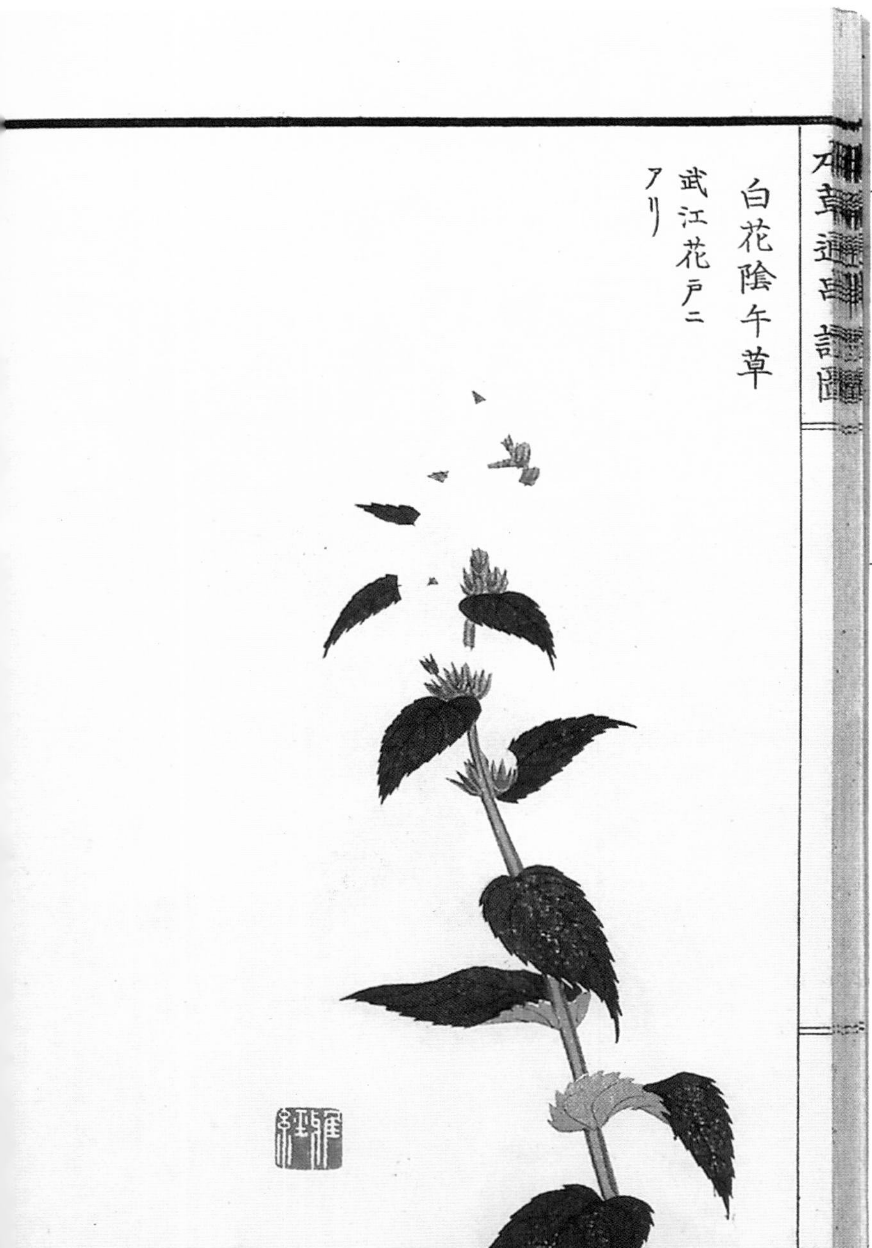

白花陰午草

武江花戸ニアリ

注：因年代久远，书中某些颜料已经变浅甚至褪色。为还原原著效果，我们亦如实呈现。

紫花桔梗

生于诸国山野。

《本草纲目》释名：白药，梗草，荠苨。时珍曰：此草之根结实而梗直，故名。《神农本草经》曰：桔梗一名荠苨，而今俗呼荠苨为甜桔梗也。

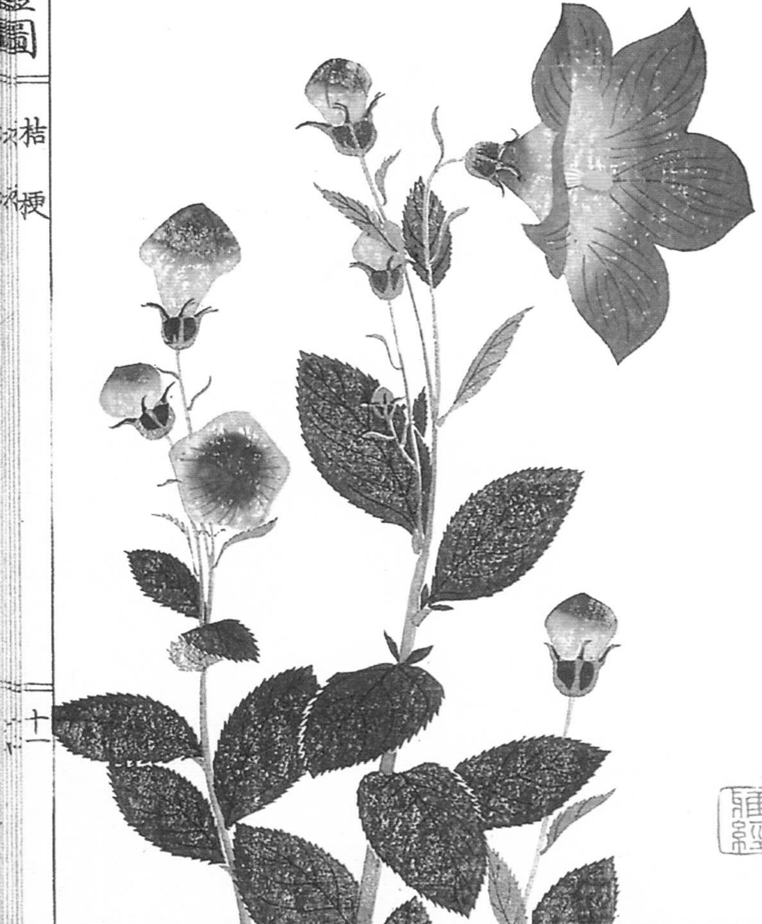
紫花桔梗
諸國山野ニ
生スル者
本草通串證圖
桔梗
十一

白花桔梗

见于诸国花户。

弘景曰：近道处处有，二三月生苗，可煮食之。桔梗疗蛊毒甚验，俗方用此，乃名荠苨。今别有荠苨，能解药毒，可乱人参，叶甚相似，但荠苨叶下光明滑泽无毛为异，叶生又不如人参相对耳。

白花桔梗

諸國花戶ニアリ

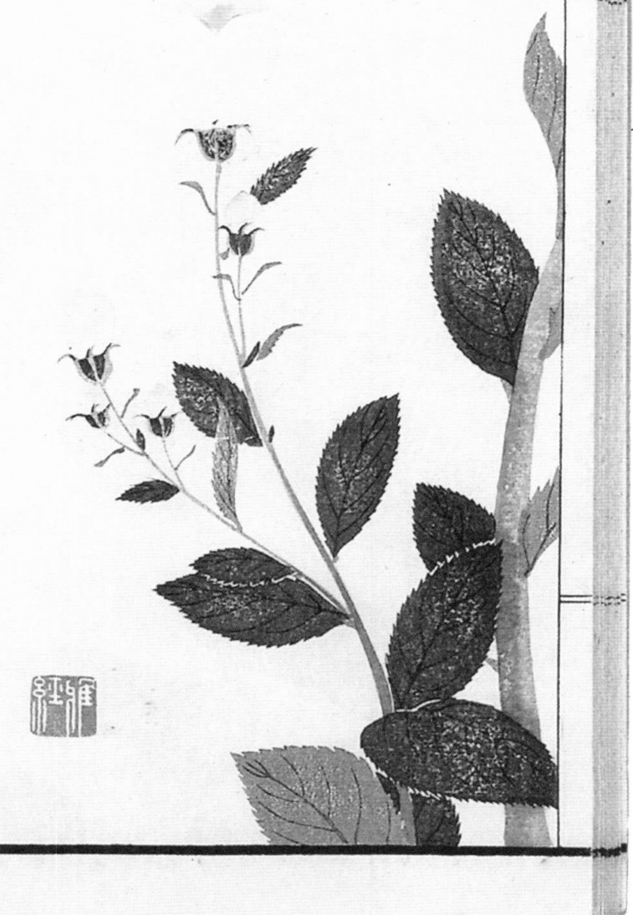

注：因年代久远，书中某些颜料已经变浅甚至褪色。为还原原著效果，我们亦如实呈现。

重瓣桔梗

见于诸国花户。

《别录》曰：桔梗，生嵩高山谷及冤句。二、八月采根，曝干。恭曰：荠苨、桔梗，叶有差互者，亦有叶三四对者，皆一茎直上，叶既相乱，惟以根有心为别耳。

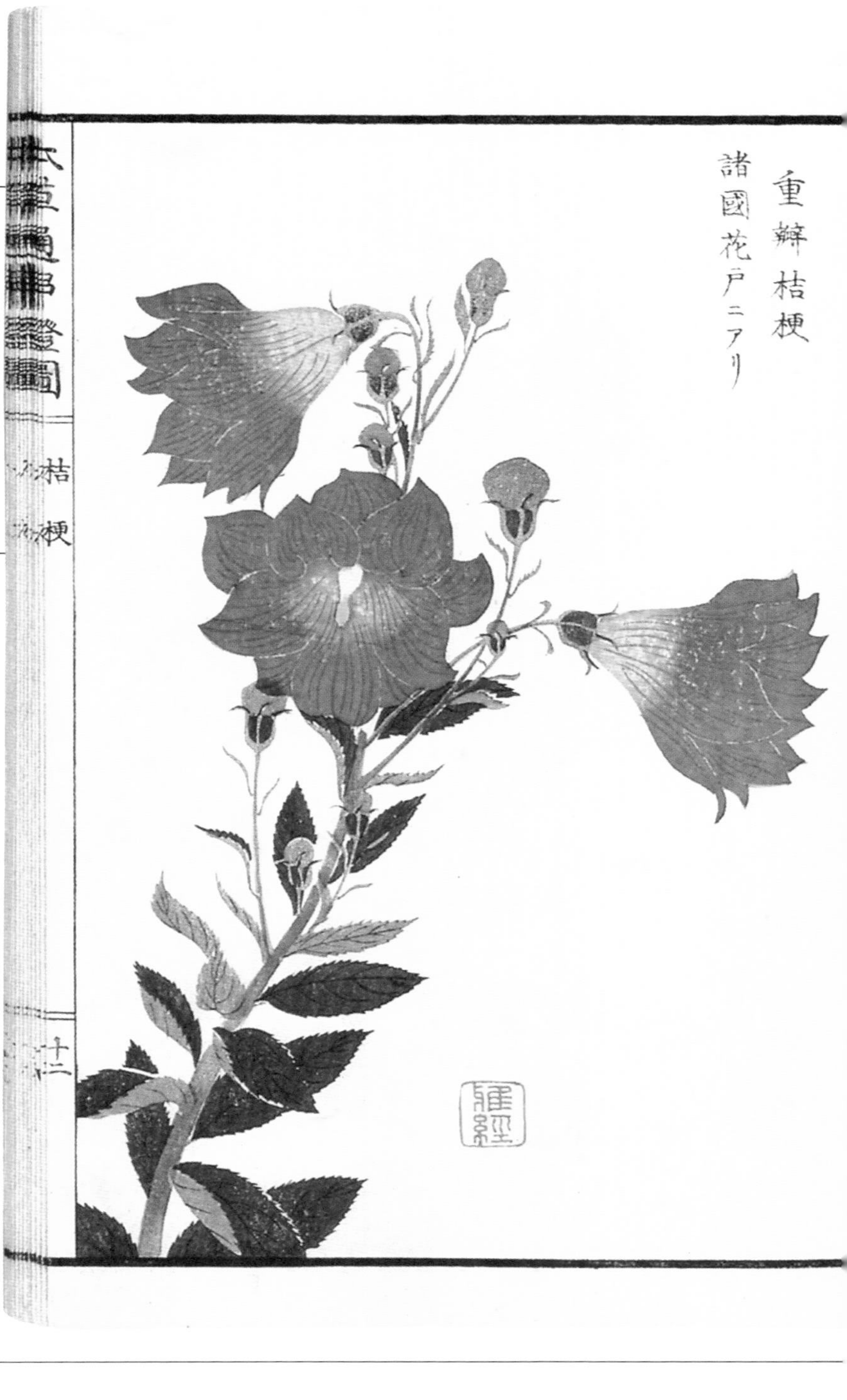

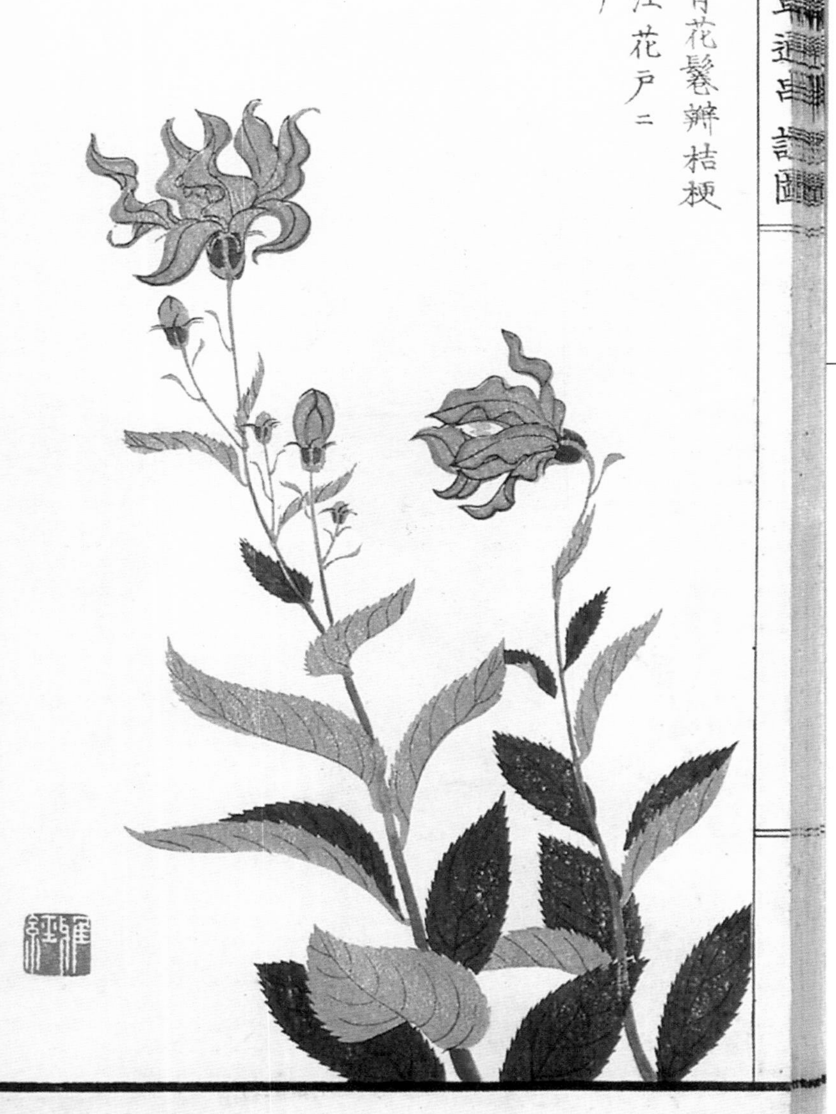

青花卷瓣桔梗

见于武江花户。

颂曰：今在处有之。根如小指大，黄白色。春生苗，茎高尺余。叶似杏叶而长椭，四叶相对而生，嫩时亦可煮食。夏开小花紫碧色，颇似牵牛花，秋后结子。

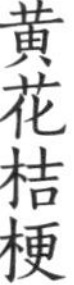

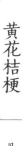

黄花桔梗

见于武江花户。

（接上文）八月采根，其根有心，若无心者为荠苨。关中所出桔梗，根黄皮，似蜀葵根。茎细，青色。叶小，青色，似菊叶也。

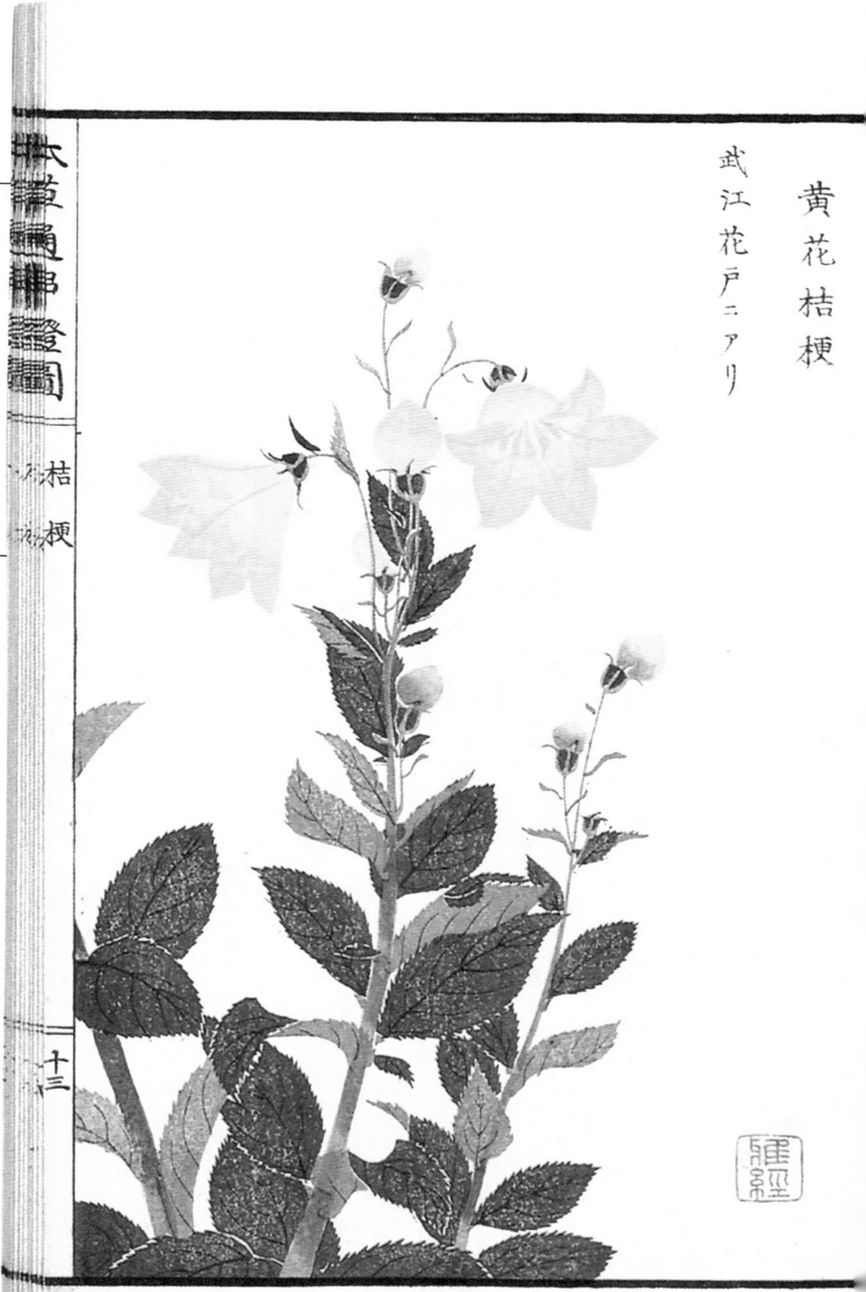

本草圖譜　桔梗　十三

黄花桔梗

武江花戸ニアリ

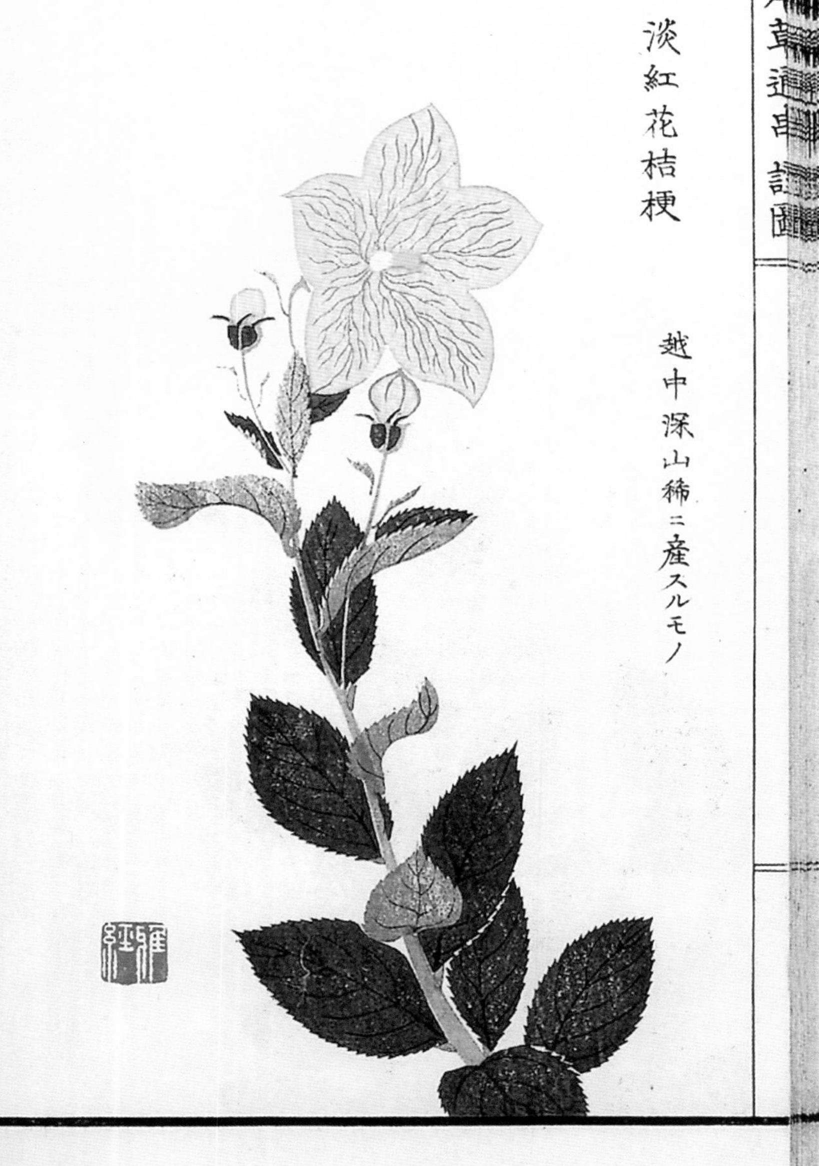

淡红花桔梗

产于越中深山，罕见。

《本草纲目》记载：桔梗止胸胁如刀刺般疼痛，腹满肠鸣，惊恐悸气。利五脏肠胃，补血气，除寒热风痹，疗咽喉痛。治下痢，除腹中冷痛，治小儿真气衰弱及惊风，止霍乱抽筋。

千叶桔梗

见于花户。

元素曰：桔梗清肺气，利咽喉，其色白，故为肺部引经。与甘草同行，为舟楫之剂。如大黄苦泄峻下之药，欲引至胸中至高之分成功，须用辛甘之剂升之。

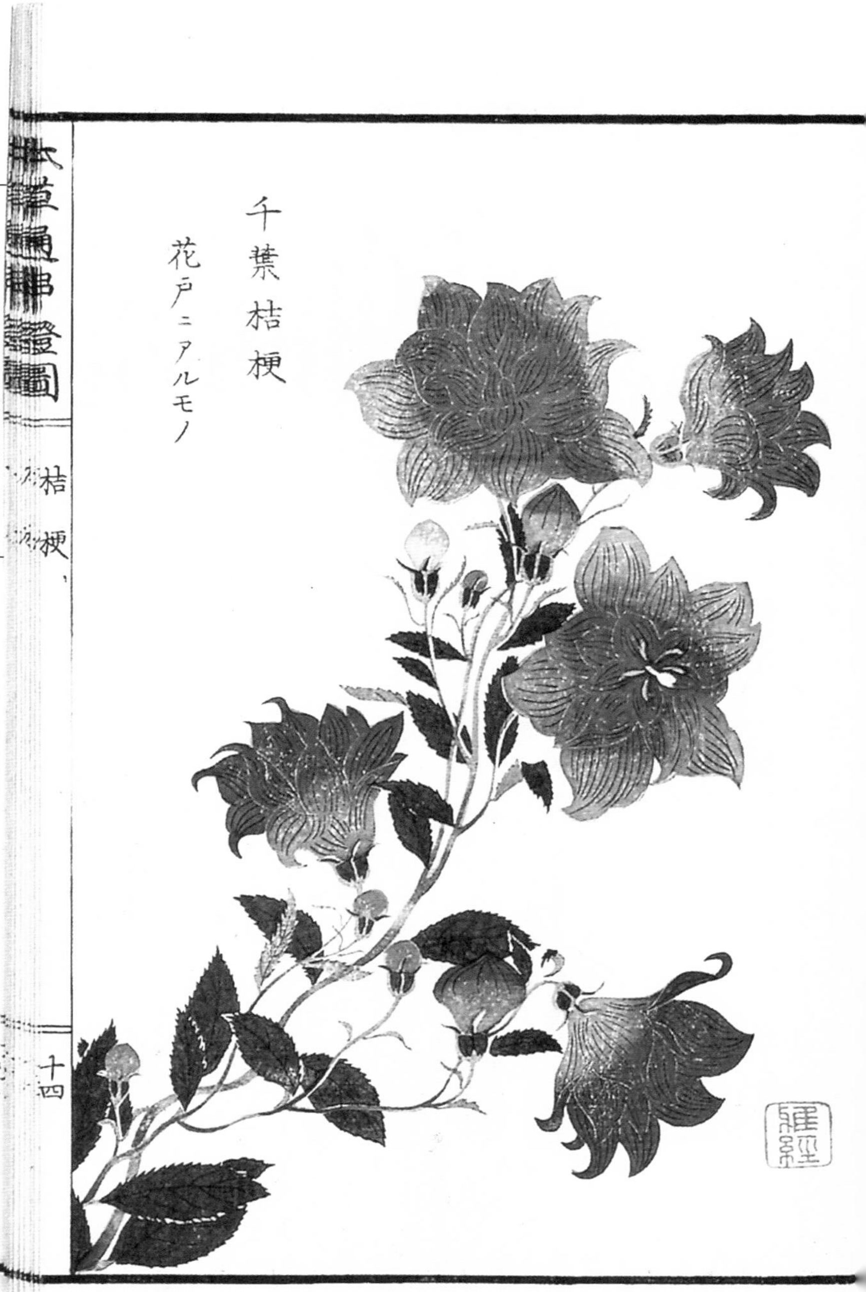

本草图谱

桔梗

十四

千葉桔梗

花戸ニアルモノ

兔耳桔梗

花户罕有栽培。

《神农本草经》载：桔梗，味辛，性微温。之才曰：节皮为之使。畏白芨、龙眼、龙胆草，忌猪肉。得牡蛎、远志，疗恚怒；得硝石石膏，疗伤寒。

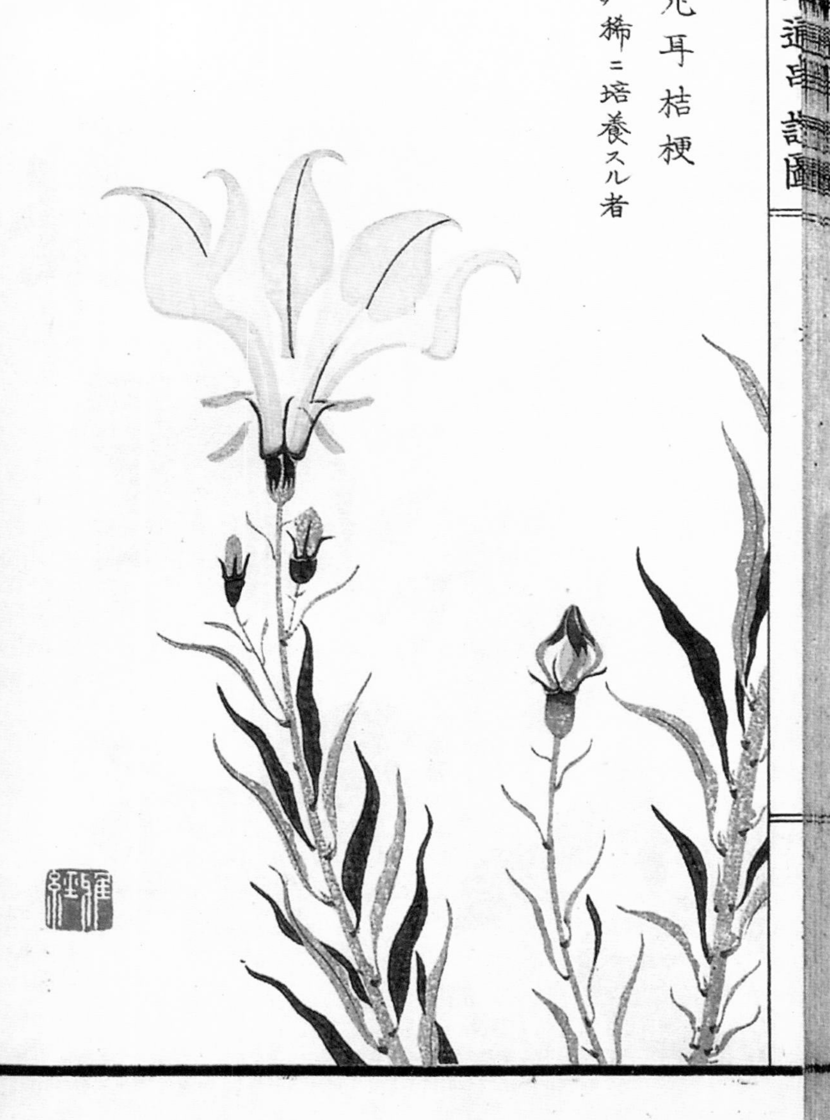

紫花纹桔梗

见于诸国花户。与《炮炙论》『木梗』之说相似。

《雷公炮炙论》记载：凡使勿用木梗，真似桔梗，只是咬之腥涩不堪。凡用桔梗，须去头上尖硬二三分以来，并两畔附枝。于槐砧上细锉，用生百合捣膏，投水中浸一伏时滤出，缓火熬令干用。

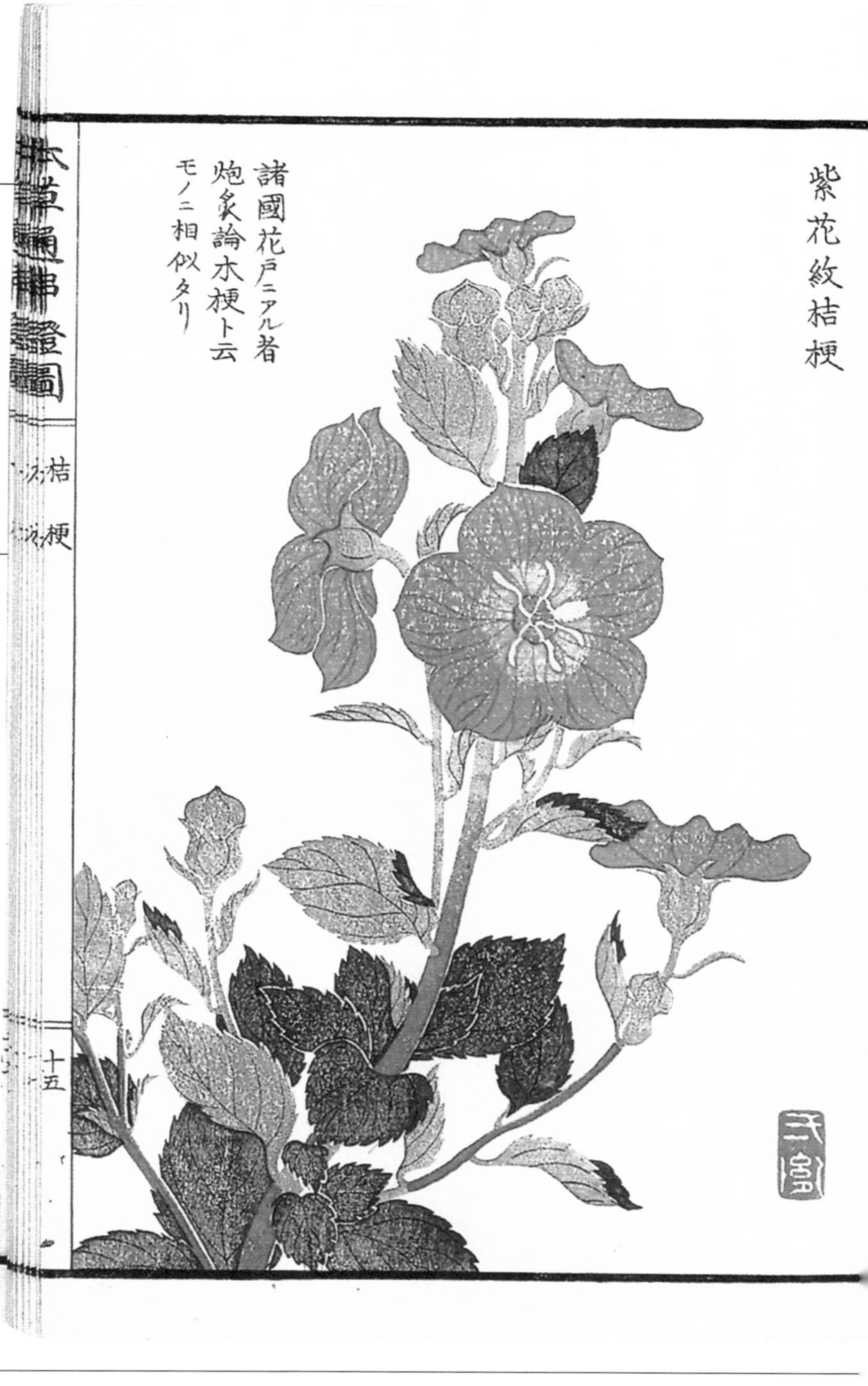

本草通串證圖 桔梗 十五

紫花紋桔梗

諸國花戸ニアル者
炮炙論木梗ト云
モノニ相似タリ

白花紋桔梗

諸國花戸ニアリ

白花纹桔梗

见于诸国花户。

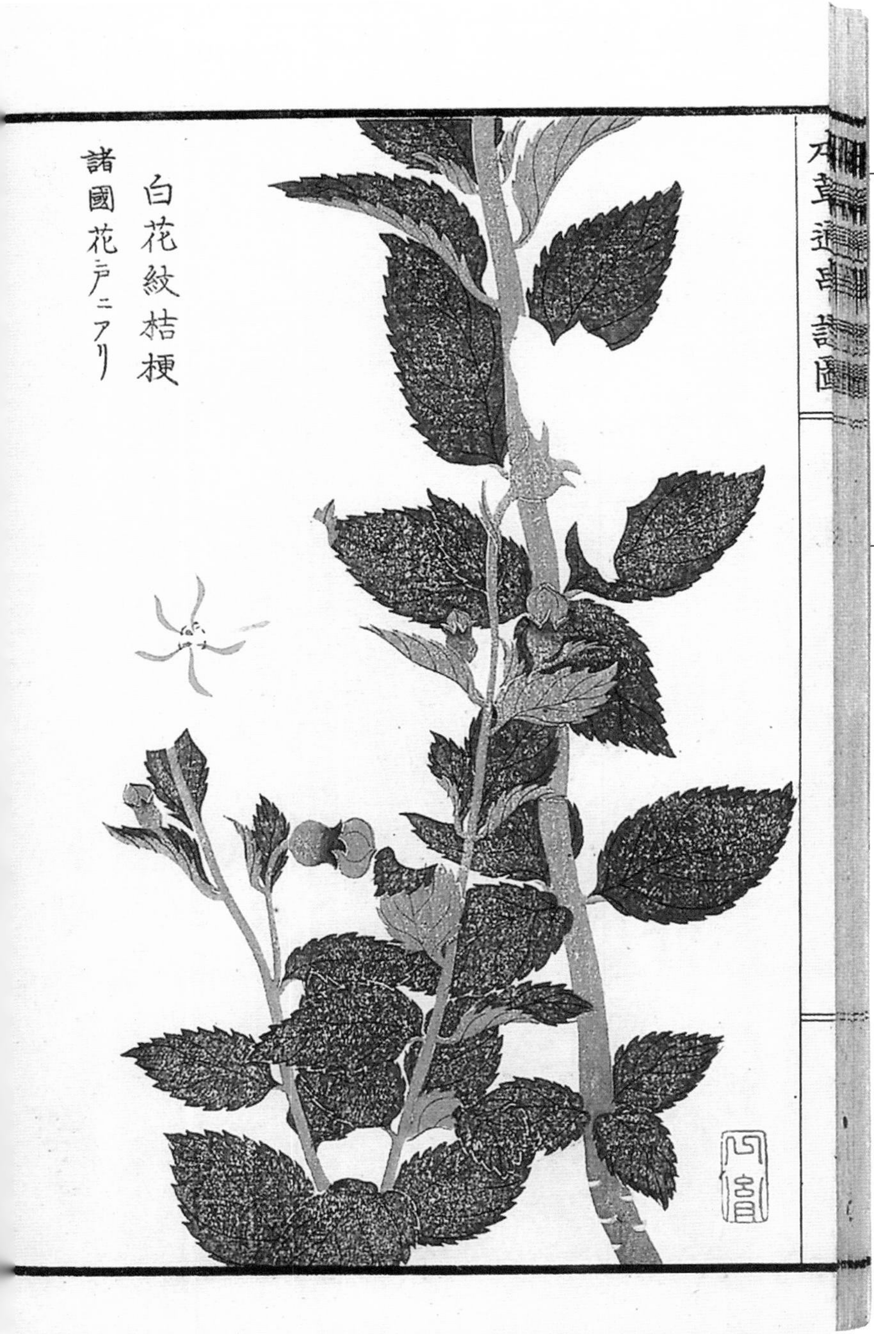

张仲景《伤寒论》记载：治寒实结胸，用桔梗、贝母、巴豆，取其温中消谷破积也。又治肺痈唾脓，用桔梗、甘草，取其苦辛清肺，甘温泻火，又能排脓血、补内漏也。

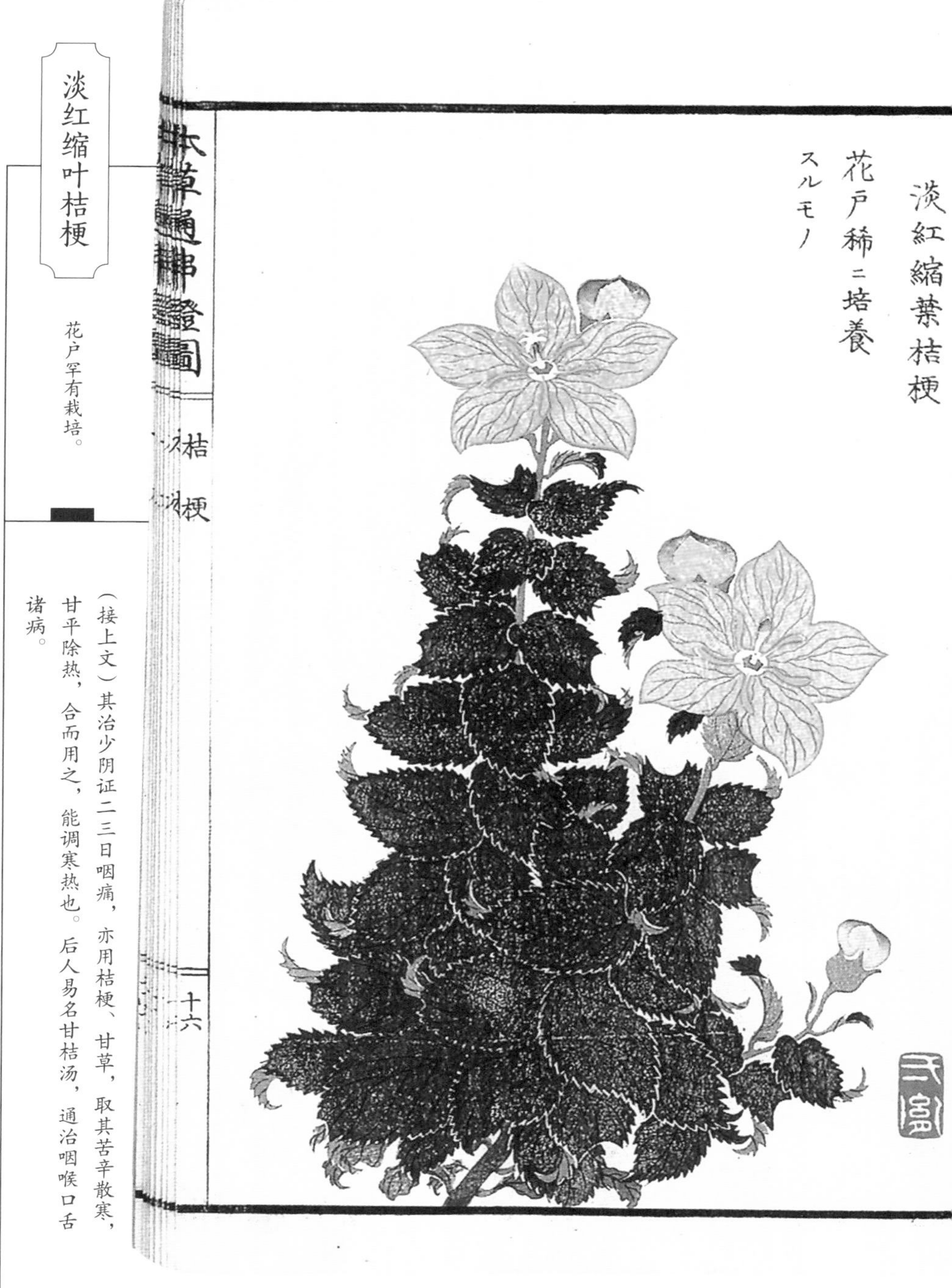

淡红缩叶桔梗

花户罕有栽培。

（接上文）其治少阴证二三日咽痛，亦用桔梗、甘草，取其苦辛散寒，甘平除热，合而用之，能调寒热也。后人易名甘桔汤，通治咽喉口舌诸病。

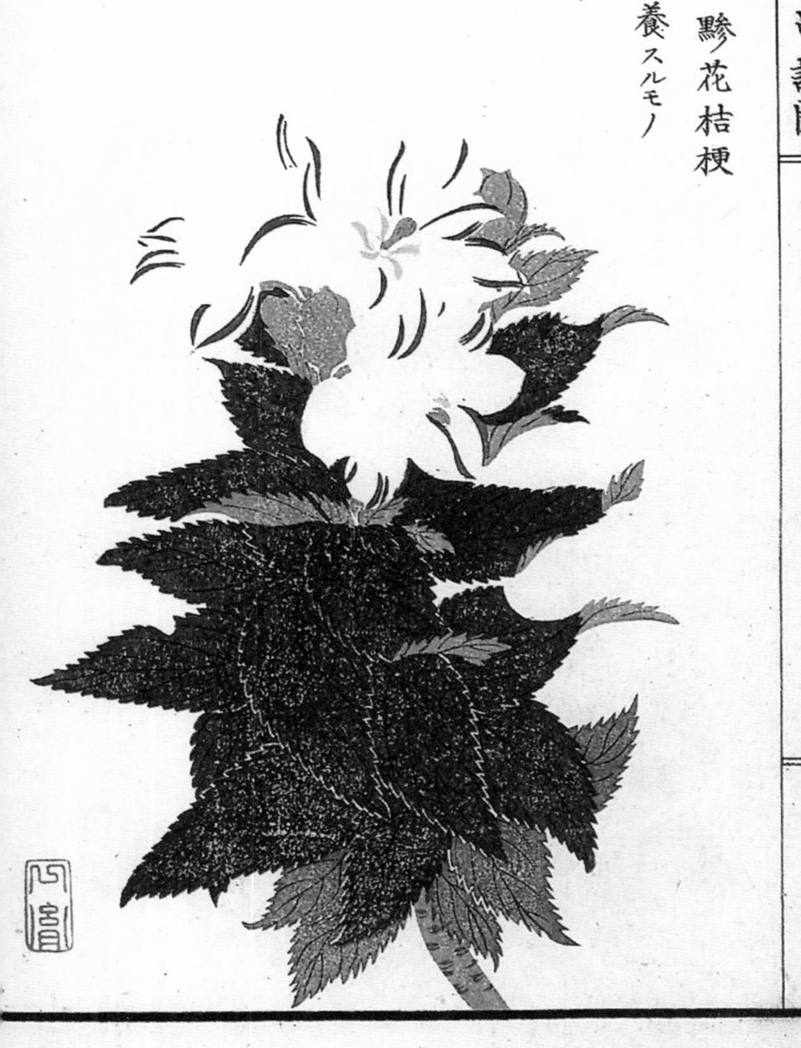

矮生黪花桔梗

见于花户栽培。

王好古《医垒元戎》载之颇详：云失音，加诃子；声不出，加半夏；上气，加陈皮；涎嗽，加知母、贝母；咳渴，加五味子；酒毒，加葛根；少气，加人参；呕，加半夏、生姜；唾脓血，加紫菀。

五月雨桔梗

产于越中立山，与《秘传花镜》『似棠棣叶而夏开花。』之说相吻合。

（接上文）肺痿，加阿胶；胸膈不利，加枳壳；心胸痞满，加枳实；目赤，加栀子、大黄；面肿，加茯苓；肤痛，加黄；发斑，加防风、荆芥；疫毒，加鼠粘子、大黄；不得眠，加栀子。

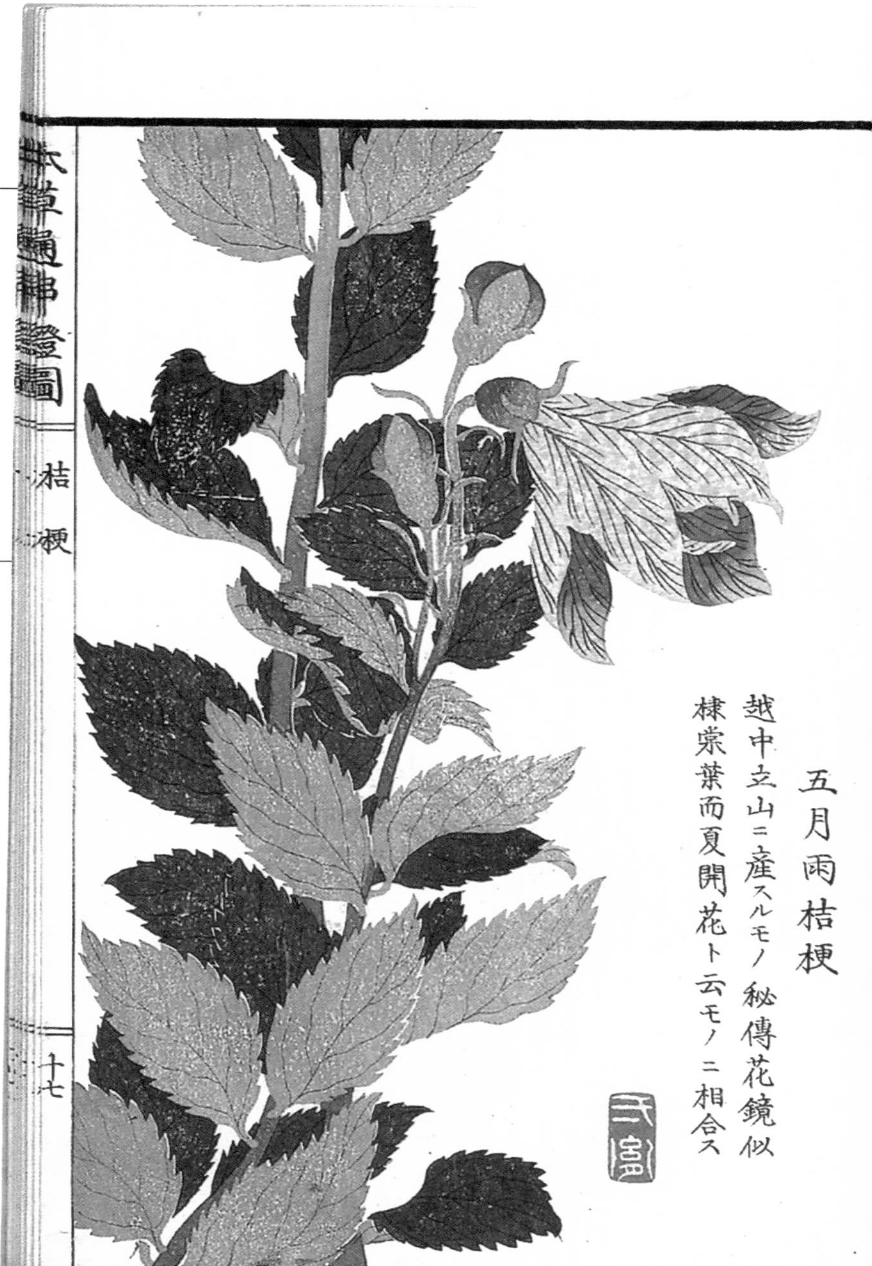

本草图谱

桔梗

十七

五月雨桔梗

越中立山ニ産スルモノ秘傳花鏡似棣棠葉而夏開花ト云モノニ相合ス

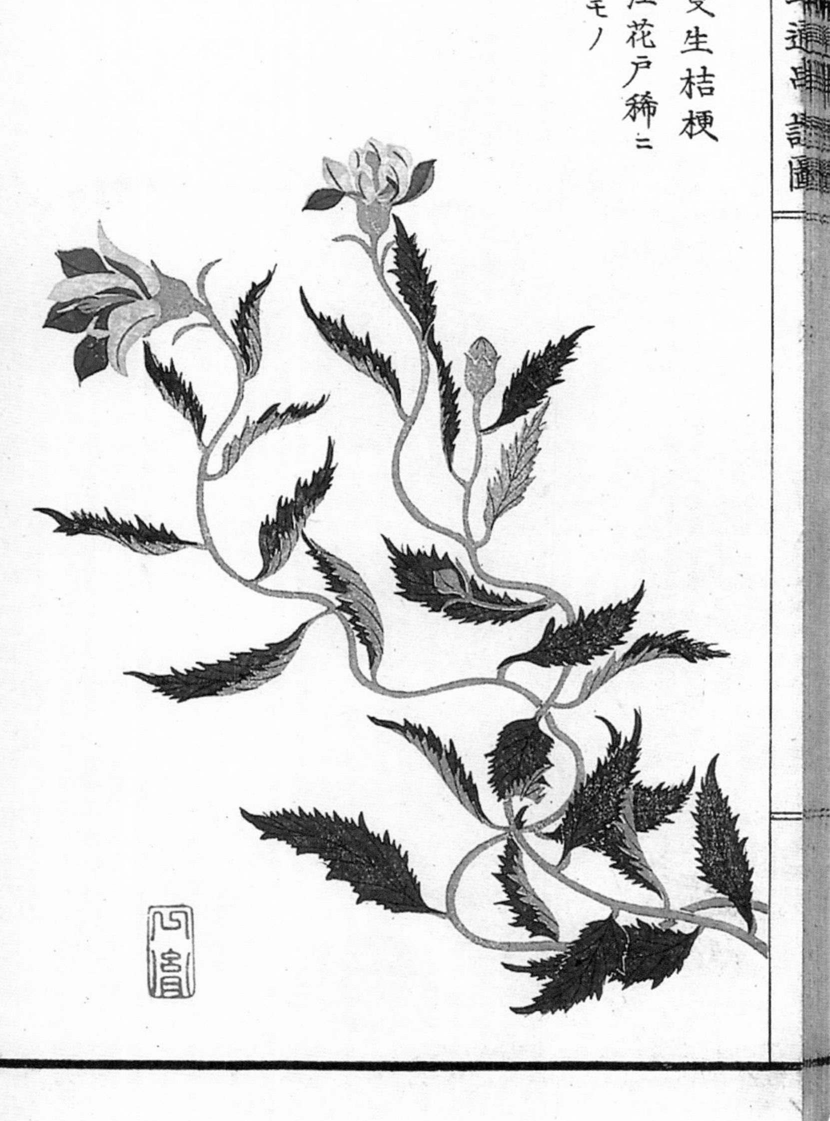

蔓生桔梗

罕见于武江花户。

桔梗花的传说来自朝鲜族一个凄美的爱情故事。相传，『桔梗』的朝鲜文叫作『道拉基』。在朝鲜族的民间传说中，道拉基是一位姑娘的名字。由于她家境贫苦，地主强抢她抵债。

金线钓葫芦

雏桔梗

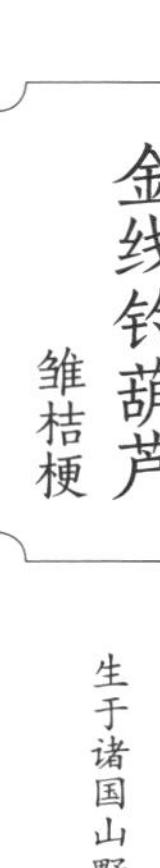

生于诸国山野。

（接上文）她的恋人愤怒地砍死地主，结果被关入监牢。姑娘悲痛而死，临终前要求葬在青年砍柴必经的山路上。第二年春天，她的坟上开出了一种紫色的小花，人们叫它『道拉基』。

本草圖譜　桔梗　十八

金線釣葫蘆 ヒナ桔梗

諸國山野ニ生スルモノ

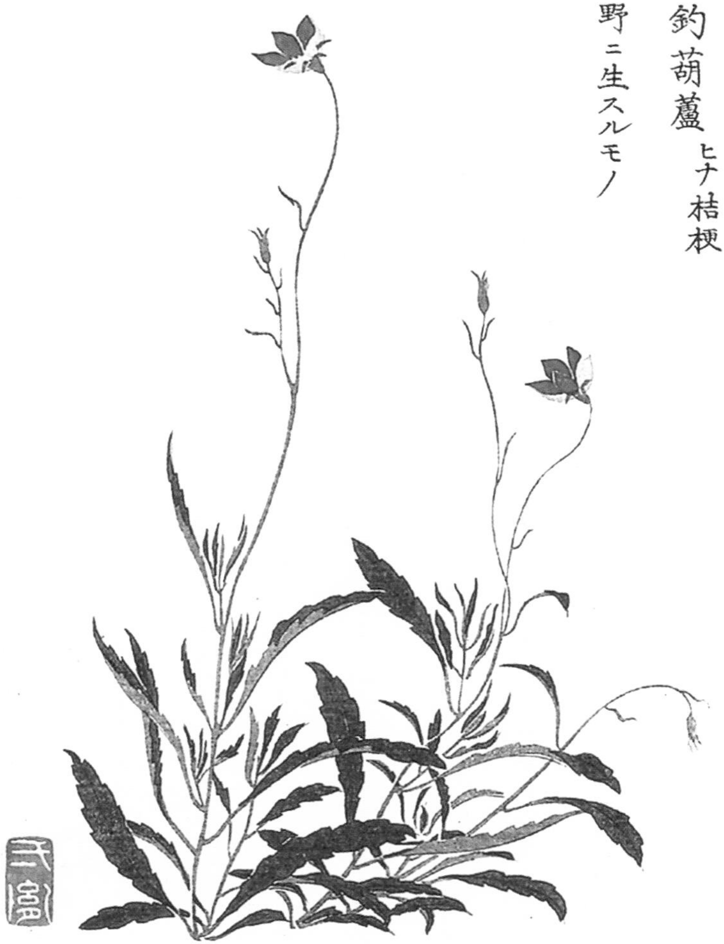

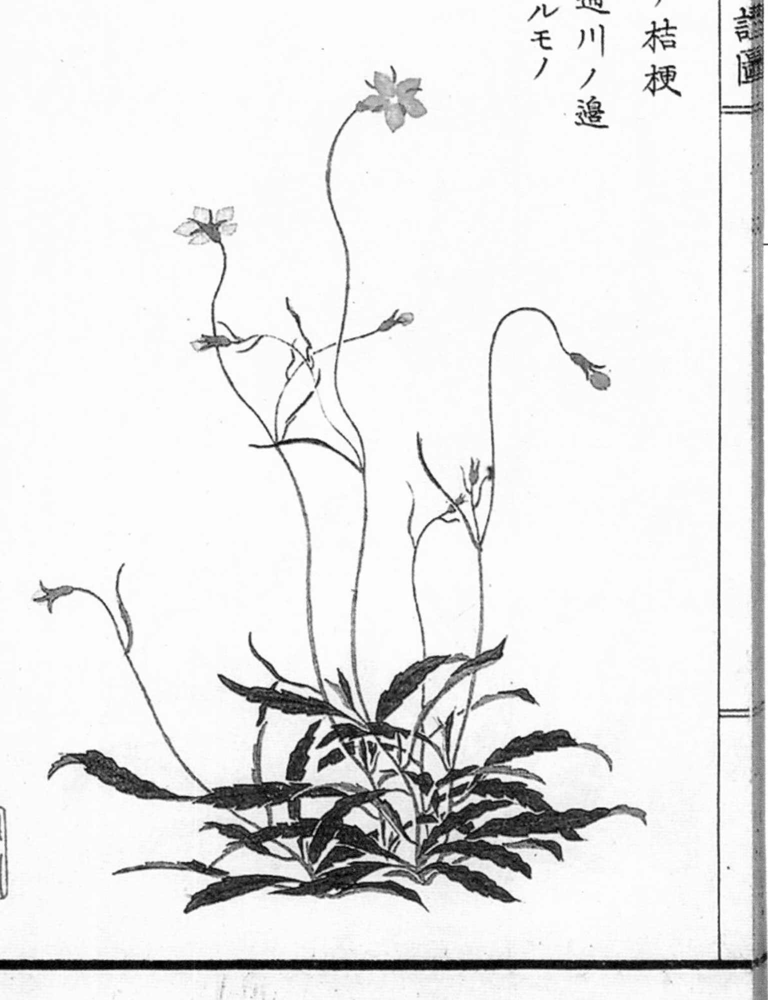
小葉ヒナ桔梗
越中神通川ノ邉
沙地ニ生スルモノ

小叶雏桔梗

生于越中神通川河畔沙地。

现代药理研究证明，桔梗富含的有效成分，具有消炎、解热、镇咳、祛痰、抗过敏、镇痛等多种疗效。不过，因桔梗有毒，且有溶血的作用，所以不能用于注射。

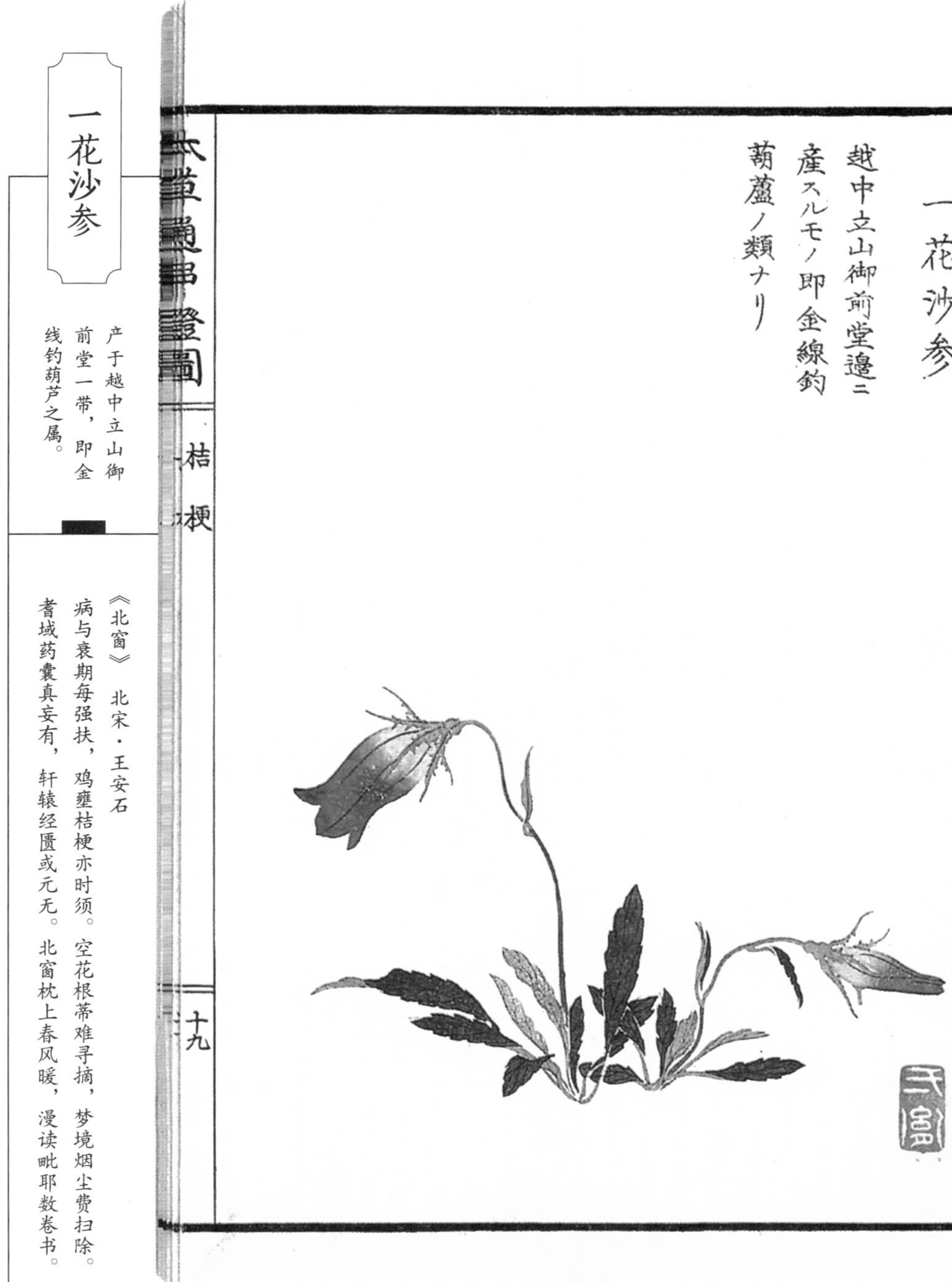

一花沙参

产于越中立山御前堂一带，即金线钓葫芦之属。

《北窗》 北宋·王安石

病与衰期每强扶，鸡壅桔梗亦时须。空花根蒂难寻摘，梦境烟尘费扫除。耆域药囊真妄有，轩辕经匮或元无。北窗枕上春风暖，漫读毗耶数卷书。

矮生黪沙参

产于越中立山御前堂一带，亦雏桔梗之属。

《春雪监中即事二首一》 北宋·晁补之

愁云欲雪纷来族，微霰铮鏦先入竹。舞空蛱蝶殊未下，迸瓦明珠正相逐。仆夫无事困薪苏，乌乌不鸣依室屋。肺病恶寒望劝酬，桔梗作汤良可沃。

本草通串証図

矮生黪沙参

越中立山御前堂辺ニ産スルモノ亦ヒナ桔梗ノ類ナリ

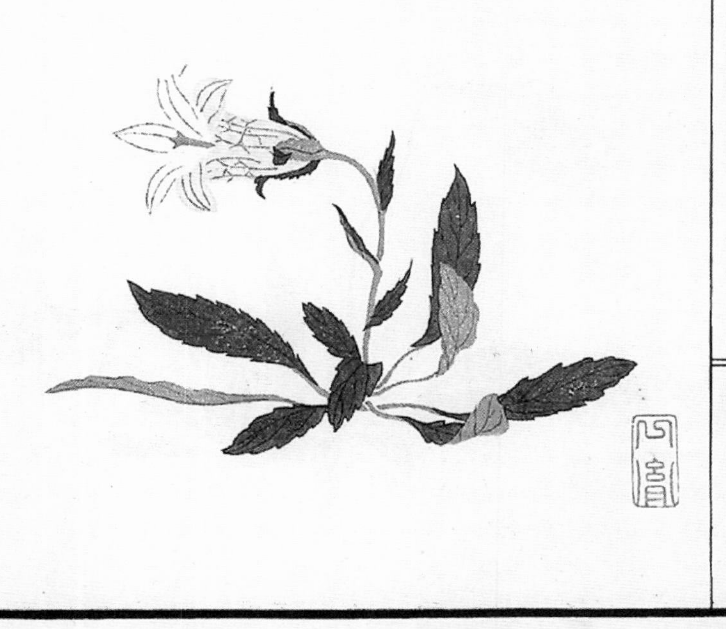

长松

松草

今年舶来者，与藏器『似松叶』之说相吻合。

《本草纲目》释名：仙茆。时珍曰：其叶如松，服之长年，功如松脂及仙茆，故有二名。长松生古松下，根色如荠苨，长三五寸。味甘微苦，类人参，清香可爱。

長松 マツクサ

近年舶來スルモノ藏器似松葉ト云說ニ合ス

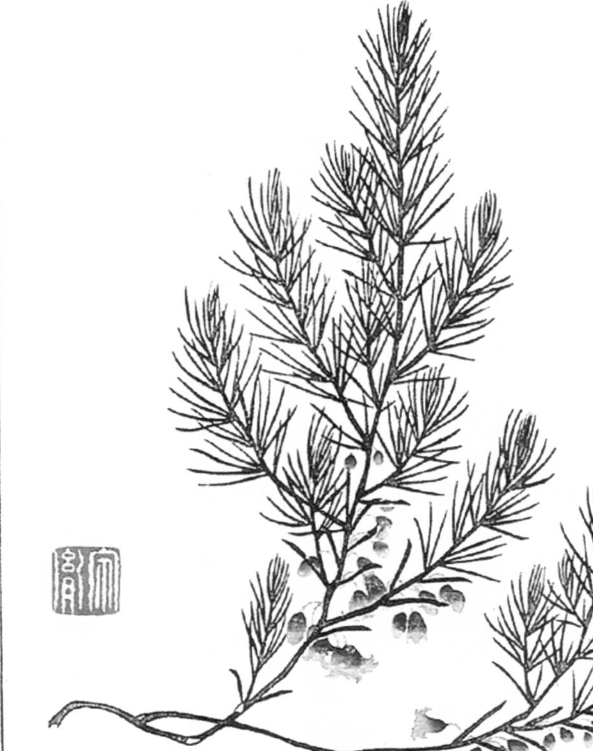

玉箒

武江花户栽培。

中文名为扫帚草，意为作扫帚的草。幼苗可做蔬菜；果实称『地肤子』，为常用中药。能清湿热，外用治皮肤癣。

玉ボウキ

武江花戸ニ培養スル者

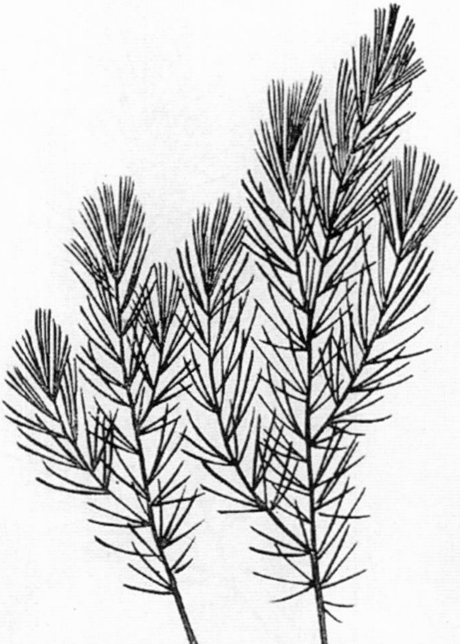

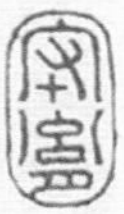

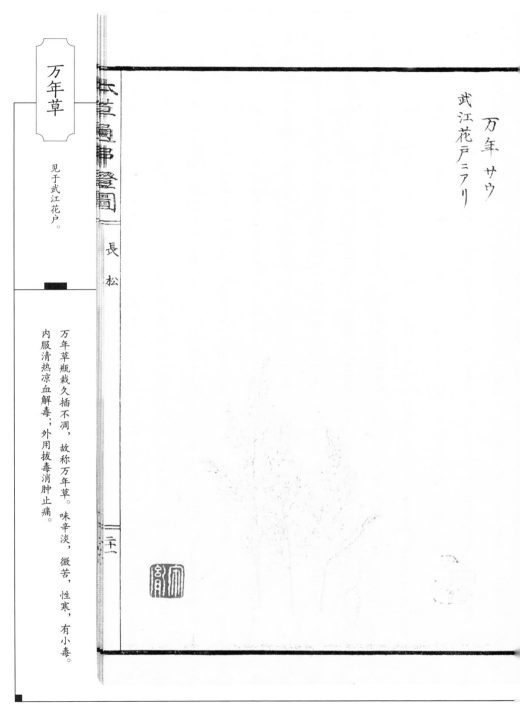

万年草

见于武江花户。

万年草瓶栽久插不凋，故称万年草。味辛淡，微苦，性寒，有小毒。内服清热凉血解毒；外用拔毒消肿止痛。

注：因年代久远，书中某些颜料已经变浅甚至褪色。为还原原著效果，我们亦如实呈现。

迎凉草

见于诸国花户。与《华夷草木考》『其色类碧而杆似苦竹。叶细如松』之说相似。

明代高濂在《遵生八笺》中写道：李国辅有一种草，叫『迎凉草』，这种草的茎像苦竹。夏天把这种草放在厅堂中，则凉风悠然而至。

迎凉草

諸國花戸ニアリ華夷草木考ニ其色類碧而幹似苦竹葉細如松ト云説ニ相近シ

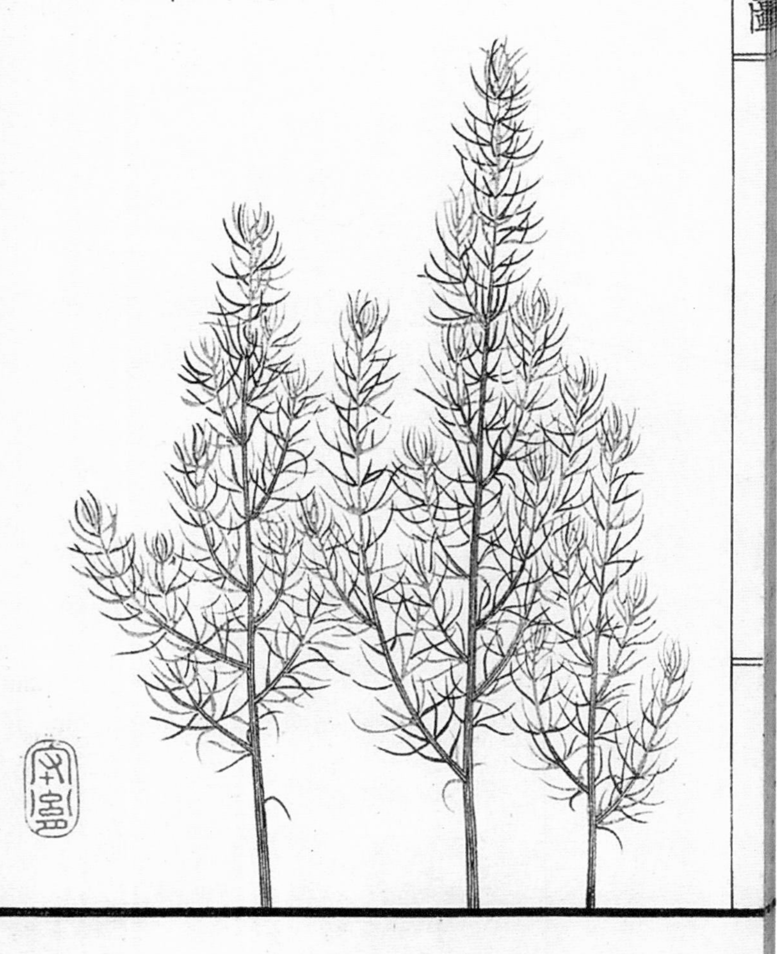

实成雉隐

见于武江花户。

《本草纲目》释名：颠勒、颠棘、天棘、万岁藤。《救荒本草》云：俗名万岁藤，又名娑罗树。其形与治肺之功颇同百部，故亦名百部也。

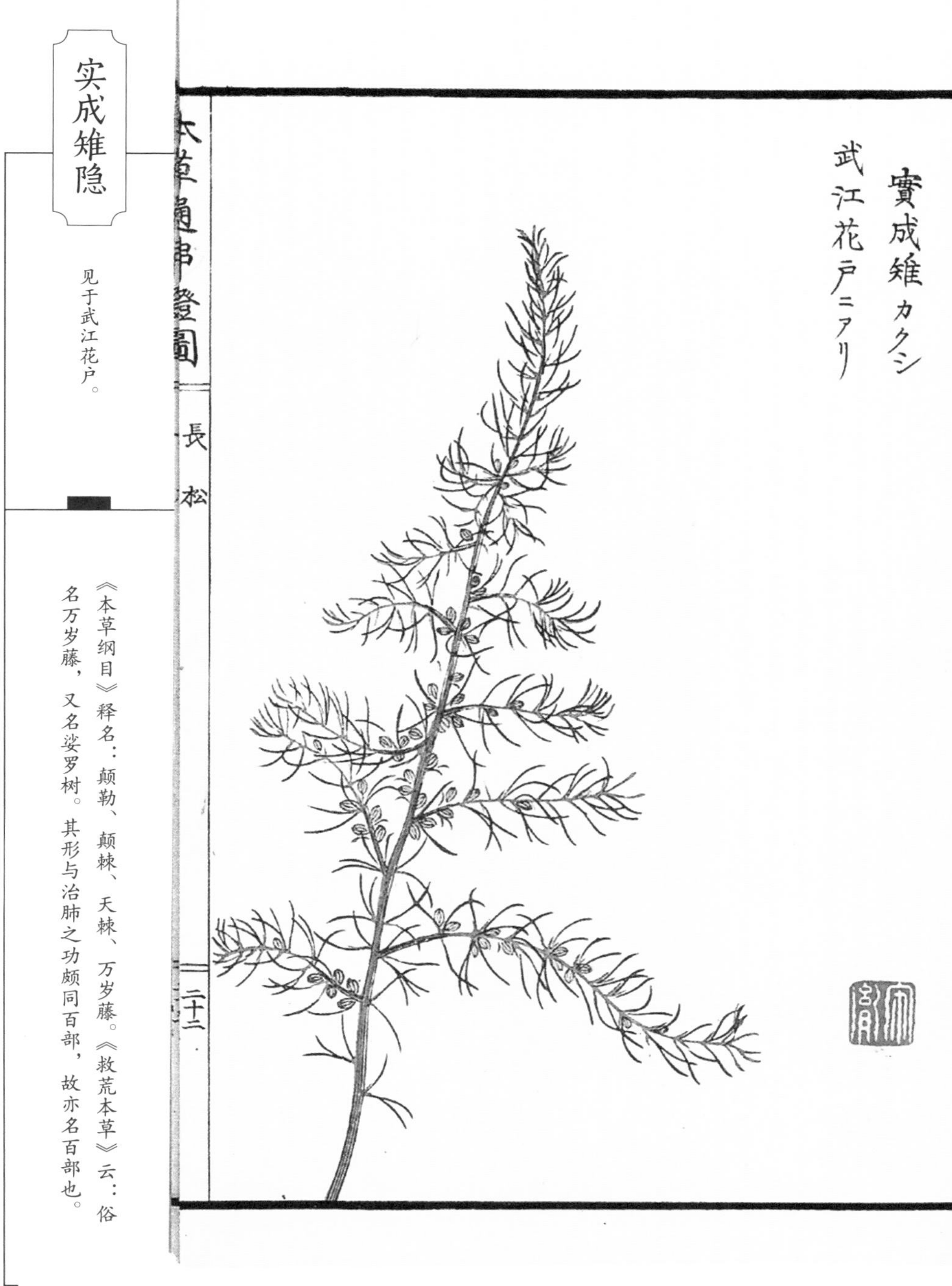

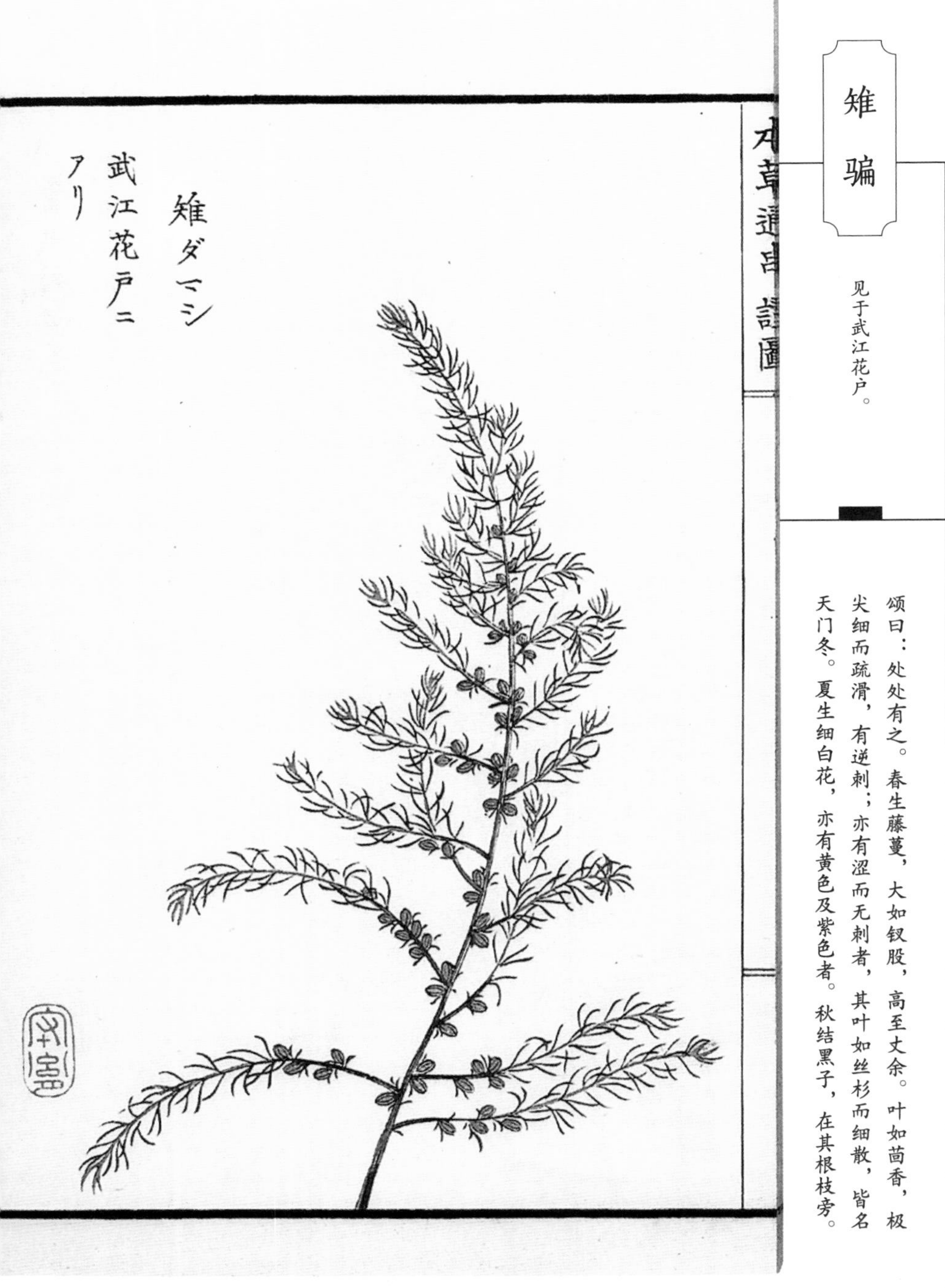

雉骗

见于武江花户。

颂曰：处处有之。春生藤蔓，大如钗股，高至丈余。叶如茴香，极尖细而疏滑，有逆刺；亦有涩而无刺者，其叶如丝杉而细散，皆名天门冬。夏生细白花，亦有黄色及紫色者。秋结黑子，在其根枝旁。

富山雉骗

越中处处人家皆有栽培。

《本草纲目》记载：味苦，性平，无毒。治肺热之功为多，专泄而不专收，寒多人禁服之。时珍曰：天门冬清金降火，益水之上源，故能下通肾气，入滋补方，合群药用之有效。

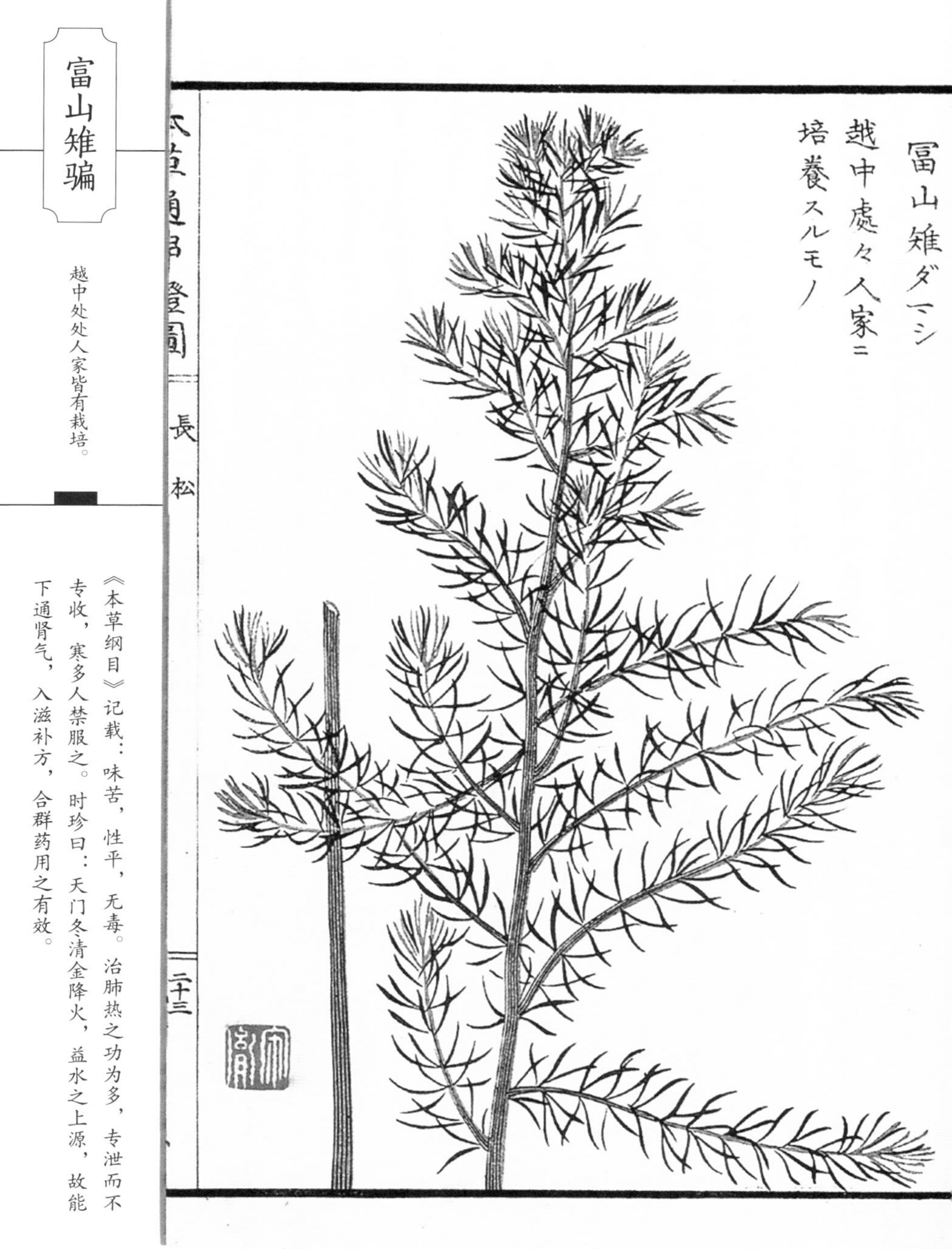

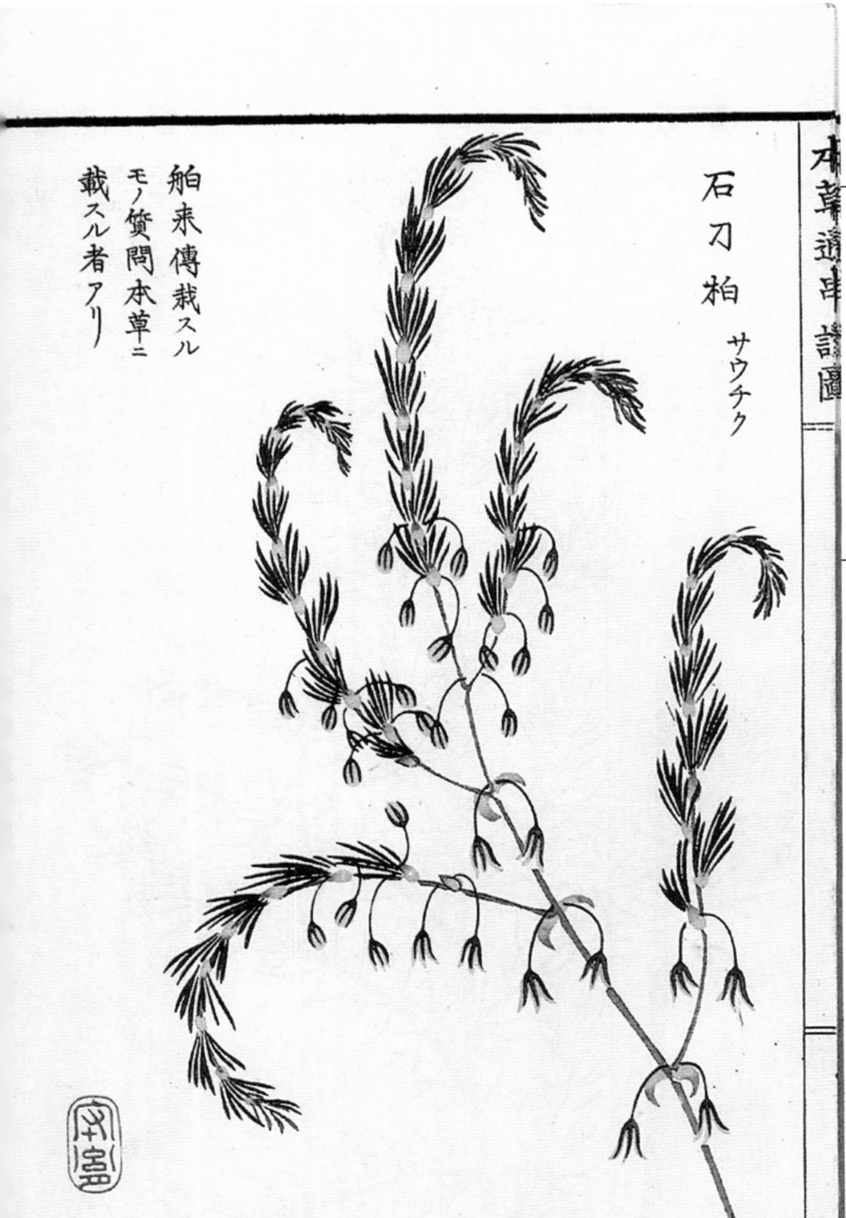

石刁柏

草竹

舶来栽培者，载于《质问本草》。*

味苦，微辛，性微温。具有清热利湿，活血散结之功效。外治皮肤疥癣及寄生虫。《本草图典》记载：石刁柏适量，捣烂绞汁，擦患处，可治疥癣。

石刁柏 サウチク

舶来傳栽スルモノ質問本草ニ載スル者アリ

本草図譜

* 注：《质问本草》原文为："春生苗夏开花，俗名石刁柏。不堪入药。"

长松

长松为松科松属植物偃松的枝叶。

分布于中国黑龙江、吉林等地。具有化痰止咳、平喘的功效，可以治疗慢性气管炎咳嗽、哮喘。

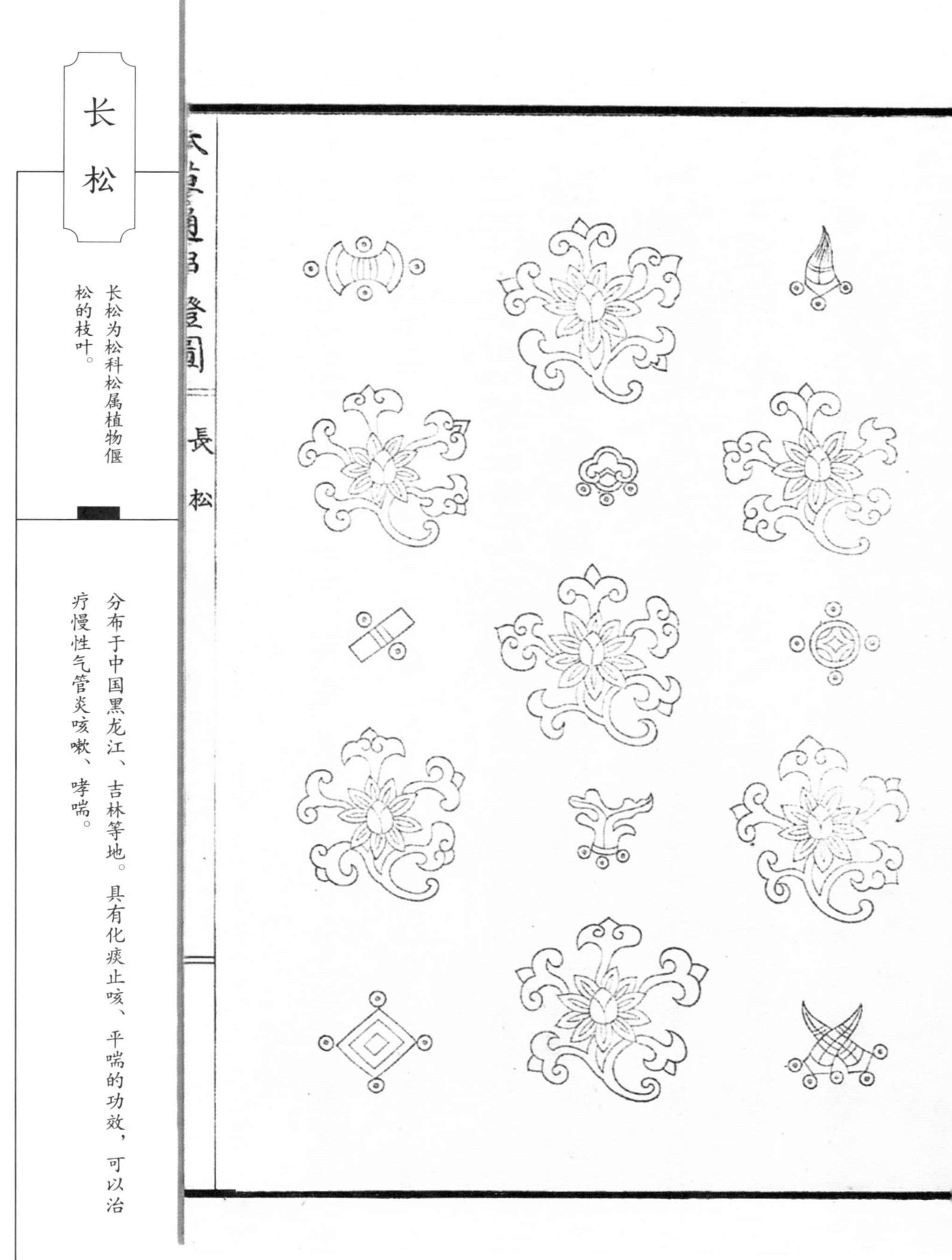

《列仙传》云：『白兔公服黄精而得仙。』此说乃以黄精为仙药之祖。

《抱朴子》云：『服其花胜其实，服其实胜其根，但花难多得。得其生花十斛，乾之才可得五六斗耳，而服之日可三合，非大有役力者不能辨也。服黄精仅十年，乃可大得其益耳。』

黄精萎蕤考

古来本草书中，黄精、萎蕤之说相混淆，而无定论。因此，今列举诸说，以示其异同。

《名医别录》云：『黄精，味甘，平，无毒。主补中益气，除风湿，安五脏。久服轻身、延年、不饥。』未解说其形状，此乃黄精之首述。《列仙传》(中国首部神仙人物传记，西汉刘向著)云：『白兔公服黄精而得仙。』此说乃以黄精为仙药之祖。其『仙药』之说，《抱朴子》云：『服其花胜其实，服其实胜其根，但花难多得。得其生花十斛，乾之才可得五六斗耳，而服之日可三合，非大有役力者不能辨也。服黄精仅十年，乃可大得其益耳。』仙药说流传于后世，见《博物志》(西晋张华著)云：『黄帝问天姥曰：「天地所生，岂有食之令人不死者乎？」天姥曰：「太阳之草名黄精，饵食之可以长生。」』弘景《本草经集注》云：『俗方无用此，而为《仙经》所贵。根、叶、花、实，皆可饵服，酒散随宜，具在断谷方中。』此说也颇类仙药之说。《食疗本草》(唐孟诜著)《蜀本草》中，皆有据此说者。《稽神录》(北宋徐铉著)临川士人之婢服黄精之说，更彰仙药之功，而附会妄诞之说。此外，见《备急本草》《本草图经》《本草蒙筌》《本草纲目》皆拘泥于仙药之说，而尊崇黄精之用。《五符经》(原名《灵宝五符经》，南北朝道家经典)云：『黄精获天地之醇精。』后世诸书也有『黄上等』之说。《神仙传》有：尹轨、王烈数百岁；

《福地记》有：西岳佐命；韦应物称灵药；张伯雨赏灵药。皆因袭天仙灵药之说。凡汉人，有动辄尊信仙药之癖。不明其功能形状，独因神仙之言，而尊之为灵药以传记之，使后人疑惑不解矣。正道医学，乃济世救人之仁术直法，岂可擅用方士戏言哉。

黄精仙药，闲说也，吾不取也。《广雅》云：『黄精叶色似小黄也。』此乃黄精形状之首述。《炮炙论》云：『黄精叶似竹叶。』此乃竹叶喻之祖。弘景《本草经集注》中云：『一枝多叶，叶状似竹而短。根似葳蕤。葳蕤根如荻根及菖蒲，概节而平直；黄精根如鬼臼、黄连，大而不平。虽燥，并柔软有脂润。』言黄精之叶，短于竹叶。其根肥大如鬼臼，块节累累攒簇如黄连，又似姜根，圆块团簇。《新修本草》云：『黄精，肥地生者，即大如拳；薄地生者，犹如拇指。今以鬼臼、黄连为比，殊无仿佛。』弘景以鬼臼、黄连比喻其根，盖肥地生之大如拳者。《神农本草经》云：『女萎，一名左眄，一名玉竹。味辛，生川谷，久服，轻身，能老。生太山。』此乃如今萎蕤、玉竹之说之祖，且《神农本草经》有女萎、无黄精可考。《吴普本草》云：『委萎，一名葳蕤，一名玉马，一名地节，一名虫蝉，一名乌萎，一名荧，一名玉竹。』则为女萎、萎蕤本为一物之证据。《本草纲目》云：『此草根长多须，如冠缨下垂之而有威仪，故以名之。』此说欲解萎蕤根之形状，不甚妥当。依余之见，女萎、萎蕤，乃喻其花如冠缨下垂而有威严之貌。故而《说文》(原文出自《古今韵会》，《说文》为其本)云：『蕤，草木华垂貌。』女萎，则指花

黄精葳蕤考

《广雅》云：『黄精叶色似小黄也。』此乃黄精形状之首述。

《本草经集注》云：『一枝多叶，叶状似竹而短。根似葳蕤。葳蕤根如荻根及菖蒲，概节而平直；黄精根如鬼臼、黄连，大而不平。虽燥，并柔软有脂润。』言黄精之叶，短于竹叶。

黄精葳蕤考

萎蕤、黄精，原是同属，仅有小异。

近来，有拘泥于仙药之说者，欲删萎蕤，而仅立黄精之条目，盖谬论之枝流而。而以根分辨黄精、萎蕤，可知时珍亦不甚明了矣。

之貌状似妇人冠缨。而玉马，则指帝王之御马饰以垂玉，恰似垂缨。萎蕤，言其象有威仪、仪式之冠缨，皆用之以形容其花之貌。而根之细须，仅下垂而已，并无冠缨之威仪，故而若以根长多须命名，则有失妥当。

综上所述，萎蕤、黄精，原是同属，仅有小异。强作分别，则以黄精为仙药而尊崇，而定萎蕤为凡药者。由是，根块肥大者，附会为仙药而尊崇，如荻根细条者，则推为凡庸之萎蕤，大抵推论如是，可矣。近来，有拘泥于仙药之说者，欲删萎蕤，而仅立黄精之条目，盖谬论之枝流而。而以根分辨黄精、萎蕤，可知时珍亦不甚明了矣。《本草纲目》黄精条目下『其根，横行状如葳』，而萎蕤条目下『其根横生似黄精』，究竟以何据辨之。《本草新编》(清陈士铎著)云：『或疑葳蕤为黄精之别种，黄精功用甚缓，宜葳蕤之功久缓，先生删黄精，取葳蕤，又谓之何？夫葳蕤实与黄精相同，删黄精而不删葳蕤者，取其治痿废之症，宜于缓图而得效，为不同于黄精也。』此说甚为妥当。依余之见，定萎蕤为本种，而黄精为其下之类别，如此甚善。又有说，因其叶、茎正对而生者为上品，曰正精；其茎叶互生者等而下之，为偏精。凡事，以正为善，以偏为恶。然草木茎叶之天性，对生者有之，互生者亦有之，缘何仅以其对生、互生之别，而分之为善恶者？不可也。草木茎叶多为互生者皆有偏曲，以之辨功能俱在，殊无义也。

苏敬《新修本草》云：『黄精叶似柳及龙胆、徐长卿辈而坚。』谓黄精叶之坚实状。钩吻之叶软弱，此说意在区别黄精钩吻之叶，然细叶黄精、小叶黄精，亦与此说相合。藏器《本草拾遗》云：『黄精叶偏生不对者，名偏精，功用不如正精，正精叶对生。』此乃正精、偏精别之始。《救荒本草》云：『叶似竹叶，或两叶三叶四叶五叶，俱皆对节而生。』此说，谓正精也。又见《救荒本草》云：『茎光泽者谓之太阳之草，名曰黄精。』此处非旨在言明黄精之茎，有光泽，而意在比之于钩吻，茎稍光泽，与太阴之草相对比。弘景注：『其叶乃与钩吻相似，惟茎不紫，花不黄。』由此可见，与钩吻相反，黄精乃紫茎黄花，明矣。苏颂《本草图经》谓正精云：『叶如竹叶而短，两两相对；茎梗柔脆，颇似桃枝，本黄末赤。四月开细青白花，如小豆花状，子白如黍。』本黄末赤，即根茎为黄色，而末梢为紫赤色。青白花，如小豆状，则谓小花黄精。又有子如白黍一句，则知其与鹿药相混淆。勿论往古，萎蕤鹿药同种考据，见后文。

贝原益轩《大和本草》（即《大倭本草》）云：『黄精，叶有尖，而葳蕤叶如匕首也。』此萎蕤，多见。而黄精、萎蕤之根、叶，未必皆为两样。谨按黄精萎蕤，当通用。小野兰山《本草纲目启蒙》云：『竹叶黄精，五月叶间开花，茎圆柱形，其茎末分五瓣，花开若沙参花也，无蒂。』其『茎末分五瓣』，恐误字耳，盖黄精类，皆六瓣。

黄精葳蕤考

苏敬《新修本草》云：『黄精叶似柳及龙胆、徐长卿辈而坚。』

藏器《本草拾遗》云：『黄精叶偏生不对者，名偏精，功用不如正精，正精叶对生。』此乃正精、偏精别之始。《救荒本草》云：『叶似竹叶，或两叶三叶四叶五叶，俱皆对节而生。』此说，谓正精也。

黄精葳蕤考

黄精、葳蕤古作两说，今则改为同种者，难矣。

《神农本草经》中，记有女萎，即今之萎蕤。又蔓草中，有名为女萎者，乃牡丹蔓。其花如铃铎下垂，故而名之曰女萎。因其同名，本草诸书中葳蕤、牡丹蔓相混淆，无一定论。

综上所述，萎蕤、黄精原是同物，只因种属饶多，故古人疑惑，以为别物。其原委且如前所述。然，古作两说，今则改为同种者，难矣。故而，欲辨之，则黄精乃藏器《本草拾遗》所云『正精』也，其形叶茎花根，皆黄精萎蕤所共有之特征，无据可辨，唯正精之叶细长如竹叶，且叶上有叶脉三纵道。因此，叶上有三叶脉者为黄精，而叶上有五叶脉者，多为萎蕤。若一时见之（黄精、萎蕤），无据可辨，则可以此以辨黄精萎蕤。故而此书中，所举之例，以旧时黄精作萎蕤、萎蕤作黄精，观书者无须惧也。

《神农本草经》中，记有女萎，即今之萎蕤。又蔓草中，有名为女萎者，乃牡丹蔓。其花如铃铎下垂，故而名之曰女萎。因其同名，本草诸书中葳蕤、牡丹蔓相混淆，无一定论。《新修本草》：『女萎功用及苗蔓与葳蕤全别，列在中品。』是以，萎蕤之女萎，与蔓生之女萎，仍有别。

《太平御览》《神农本草经》云：『女萎，一名左眄，一名玉竹。』此处，始以萎蕤作玉竹称也。其他诸书，如《名医别录》《吴普本草》等，皆云玉竹，盖萎蕤与竹之叶茎相类，遂誉为玉竹。《吴普本草》云：『叶青相值如姜。』云萎蕤叶如姜叶，互生也。《魏志·樊阿传》云：『青黏，一名黄芝，一名地节。此即萎蕤也。』此乃以萎蕤作青黏之祖。然此说亦与仙药说有关，『华佗入山，见仙人，所服以告樊阿，服之寿百岁也。』此说难为正说，《本草拾遗》亦用此说。苏颂《本草图经》：『陈藏器以青黏即萎蕤，

黄精葳蕤考

女萎牡丹草，与《神农本草经》之女萎，应为二物。

本草诸书所见之女萎，定义未确凿。女萎，本为萎蕤，并无女萎之说。苏敬始用女萎代指同名异物之牡丹草，牡丹草当为白头翁之属，而非女萎。

世无识者未敢以为信然。』并未解说青黏之义。《尔雅》：『荧，委萎。』郭璞注：『药草也，叶似竹，大者如箭竿，有节。叶狭而长，表白里青，根大如指，长一二尺，可啖。』此与萎蕤相似者，虽有节，表白里青，根大如指，且长一二尺，则应为万寿竹，即子墨竹。雷敩《炮炙论》云：『葳蕤节上有毛，茎斑，叶尖处有小黄点。』所指应为鼠竹。

女萎牡丹草，与《神农本草经》之女萎，应为二物。本草诸书所见之女萎，定义未确凿。《本草均衡》中尝辨其功用。女萎，本为萎蕤，并无女萎之说。苏敬始用女萎代指同名异物之牡丹草，牡丹草当为白头翁之属，而非女萎。但因牡丹草其花，形若小玲下垂，故而附会萎蕤之意，而名之曰女萎。因此，今《本草纲目》蔓草之女萎牡丹草，其功用附会女菀之后，女萎牡丹草之说为诸家妄用，遂与女萎葳蕤并称二种女萎，其说纷乱而不可取。故陈列二者之主治如下，以示其异同。

女菀，气味辛温，无毒。主治风寒洗洗，霍乱泄痢，肠鸣上下无常处，惊痫寒热百疾。疗肺伤咳逆出汗。女萎：气味辛温，无毒。主治风寒洒洒，霍乱泄痢肠鸣，游气上下无常，惊痫寒热百病，出汗。

女菀之主治，尽数附会与女萎，而另起一条目，岂能明矣。而苏敬之女萎说：『今太常谬以为白头翁者是也。』反为误解之说。

黄精叶钩吻

《炮炙论》云：『凡使，勿用钩吻，真似黄精，只是叶有毛钩子二个，是别认处。若误服，害人。』据此说，古今异论者多矣。其中，当之以锅破草之说，虽未妥当，但钩吻『叶有毛钩子』之说亦见于《证类本草》，盖与牛尾菜相近。

弘景《本草经集注》：『黄精其叶乃与钩吻相似，惟茎不紫不黄而人多惑之。』由此可推论，钩吻乃紫茎黄花者。

《新修本草》云：『钩吻蔓生，叶如柿叶，殊非此类。』此乃钩吻叶如柿叶之说。

《本草拾遗》按：『钩吻即野葛之别名，若将野葛比黄精，则二物殊不相似，不知陶公凭何此误说。』而诸家均于此说相同，以雷公所说似黄精之钩吻，为他物耳。

黄精叶钩吻

《炮炙论》云：『凡使，勿用钩吻。若误服，害人。』

弘景《本草经集注》：『黄精其叶乃与钩吻相似，惟茎不紫不黄而人多惑之。』由此可推论，钩吻乃紫茎黄花者。

正精

舶来传栽，与《本草拾遗》之『正精』相吻合。

《本草纲目》释名：黄芝、戊己芝、菟竹、鹿竹、垂珠、米铺、仙人余粮。时珍曰：黄精为服食要药，故《别录》列于草部之首，仙家以为芝草之类，以其得坤土之精粹，故谓之黄精。

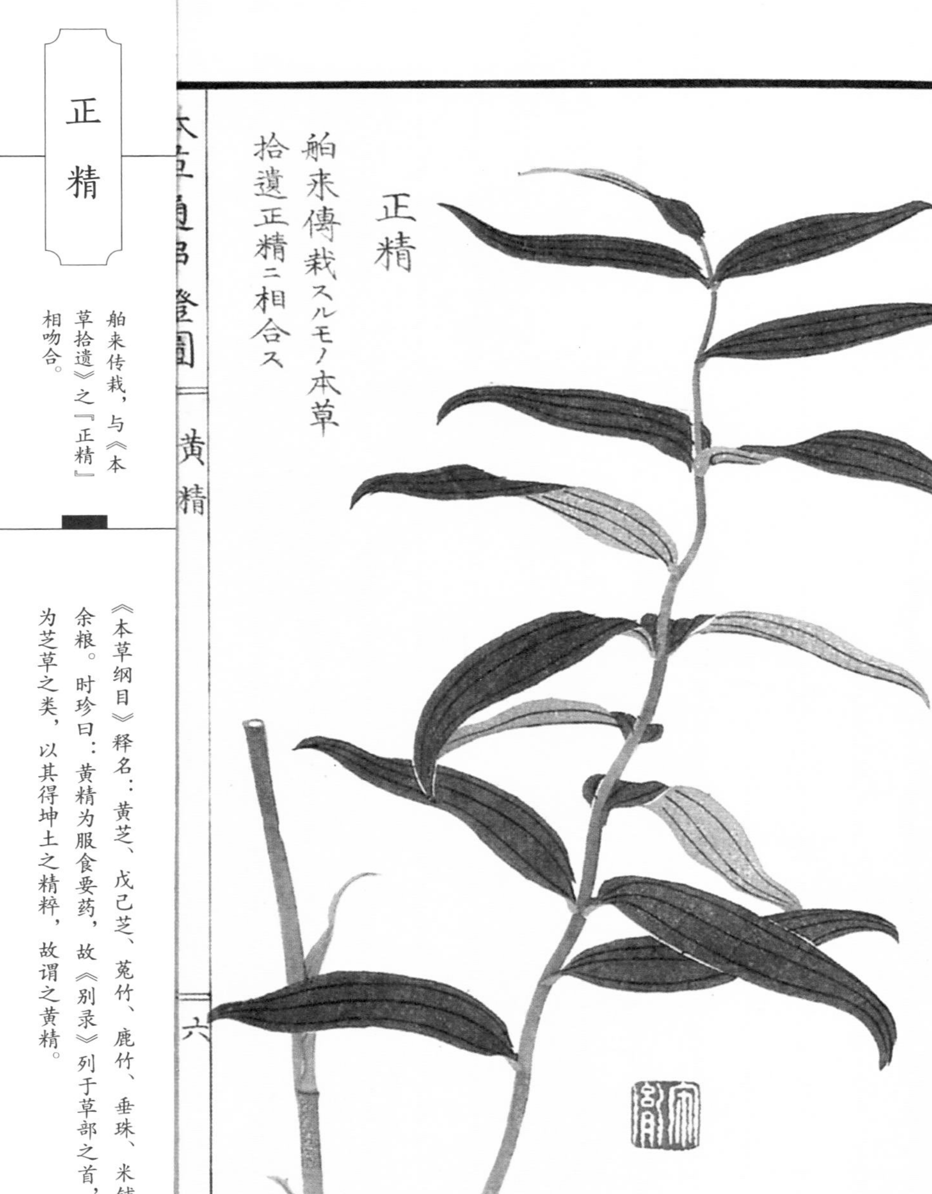

黄精
六
正精
舶来傳栽スルモノ本草
拾遺正精ニ相合ス

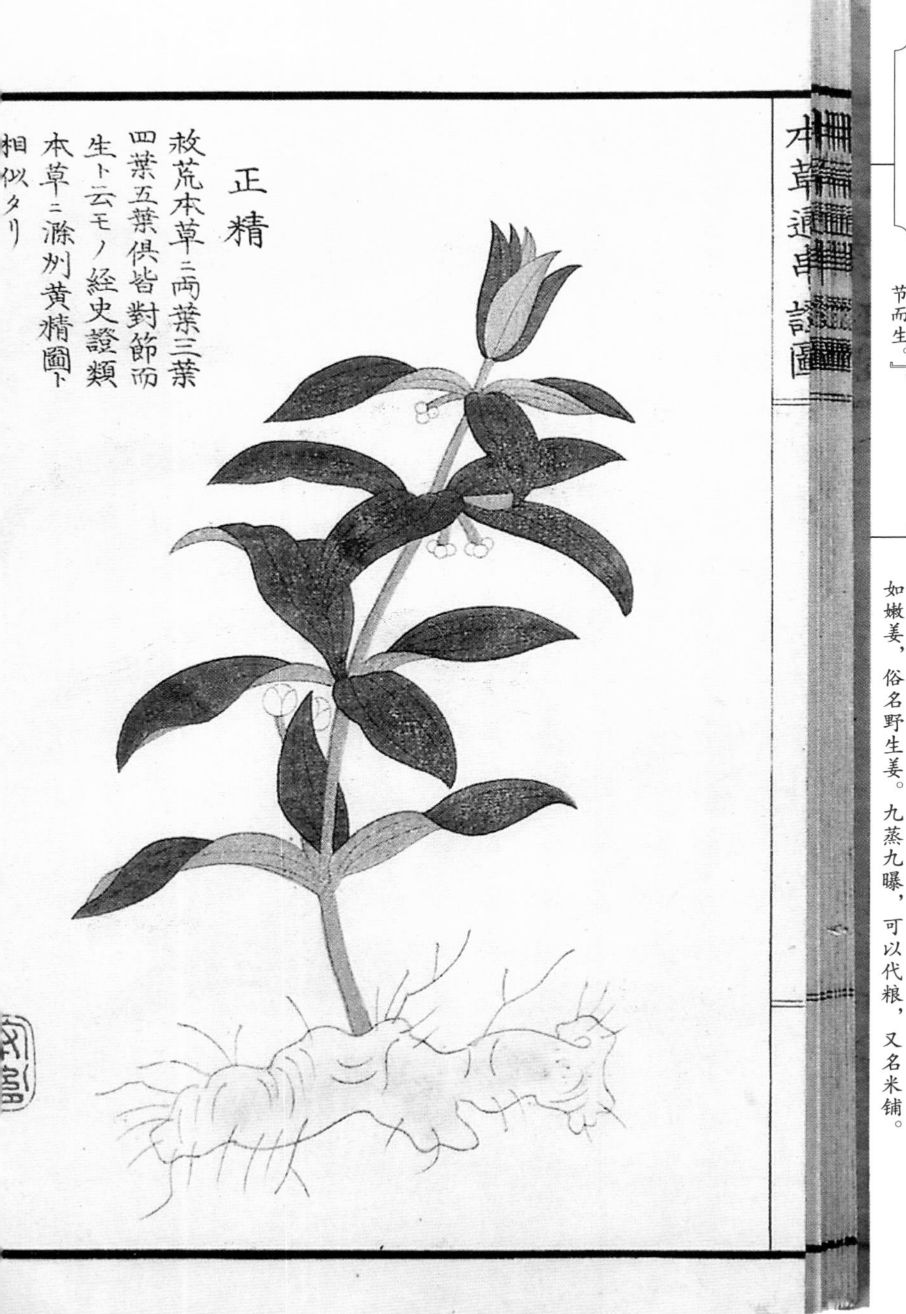

本草通串證圖
正精
救荒本草ニ両葉三葉
四葉五葉倶皆對節而
生ト云モノ経史證類
本草ニ滁州黄精圖ト
相似タリ

正精

《救荒本草》云：『两叶三叶四叶五叶俱对节而生。』*

颂曰：隋时羊公服黄精法云：『黄精是芝草之精也，一名葳蕤，一名白芨，一名仙人余粮，一名苟格，一名马箭，一名垂珠，一名菟竹。』嘉谟曰：根如嫩姜，俗名野生姜。九蒸九曝，可以代粮，又名米铺。

*注:（接上文）与《证类本草》之滁州黄精图相似。

竹叶黄精

产于越中富山城中，与《炮炙论》之竹叶说相似。*

《五符经》云：黄精获天地之淳精，故名为戊己芝，是此义也。余粮、救穷，以功名也；鹿竹、菟竹，因叶似竹，而鹿兔食之也。垂珠，以子形也。陈氏《本草拾遗》救荒草即此也，今并为一。

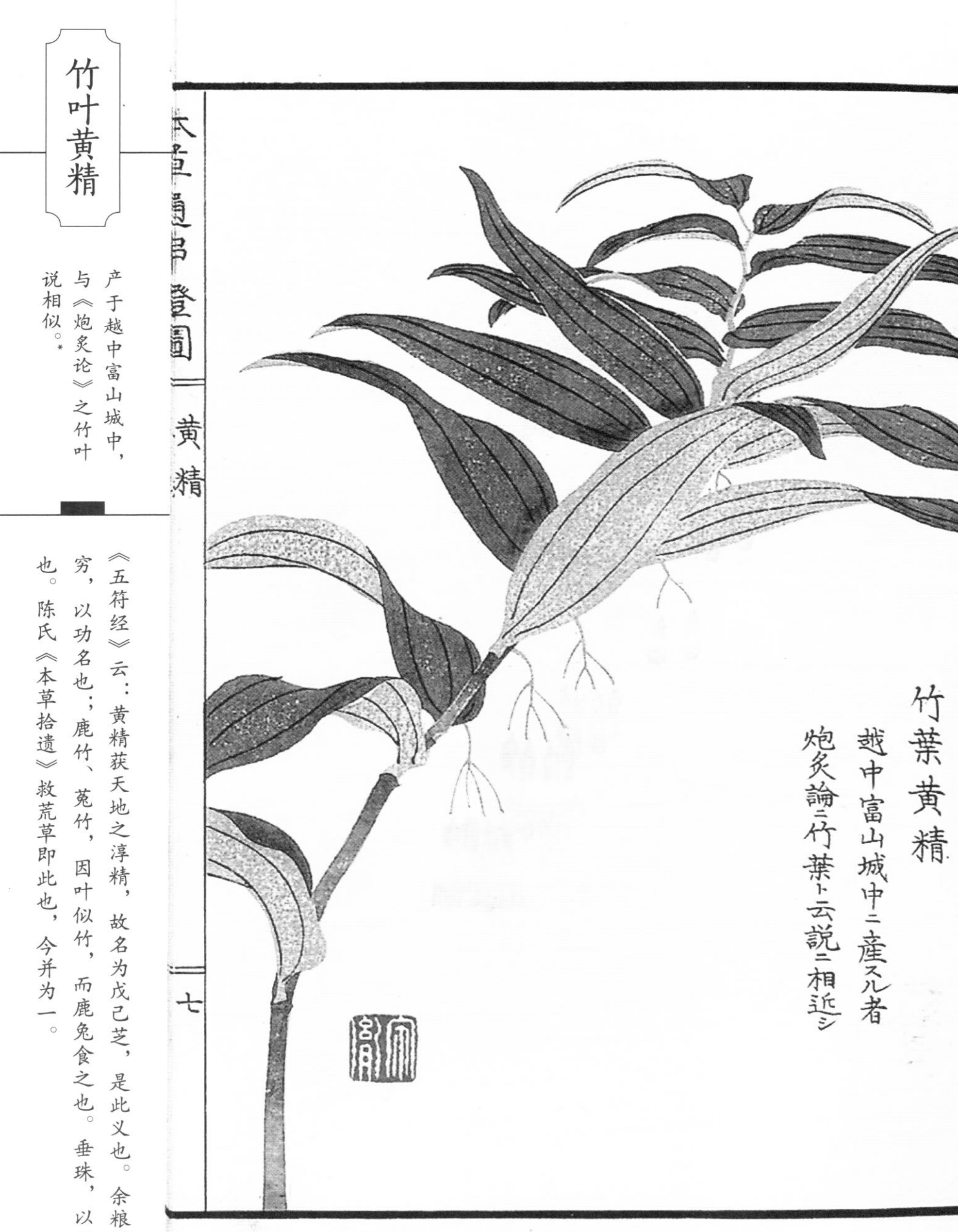

黄精
七
竹葉黄精
越中富山城中ニ產スル者
炮炙論ニ竹葉ト云說ニ相近シ

* 注：《雷公炮炙论》原文为："黄精叶似竹叶也。"

青茎黄精

产于越中妇负郡下之茗一带，叶似竹叶，青茎，其梢微曲。

弘景曰：根、叶、花、实，皆可饵服，酒散随宜，具在断谷方中。其叶乃与钩吻相似，惟茎不紫、花不黄为异，而人多惑之。其类乃殊，遂致死生之反，亦为奇事。

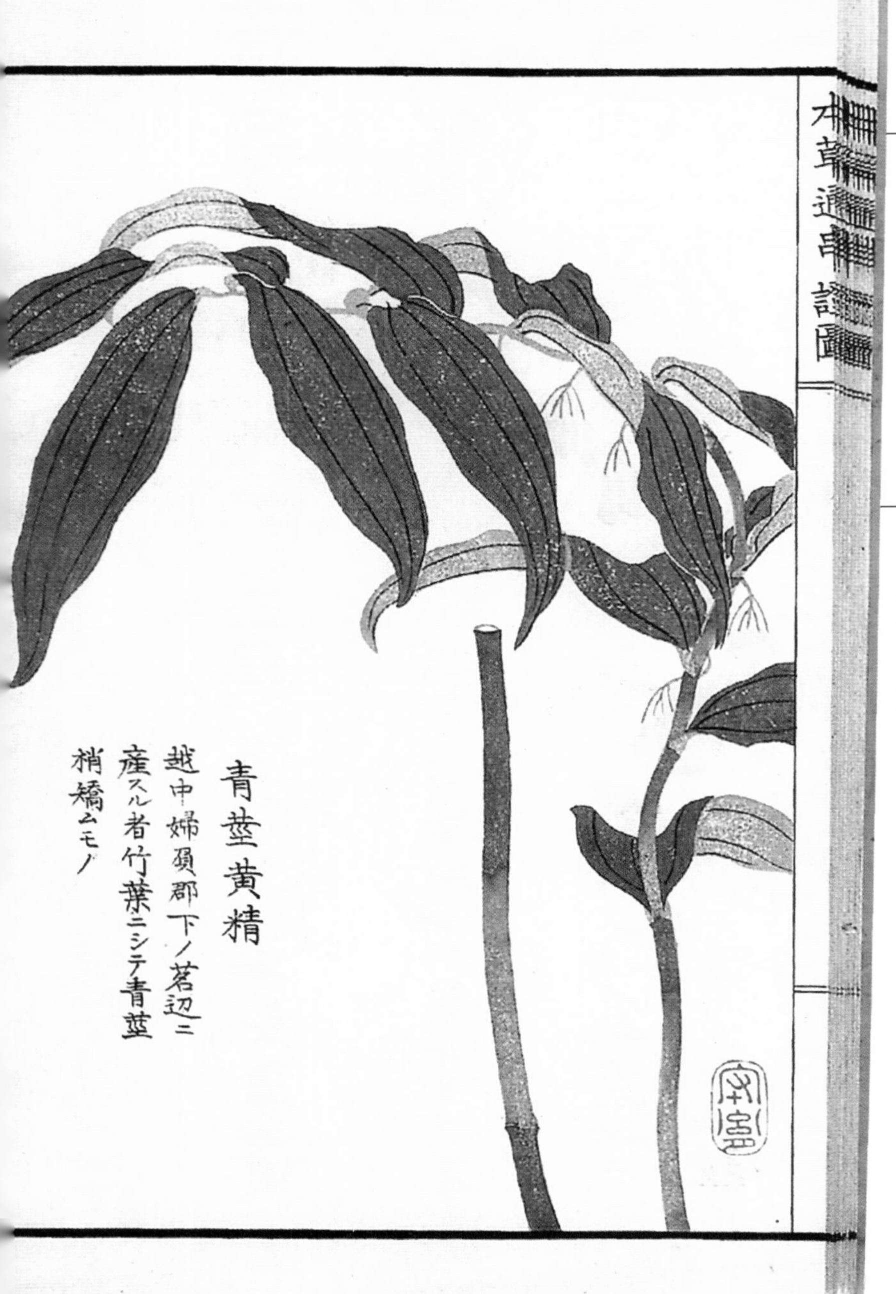

本草通串證圖
青莖黄精
越中婦負郡下ノ茗辺ニ
產スル者竹葉ニシテ青莖
梢矯ムモノ

紫茎黄精

产于越中妇负郡下之茗一带，叶似竹叶，而其梢微曲。

颂曰：黄精南北皆有，以嵩山、茅山者为佳。茎梗柔脆，颇似桃枝，本黄末赤。四月开细青白花，状如小豆花。结子白如黍粒，亦有无子者。根如嫩生姜而黄色，二月采根，蒸过曝干用。

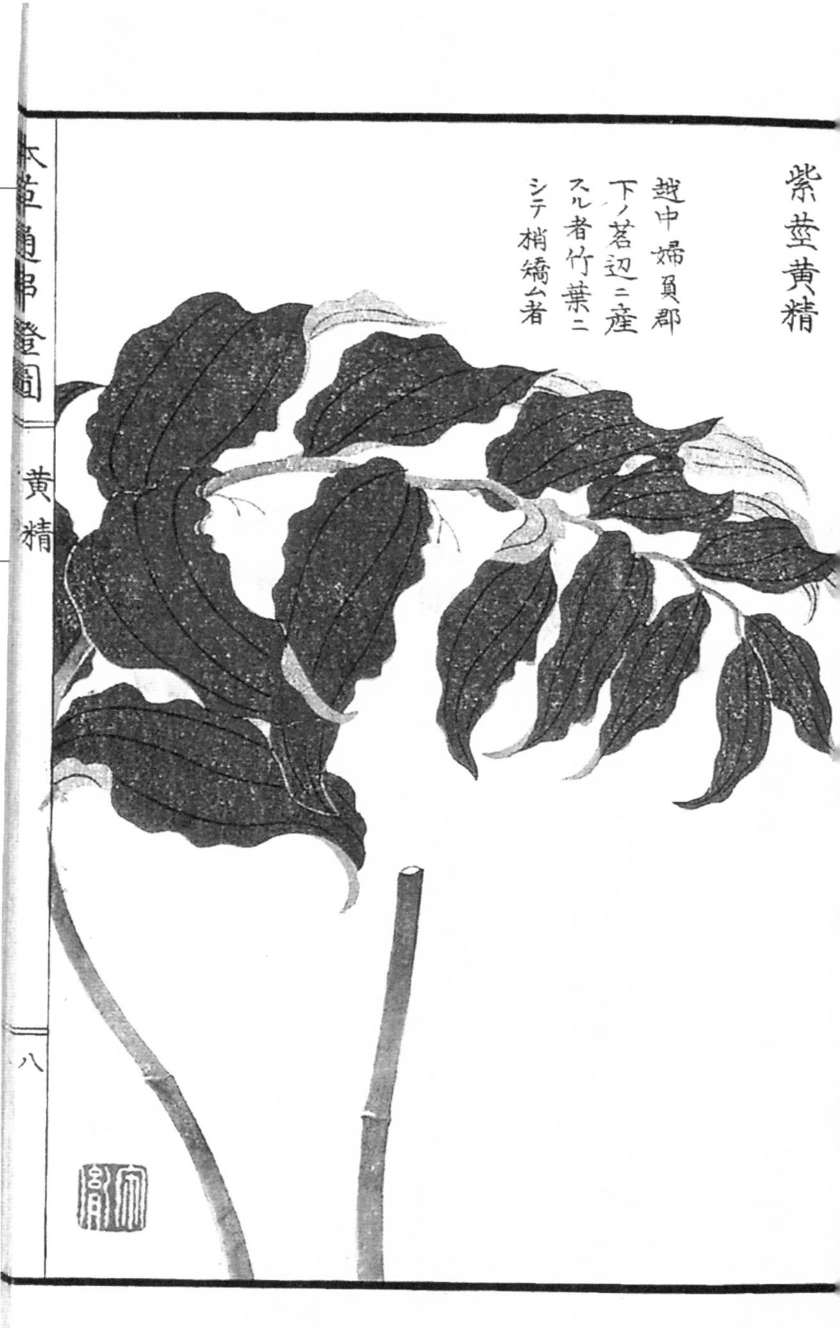

紫茎黄精

大和花户所育。

颂曰：今遇八月采，山中人九蒸九曝作果卖，黄黑色而甚甘美。江南人说黄精苗叶稍类钩吻，但钩吻叶头极尖而根细，而苏恭言钩吻蔓生，恐南北所产之异耳。

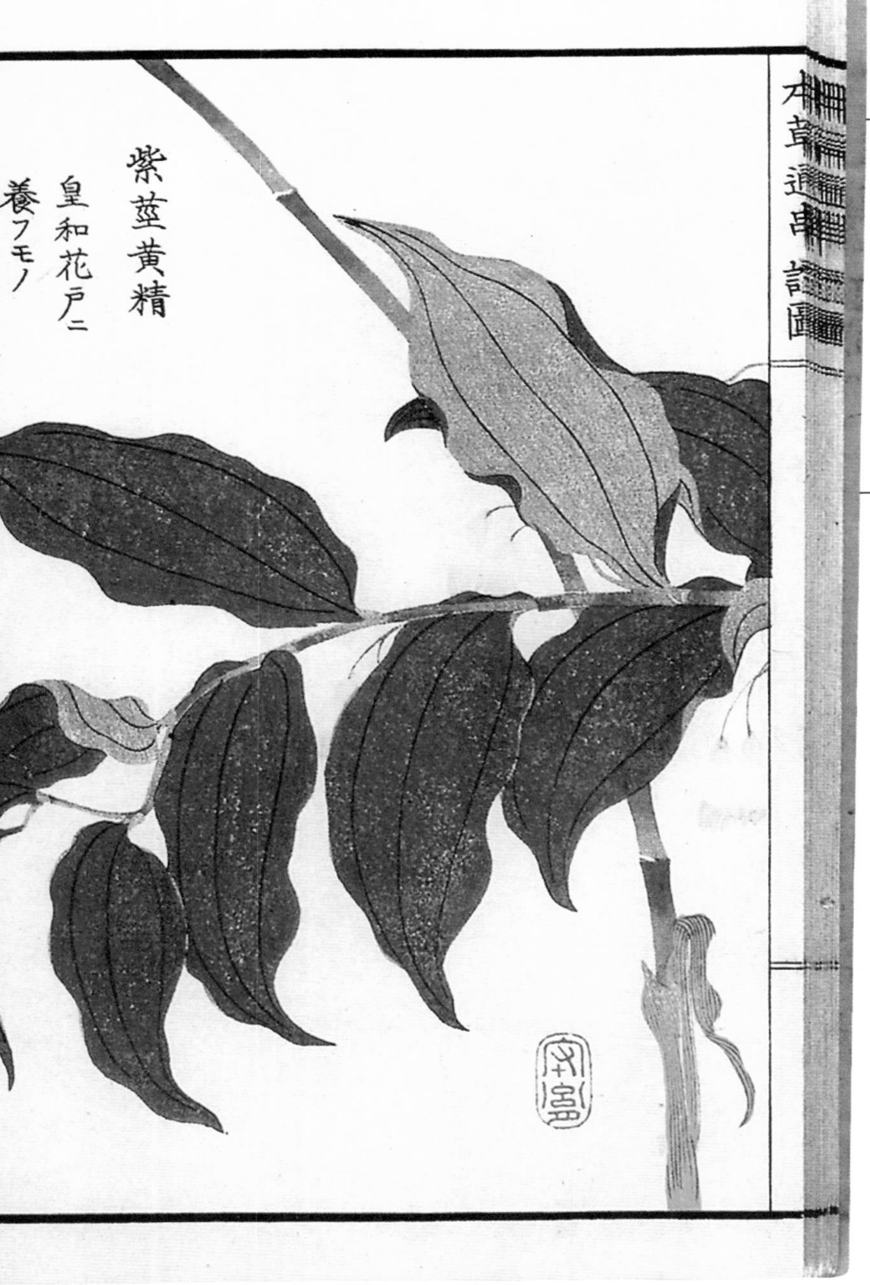

皱叶黄精

产于越中妇负郡细泷村。

昔日黄帝曾问天老：天地所生长的东西，有吃了能让人不死的吗？天老说，太阳之草名黄精，吃了可以长生。太阴之草名钩吻，不能吃，入口立刻会死。

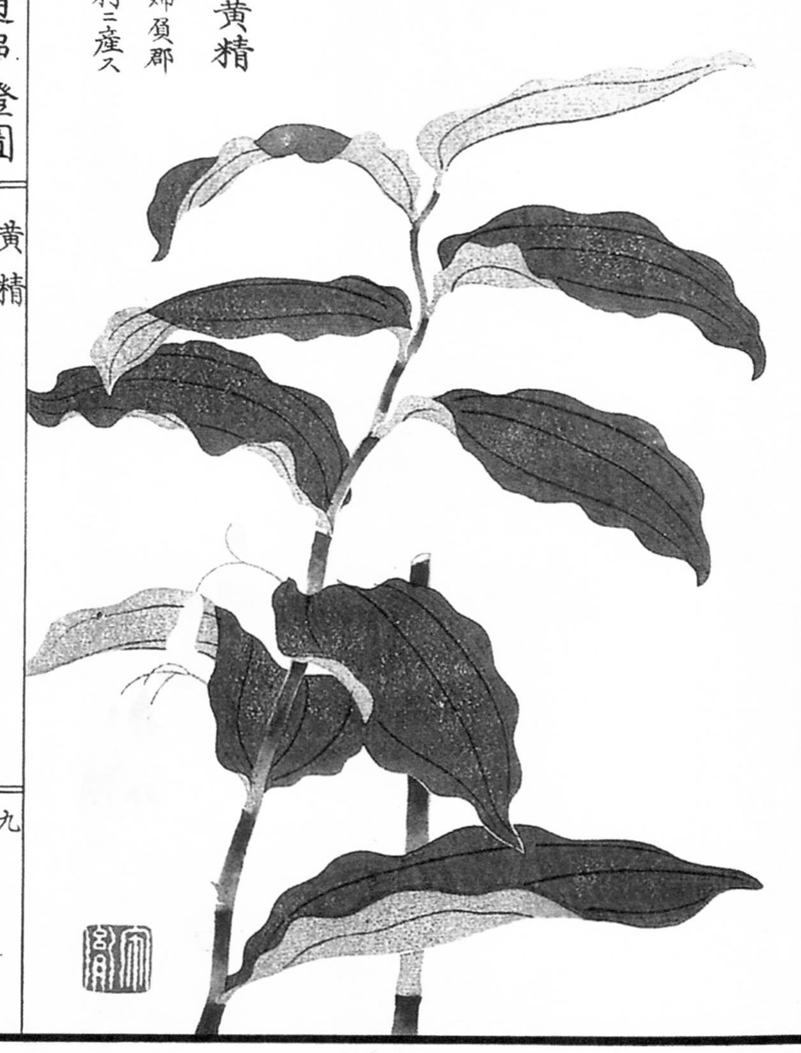

本草通串證圖

圓葉黃精

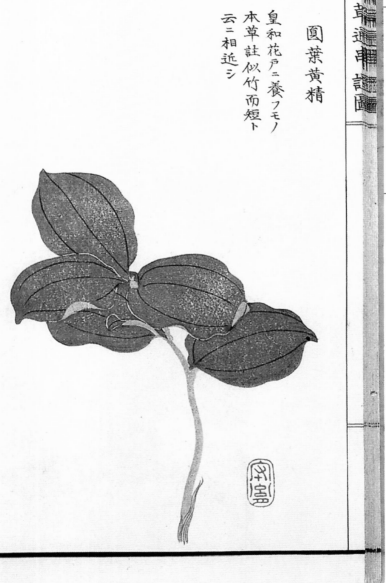

皇和花戶ニ養フモノ本草註似竹而短ト云ニ相近シ

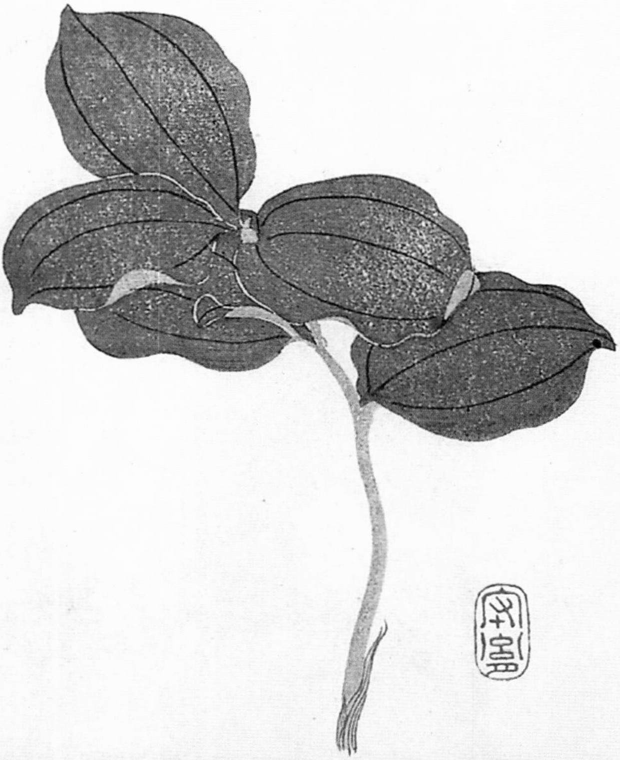

圆叶黄精

大和花户所育，与《本草经集注》『似竹而短』相似。

《本草经集注》：今处处有之。二月始生，一枝多叶，叶状似竹而短。根似葳蕤。葳蕤根如荻根及菖蒲，概节而平直；黄精根如鬼臼、黄连，大节而不平。虽燥，并柔软有脂润。

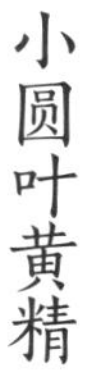

小圆叶黄精

大和花户所育。

《本草纲目》记载：黄精在山中野生。也可以把它的根劈成二寸长，稀疏种植，一年后就会长得极为稠密。种子也可以种植。民间多采摘它的苗，煮熟后淘去苦味食用，名叫笔管菜。

本草通串證圖　黄精　十

小圓葉黄精

皇和花戸ニ養フモノ

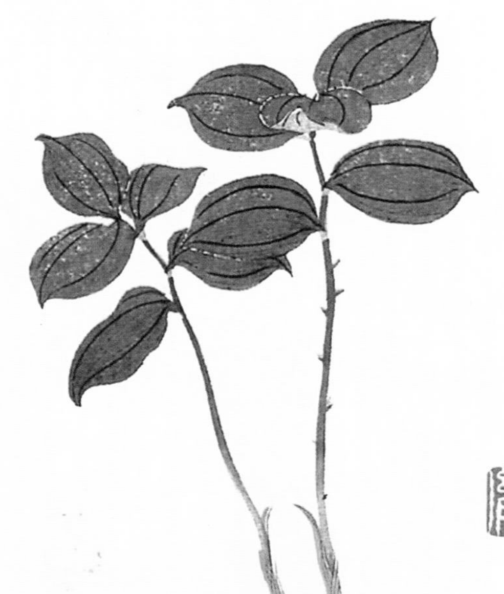

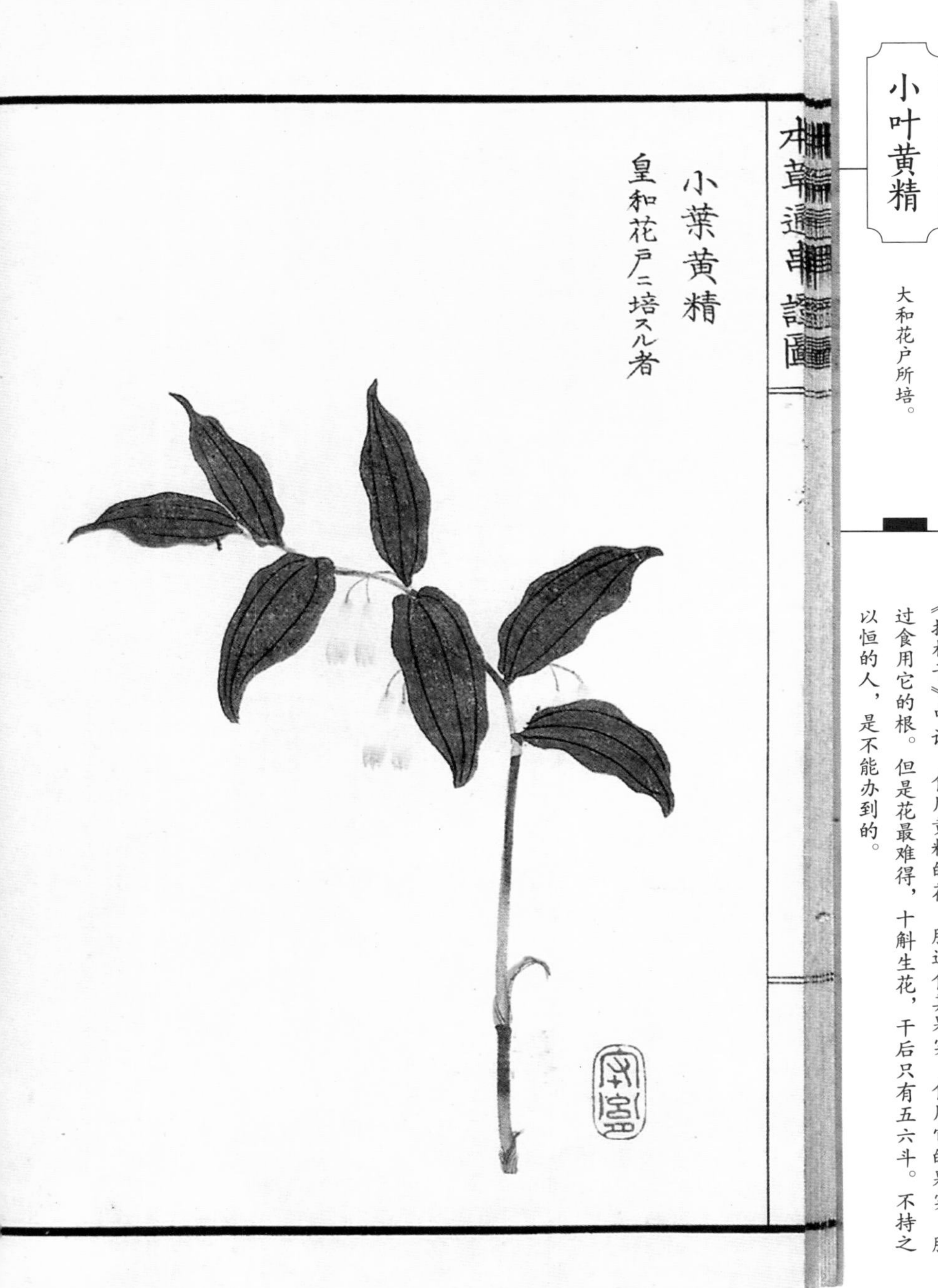

小叶黄精

大和花户所培。

《抱朴子》中说：食用黄精的花，胜过食其果实；食用它的果实，胜过食用它的根。但是花最难得，十斛生花，干后只有五六斗。不持之以恒的人，是不能办到的。

柳叶黄精

大和花户所养，与苏敬『柳叶』之说略相似。*

（接上文）每日服三合，服十年，才能得到它的益处。黄精断食的功效比不上术，术饼让人肥健，可以负重涉险，但术又不及黄精甘美易食用，灾荒之年可以让人当成粮食吃。

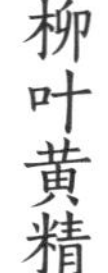

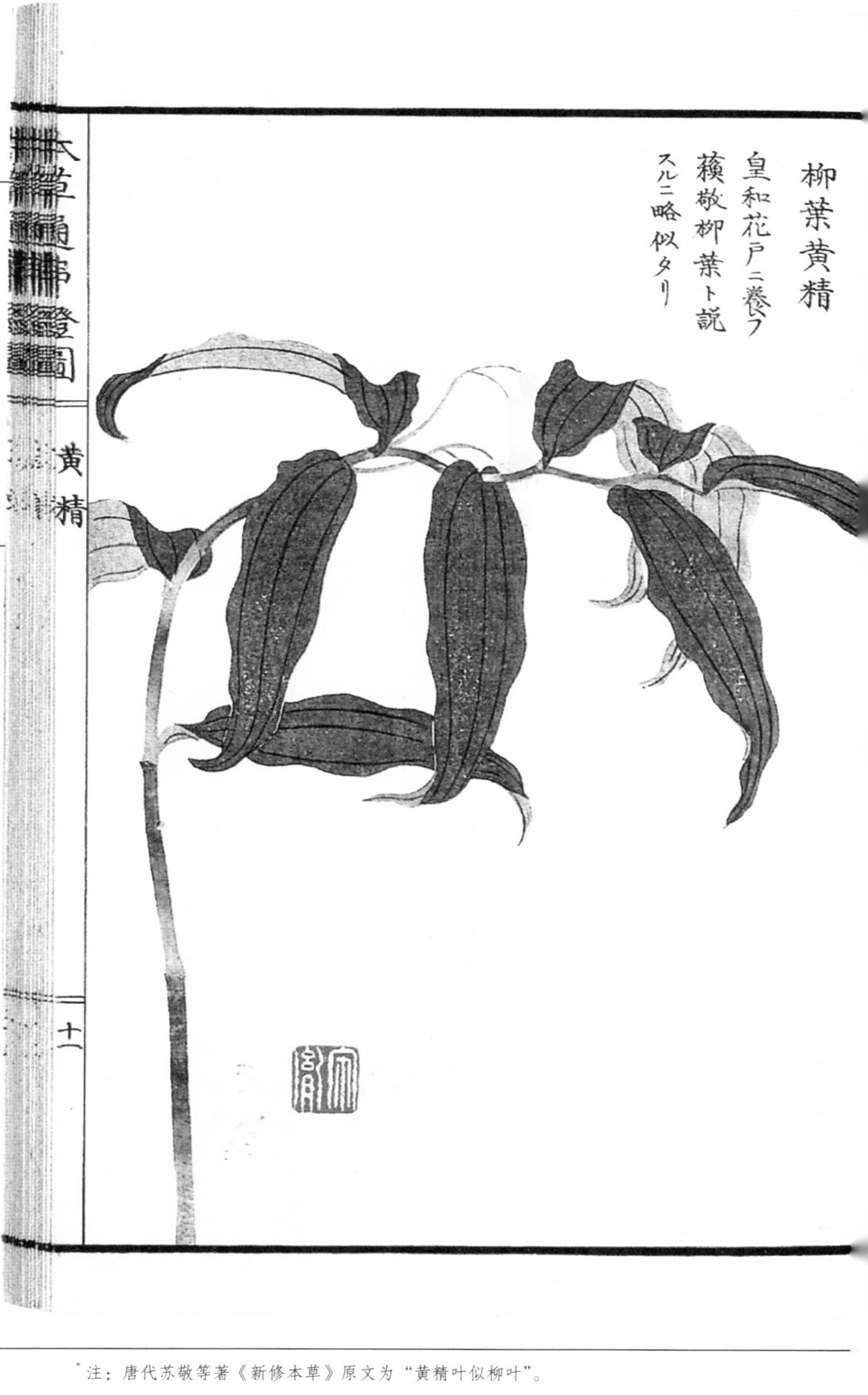

本草通串證圖 黄精 十一

柳葉黄精

皇和花戸ニ養フ

蘓敬柳葉ト說

スルニ略似タリ

*注：唐代苏敬等著《新修本草》原文为“黄精叶似柳叶”。

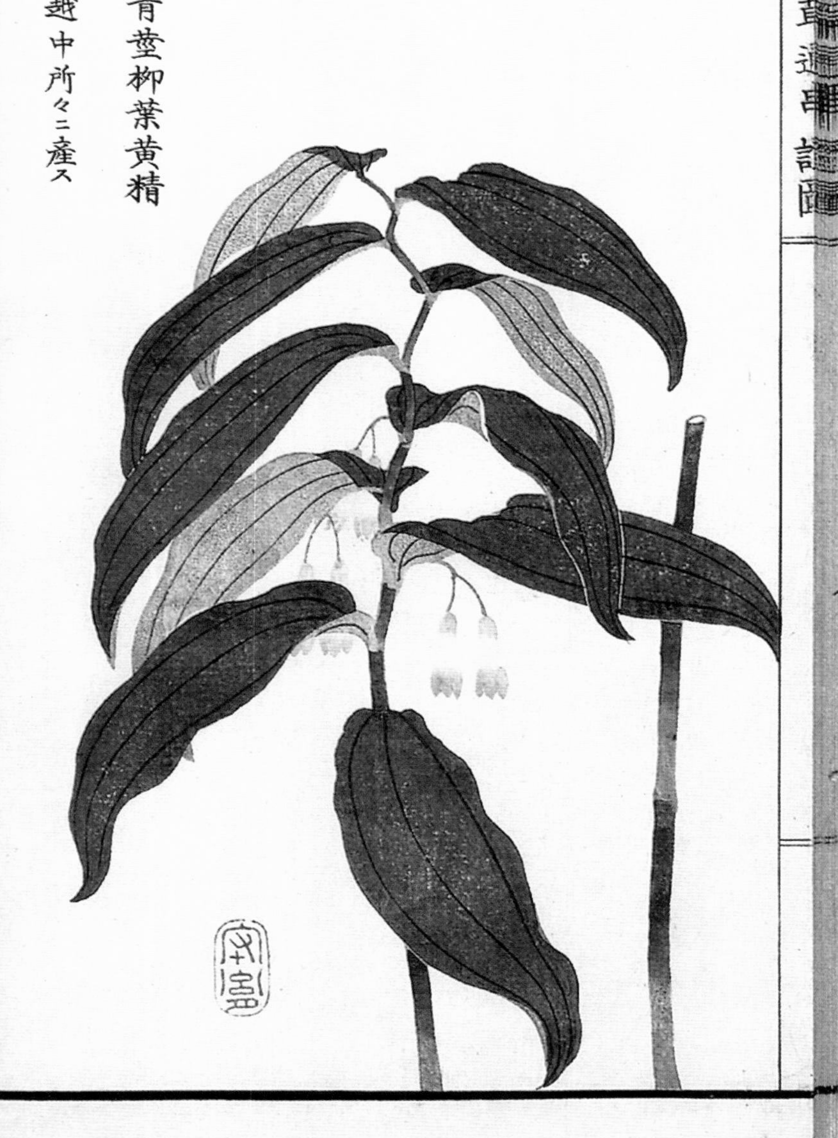

青茎柳叶黄精

越中处处皆有产。

《稽神录》：临川有一婢女逃入山中，以野草根为食，久久不觉饥饿。夜晚遇见老虎，爬至树上躲避，待到天亮下地，身体竟能凌空而飞，如飞鸟一般。几年后她的家人在山上砍柴看见她，便去追赶。

锅破草

大和花户所培，与古来『黄精叶钩吻』之说相吻合。

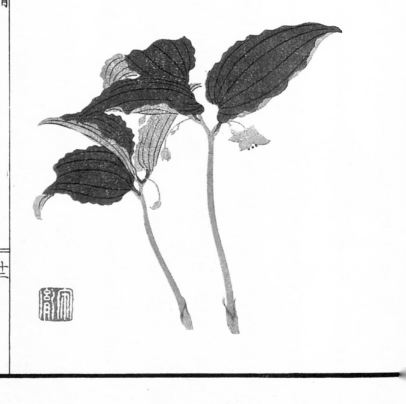

（接上文）婢女在悬崖边被家人围住，无路可逃，竟腾空飞上了山顶。后来有人用酒做诱饵引这婢女喝下，使她再不能飞，抓住她令她把吃的草指出来，大家才知道她吃的原来就是黄精。

本草通串證圖 黄精 十二

ナベワリ草

皇和花戸ニ培スル者

古来黄精葉鉤吻ニ

當ルモノ

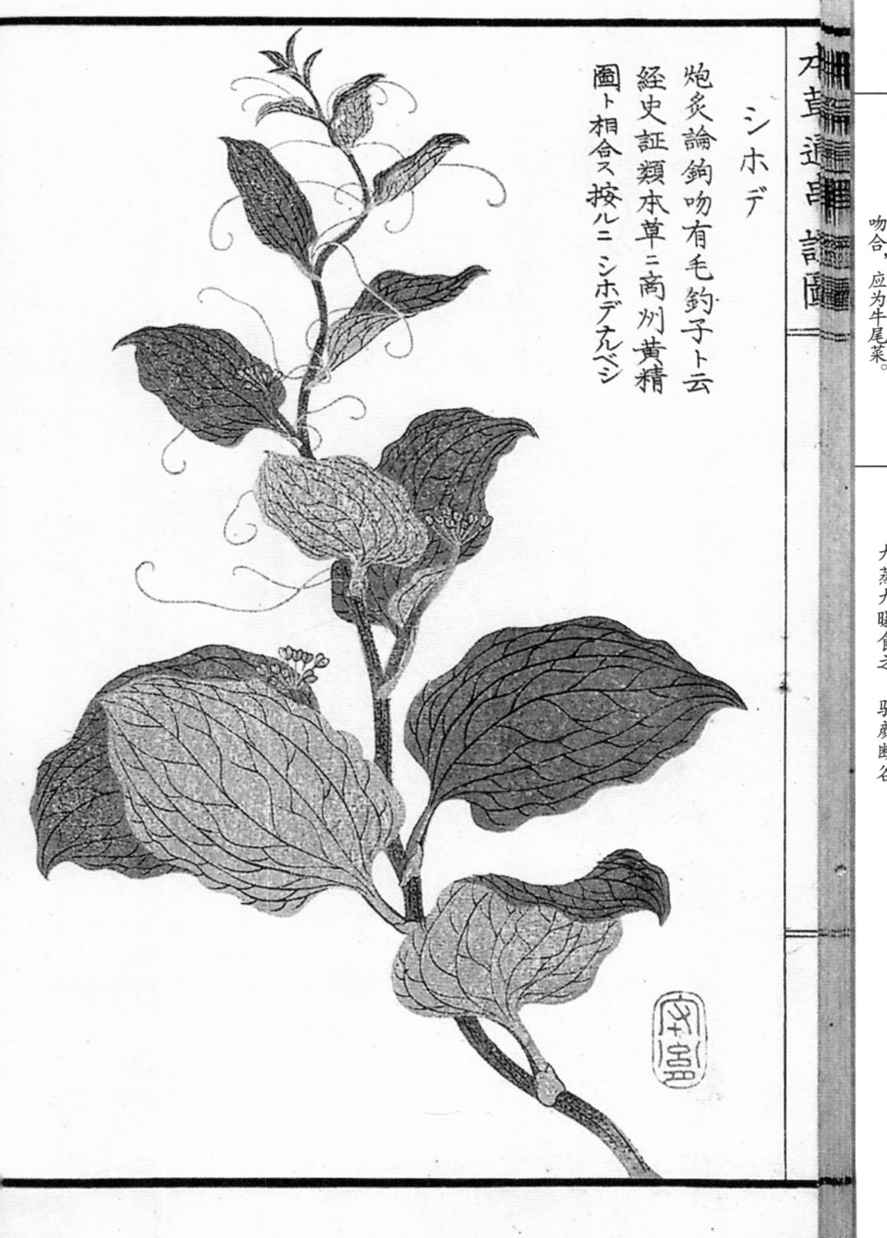

シホデ
炮炙論鉤吻有毛鈎子ト云
経史証類本草ニ商州黄精
圖ト相合ス按ルニシホデナルベシ

牛尾菜

《炮炙论》有云『钩吻有毛钓子』*，与《证类本草》『商州黄精』之图相吻合，应为牛尾菜。

《本草纲目》记载：黄精味甘，性平，无毒。服之可补中益气，除风湿，安五脏。补五劳七伤，助筋骨，耐寒暑，益脾胃，润心肺。单服九蒸九曝食之，驻颜断谷。

*注：《雷公炮炙论》原文为："钩吻真似黄精，只是叶头尖有毛钩子二个，若误服之害人。"

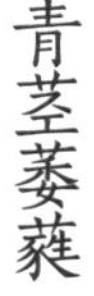

产于越中诸山。

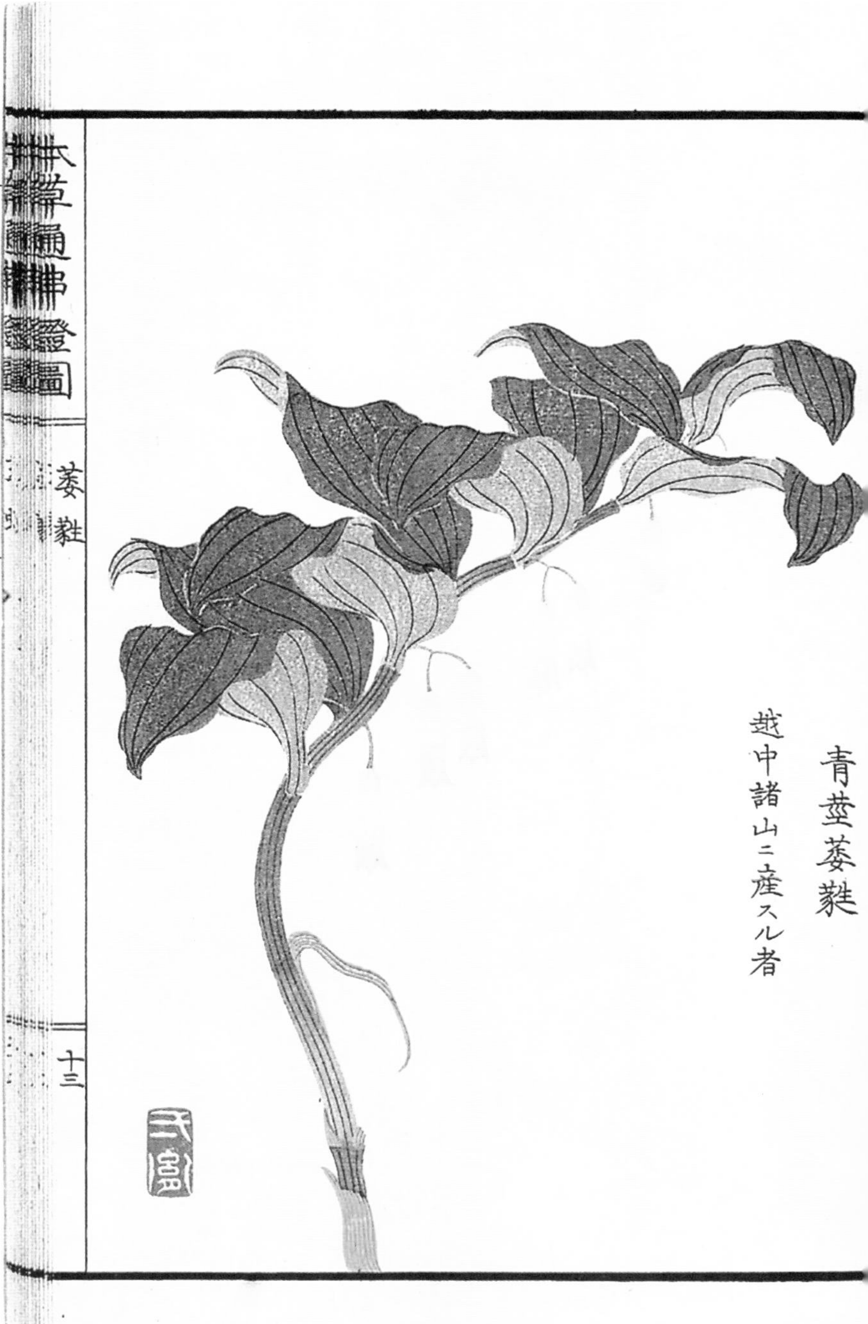

《本草纲目》释名：女萎、葳蕤、委萎、玉竹、地节。《古今韵会》云：葳蕤，草木叶垂之貌。此草根长多须，如冠缨下垂之緌而有威仪，故以名之。凡羽盖旌旗之缨緌，皆象葳蕤，是矣。

萎蕤

十三

青莖萎蕤

越中諸山ニ產スル者

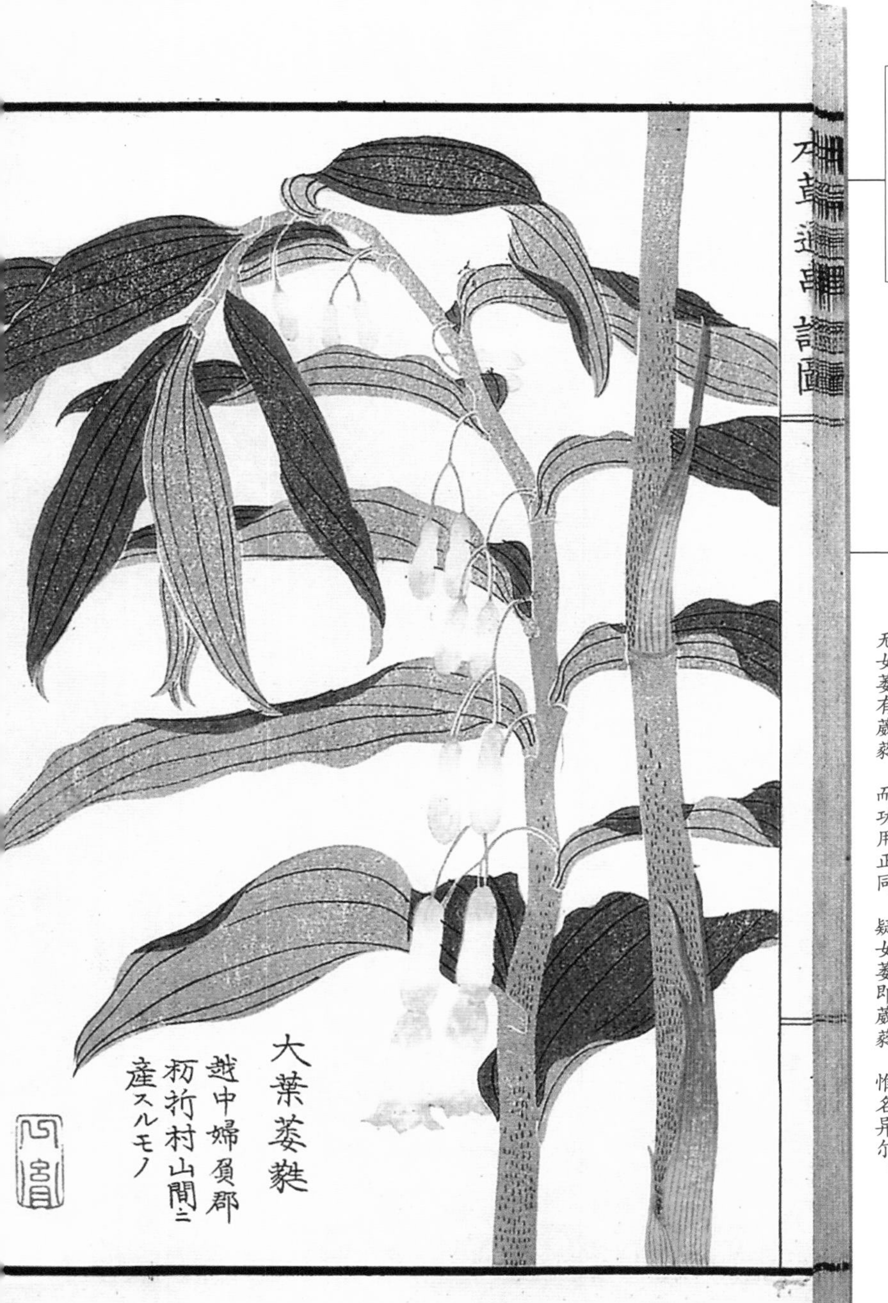
大葉萎蕤
越中婦負郡
杤折村山間ニ
産スルモノ

大叶萎蕤

产于越中妇负郡杤折村山间。

《尔雅》作委萎，字相近也。其叶光莹而象竹，其根多节，故有荧及玉竹、地节诸名。弘景曰：《神农本草经》有女萎无葳蕤，《别录》无女萎有葳蕤，而功用正同，疑女萎即葳蕤，惟名异尔。

细叶紫茎萎蕤

大和花户所培。

《本草纲目》记载：葳蕤味甘，性平，无毒。久服可消除黄褐斑，容光焕发，面色润泽，使身体年轻不易衰老。疗胸腹结气，虚热湿毒腰痛，内补不足，去虚劳客热。头痛不安，加量用，效果显著。

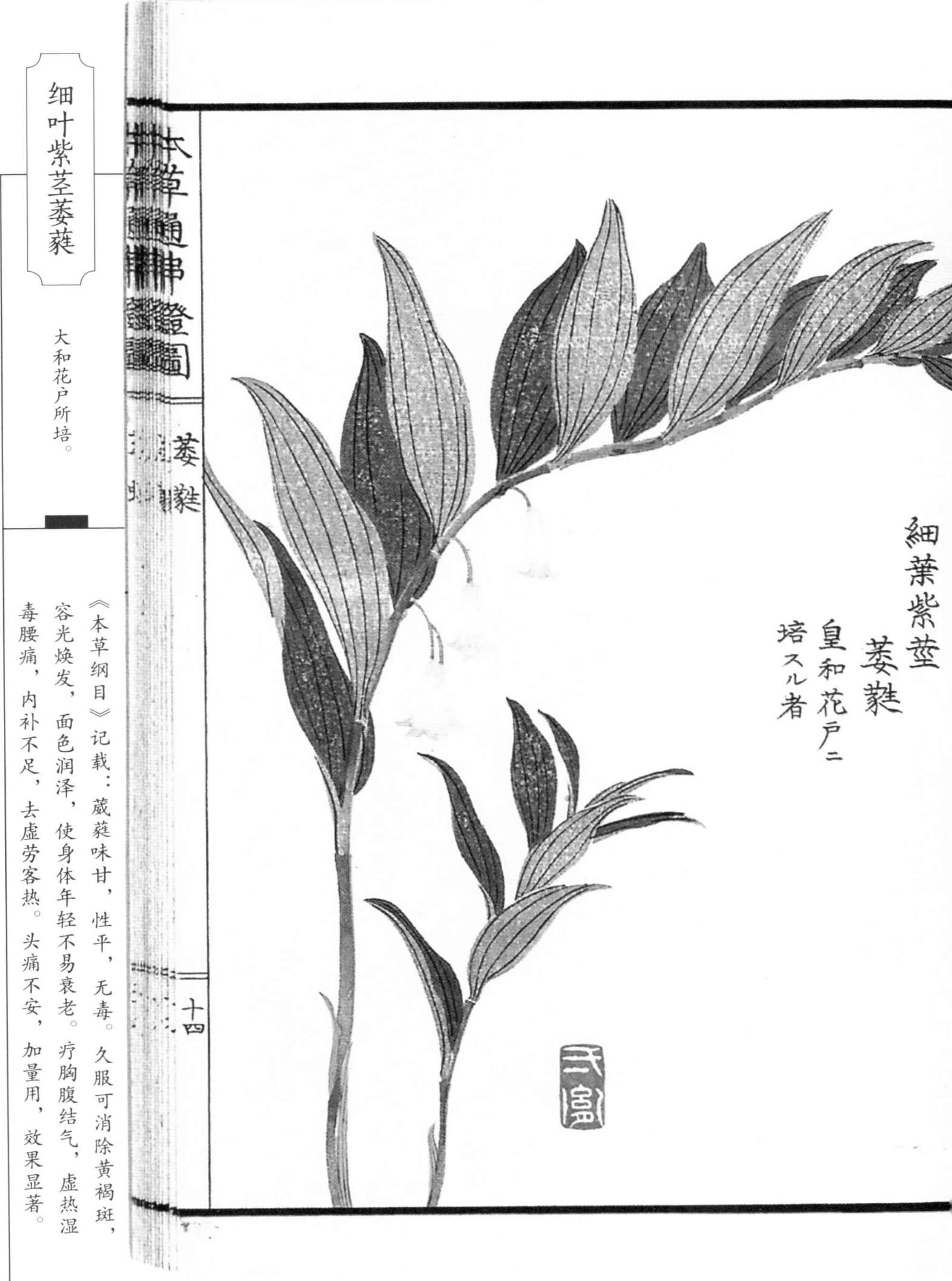

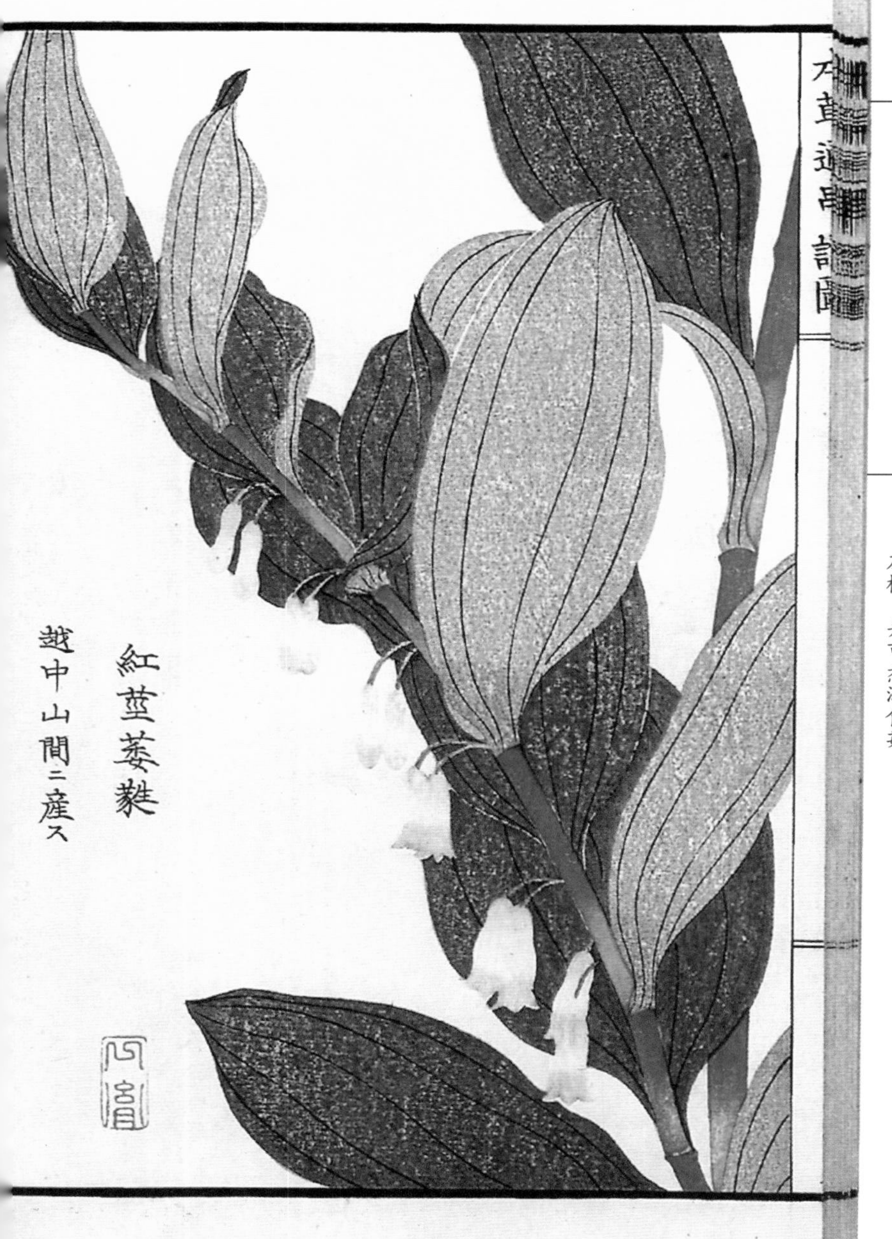

红茎萎蕤

产于越中山间。

时珍曰：处处山中有之。其根横生似黄精，差小，黄白色，性柔多须，最难燥。其叶如竹，两两相值。亦可采根种之，极易繁也。嫩叶及根，并可煮淘食茹。

圆叶汉种萎蕤

舶来品种，由花户所培。

颂曰：今滁州、舒州及汉中、均州皆有之。茎干强直，似竹箭杆，有节。叶狭而长，表白里青，亦类黄精。根黄而多须，大如指，长一二尺。或云可啖。三月开青花，结圆实。

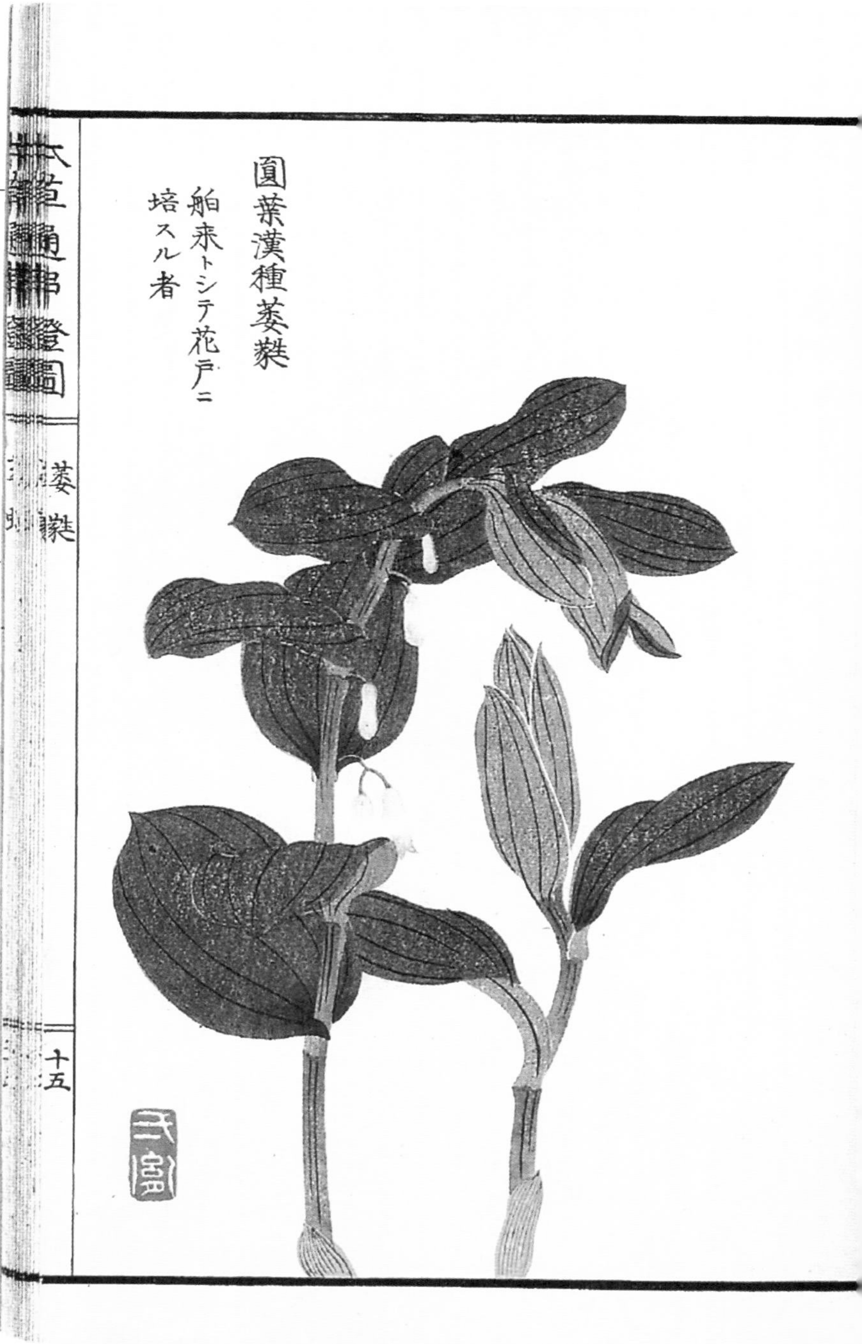

本草通串證圖

萎蕤

十五

圓葉漢種萎蕤

舶来トシテ花戸ニ培スル者

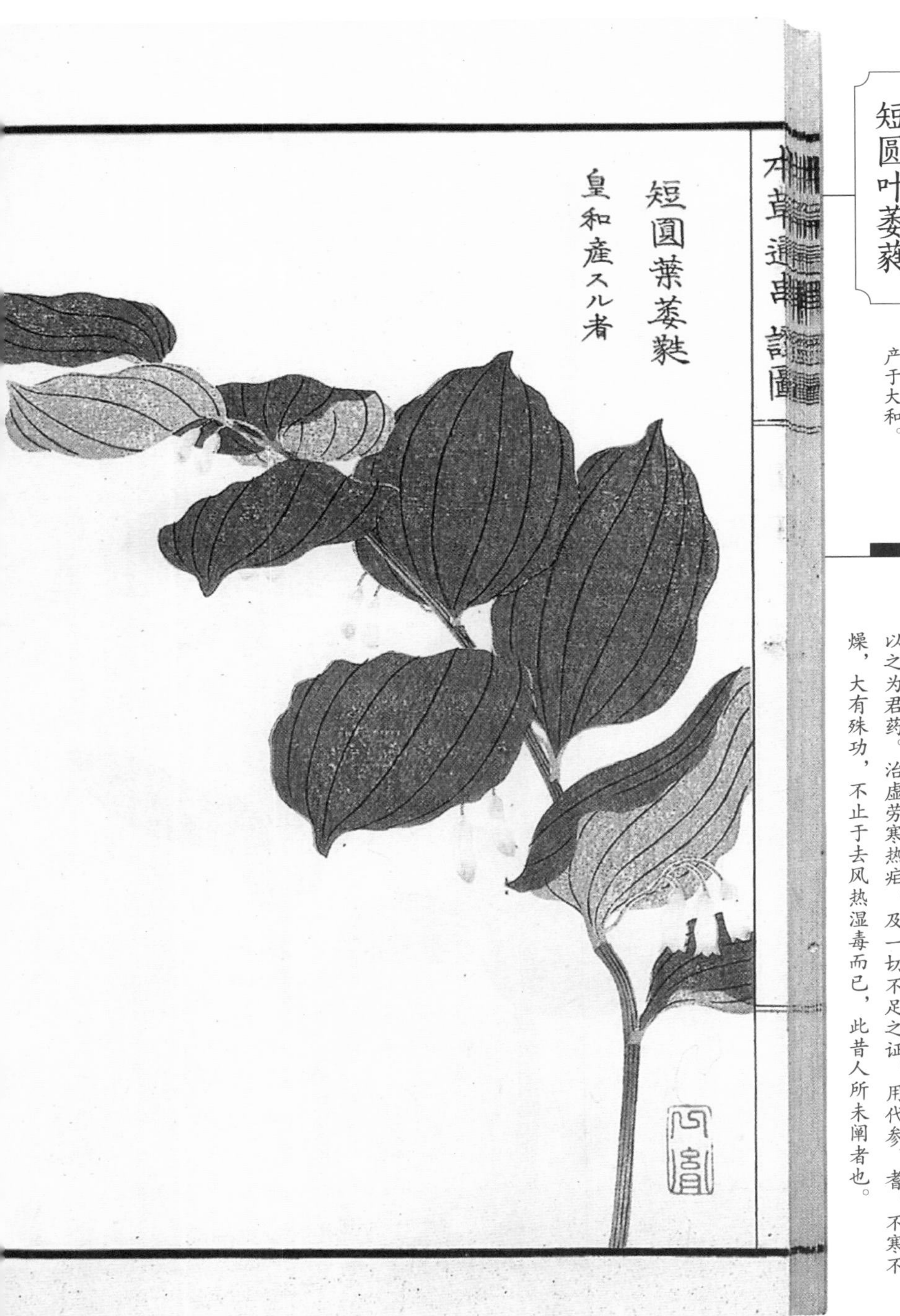

短圆叶萎蕤

产于大和。

《南阳活人书》中记载，葳蕤治风温自汗身重。语言难出，用葳蕤汤，以之为君药。治虚劳寒热痁，及一切不足之证，用代参、耆，不寒不燥，大有殊功，不止于去风热湿毒而已，此昔人所未阐者也。

本草通串證圖　萎蕤　十六

矮生萎蕤

皇和花戸ニ養フモノ

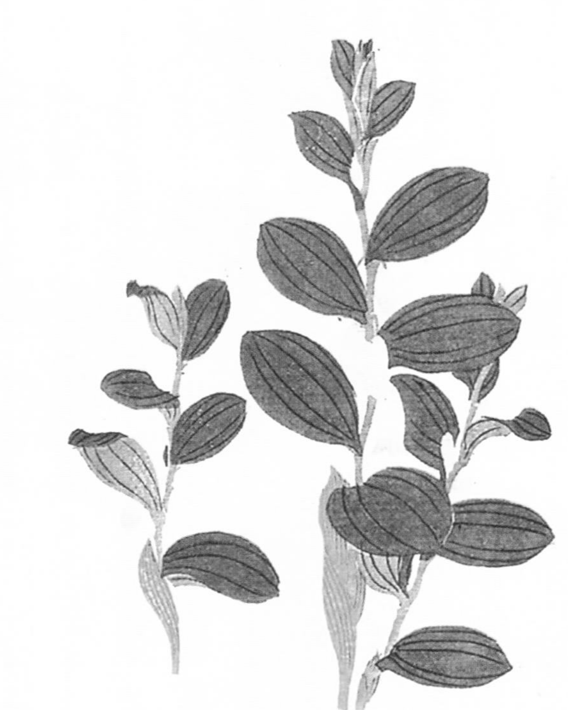

矮生萎蕤

大和花户所育。

《魏志·樊阿传》云：青粘，一名黄芝，一名地节。此即葳蕤，极似偏精。本功外，主聪明，调血气，令人强壮。和漆叶为散服，主五脏益精，去三虫，轻身不老，变白，润肌肤，暖腰脚惟有热不可服。

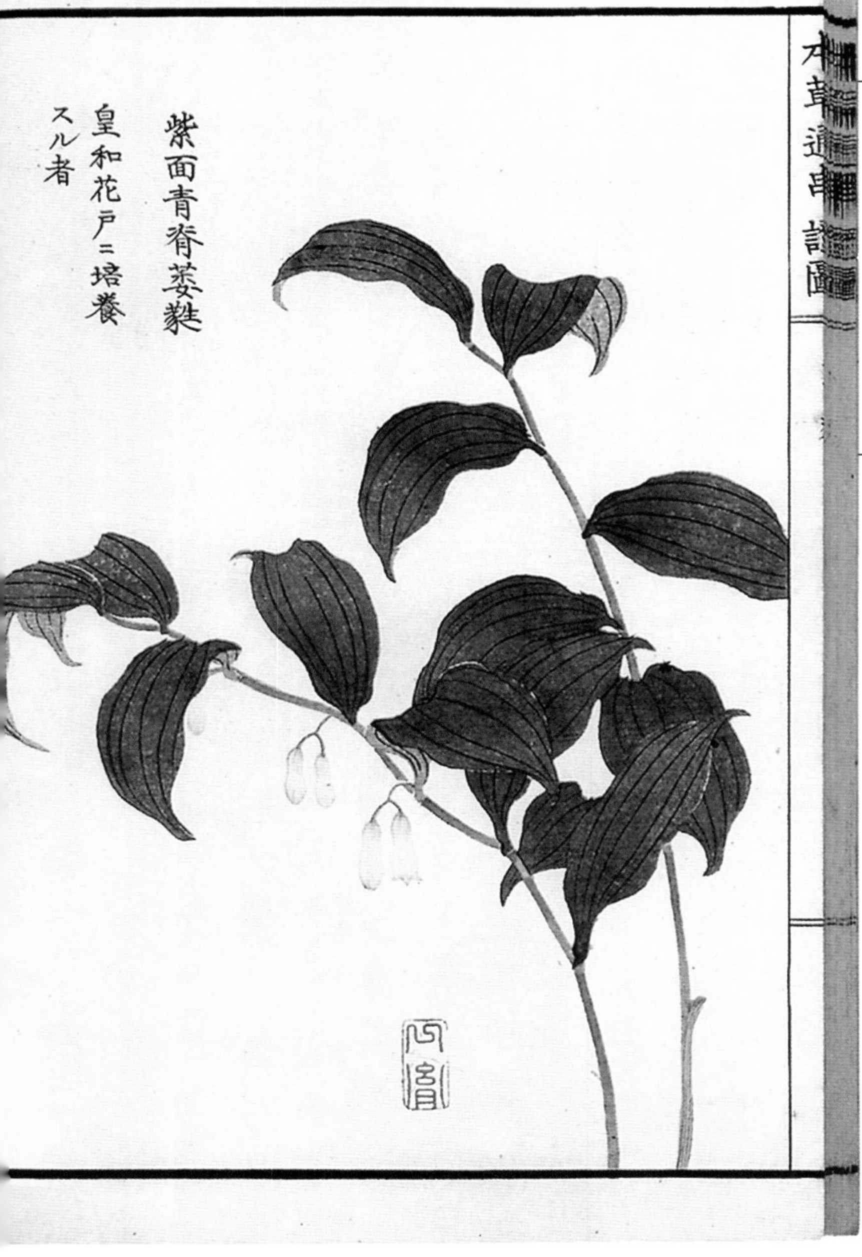

紫面青脊萎蕤

大和花户所培育。

《本草纲目》记载：晋嵇绍有胸中寒疾，每酒后苦唾，服之得愈。草似竹，取根花叶阴干用。昔华佗入山见仙人所服，以告樊阿，服之寿百岁也。

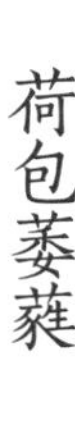

荷包萎蕤

大和花户所培育。

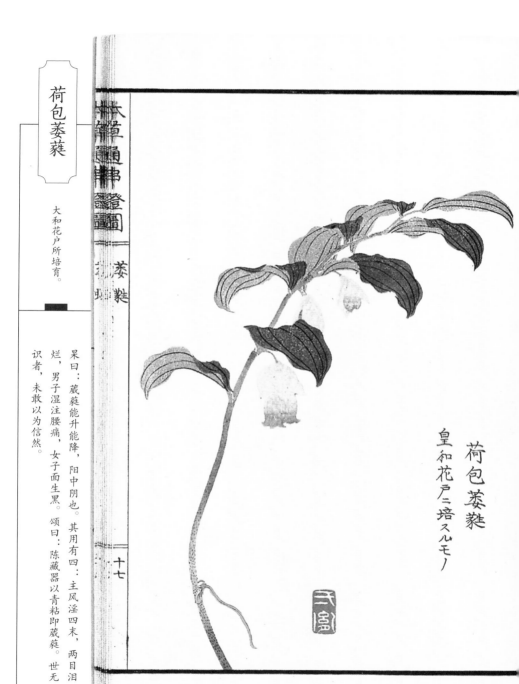

杲曰：葳蕤能升能降，阳中阴也。其用有四：主风淫四末，两目泪烂，男子湿注腰痛，女子面生黑。颂曰：陈藏器以青粘即葳蕤。世无识者，未敢以为信然。

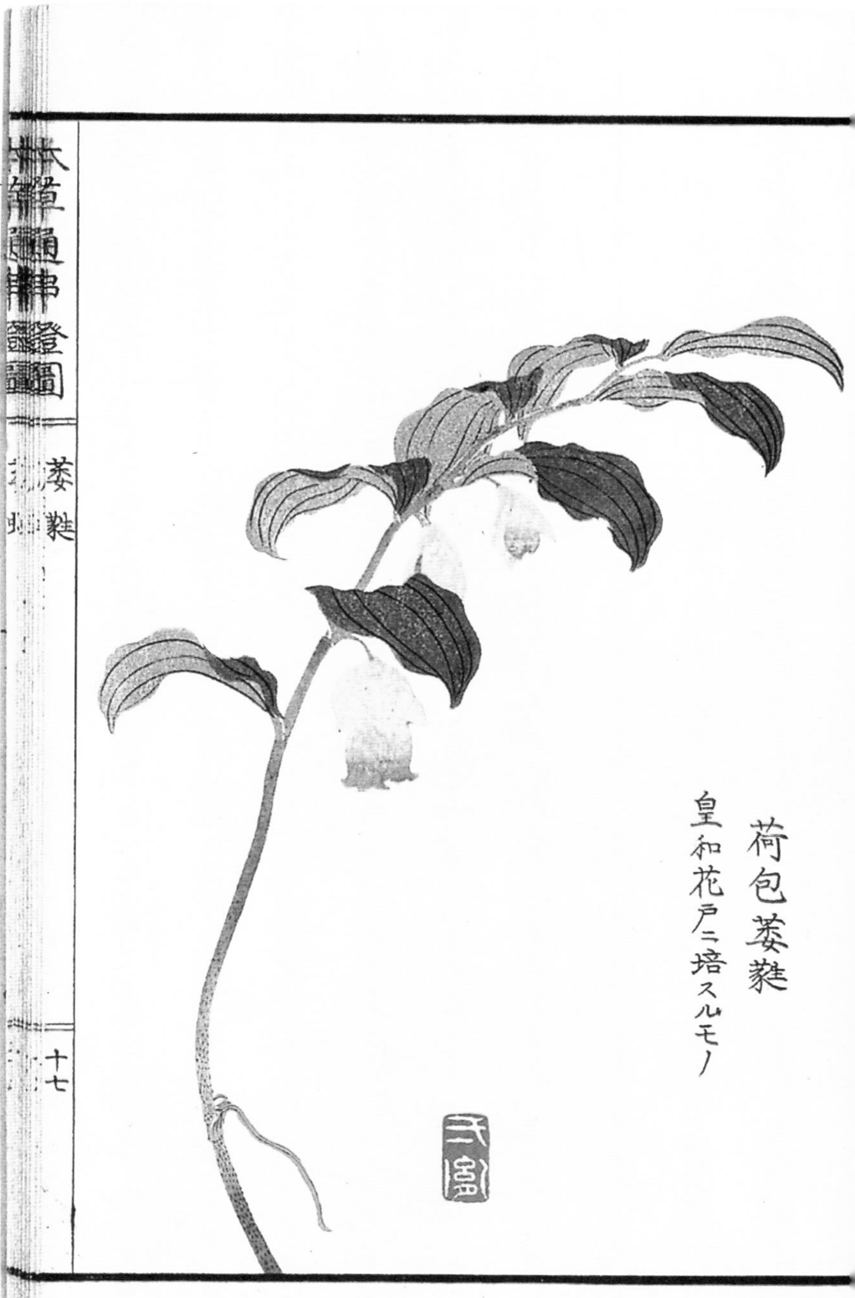

萎蕤

十七

荷包萎蕤

皇和花戸ニ培スルモノ

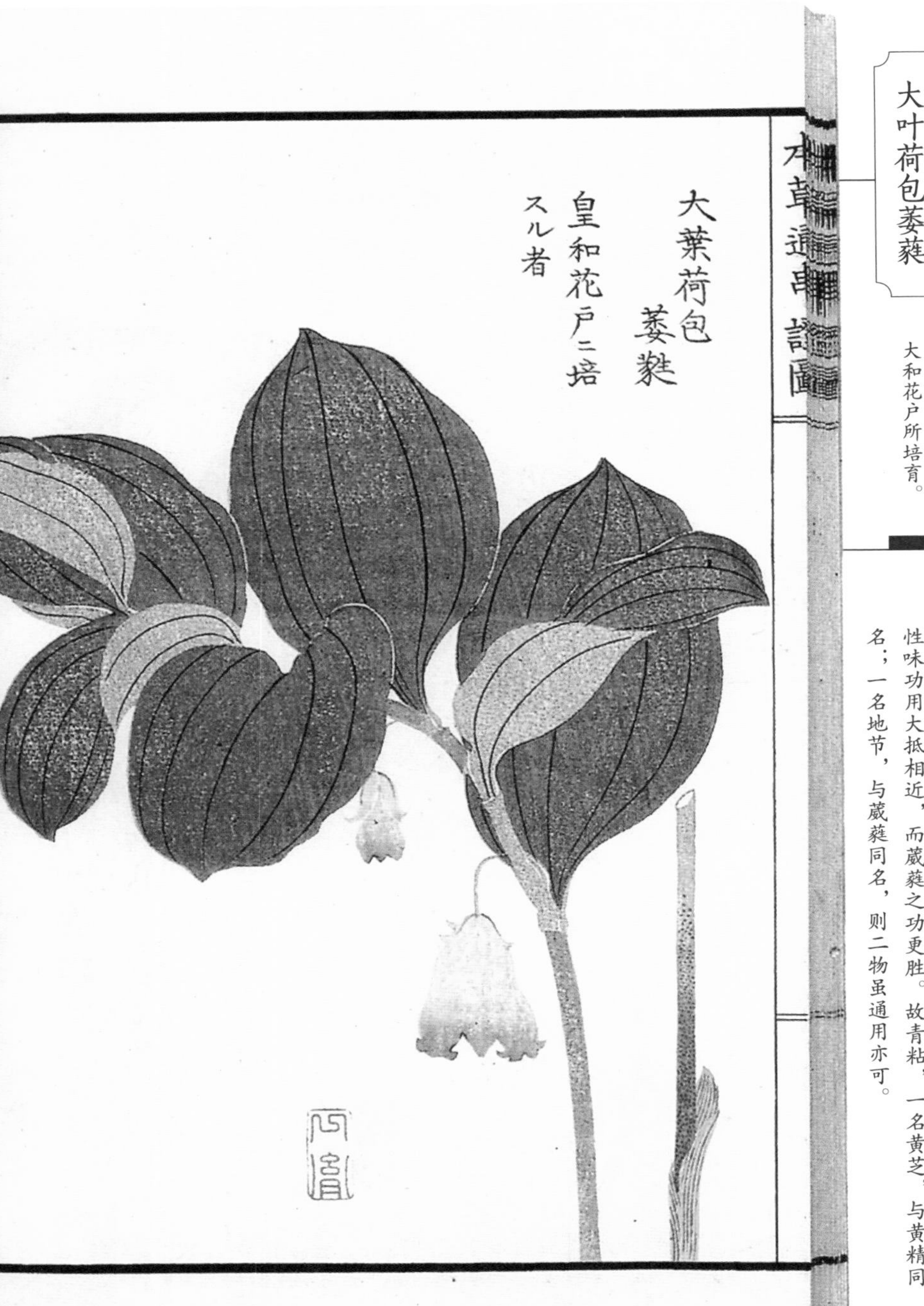

大叶荷包萎蕤

大和花户所培育。

时珍曰：苏颂注黄精，疑青粘是黄精，与此说不同。今考黄精、葳蕤性味功用大抵相近，而葳蕤之功更胜。故青粘，一名黄芝，与黄精同名；一名地节，与葳蕤同名，则二物虽通用亦可。

鹿药委蛇考

鹿药，与萎蕤黄精同种，穗状白色细小花开于其茎头。乃『鹿食』九种之一（鹿食即鹿食草，六十余种毒草之通称），人谓之解毒药也。《名医别录》云：『黄精，又名鹿竹者。』故而依《名医别录》所言，以鹿竹为黄精别称，可将鹿竹视作黄精之一种类。

《开宝本草》（宋刘翰、马志等编撰，已佚，见载于《证类本草》《本草纲目》）云：『苗根并似黄精，鹿好食其根。』《通雅》（明方以智著）云：『今北京尝食延寿果，一名鹿跑草。言鹿好淫，既备（通惫）而仆，群牝鹿衔此根与食之，即复起。其味甘而微涩，比黄精细长与司直，曰鹿药。』此与淫羊藿同义。

《本草图经》云：『子白如黍。』则与鹿药子实形状相吻合。

《本草原始》（明李中立著）云：『鹿药生姑臧以西，茎类桃枝，叶如竹叶，根似姜芽。茎叶根并与

鹿药委蛇考

鹿药，与萎蕤黄精同种，穗状白色细小，花开于其茎头。

《本草原始》云：『鹿药生姑臧以西，茎类桃枝，叶如竹叶，根似姜芽。茎叶根并与黄精仿佛。根，鹿好食，故以名之。』此说能合其形状。

《本草图经》云：『子白如黍。』则与鹿药子实形状相吻合。

黄精、葳蕤、鹿药皆结圆子，无子者与之相较有异，其同类，盖稚子百合。因稚子百合亦『茎头有小白花，且无子』。

黄精仿佛。根，鹿好食，故以名之。』此说能合其形状。

《本草图经》『黄精』条目下，记有『亦有无子者』。而黄精、葳蕤、鹿药皆结圆子，无子者与之相较有异，其同类，盖稚子百合。因稚子百合亦『茎头有小白花，且无子』。

《名医别录》云：『委蛇生人家园中，大枝长须多叶而两两相值，子如芥子。』与宝铎草相当也，然宝铎草与『子如芥子』一句不相当，其后尤需考证。

鹿药

大和诸山皆有之，与《本草原始》『竹叶』说相吻合。

志曰：鹿药甘，性温，无毒。主风血，去诸冷，益老起阳，浸酒服之。生姑藏已西，苗根并似黄精，鹿好食其根。时珍曰：此亦似是葳蕤，并俟考访。

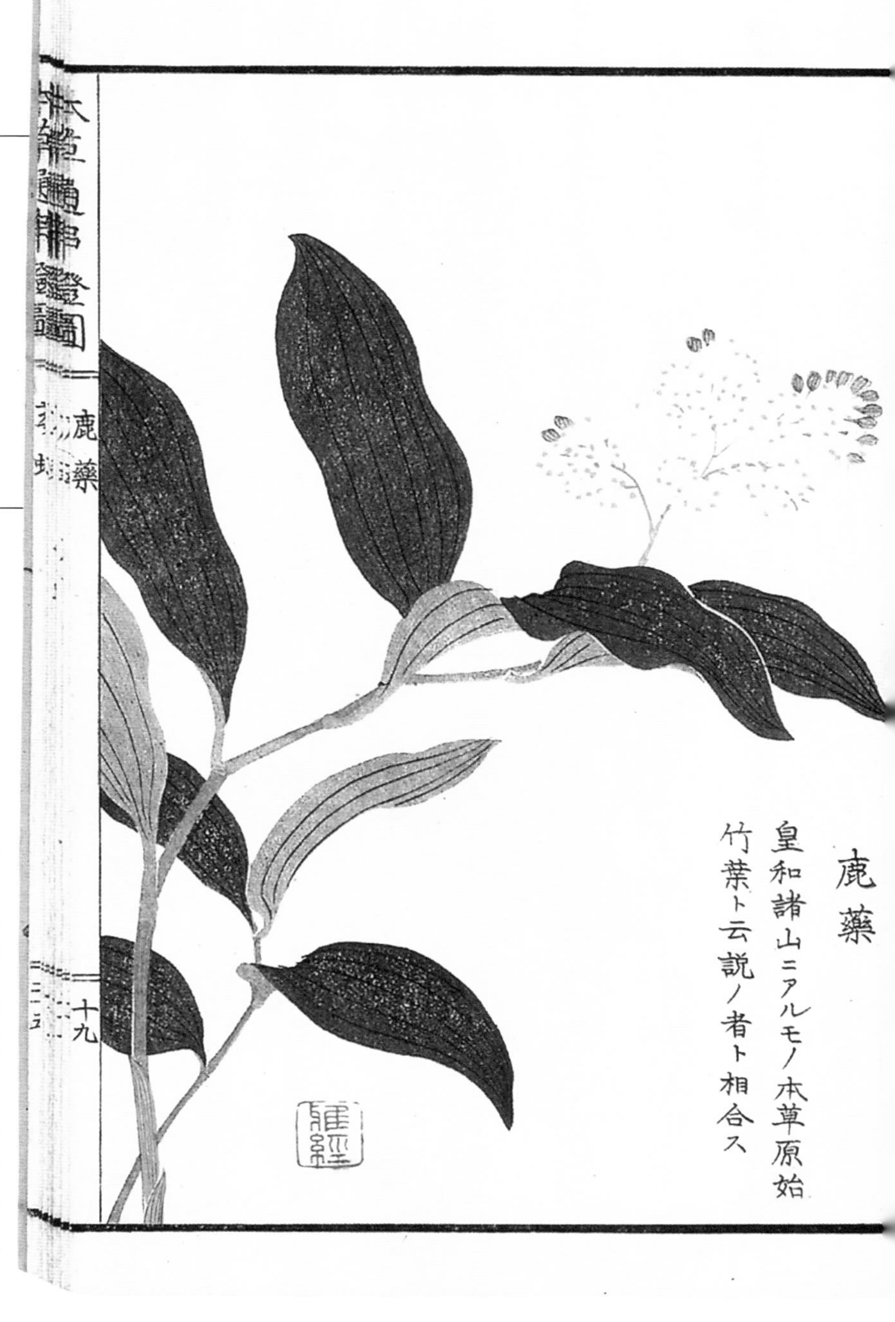

鹿藥
皇和諸山ニアルモノ本草原始
竹葉ト云説ノ者ト相合ス
十九

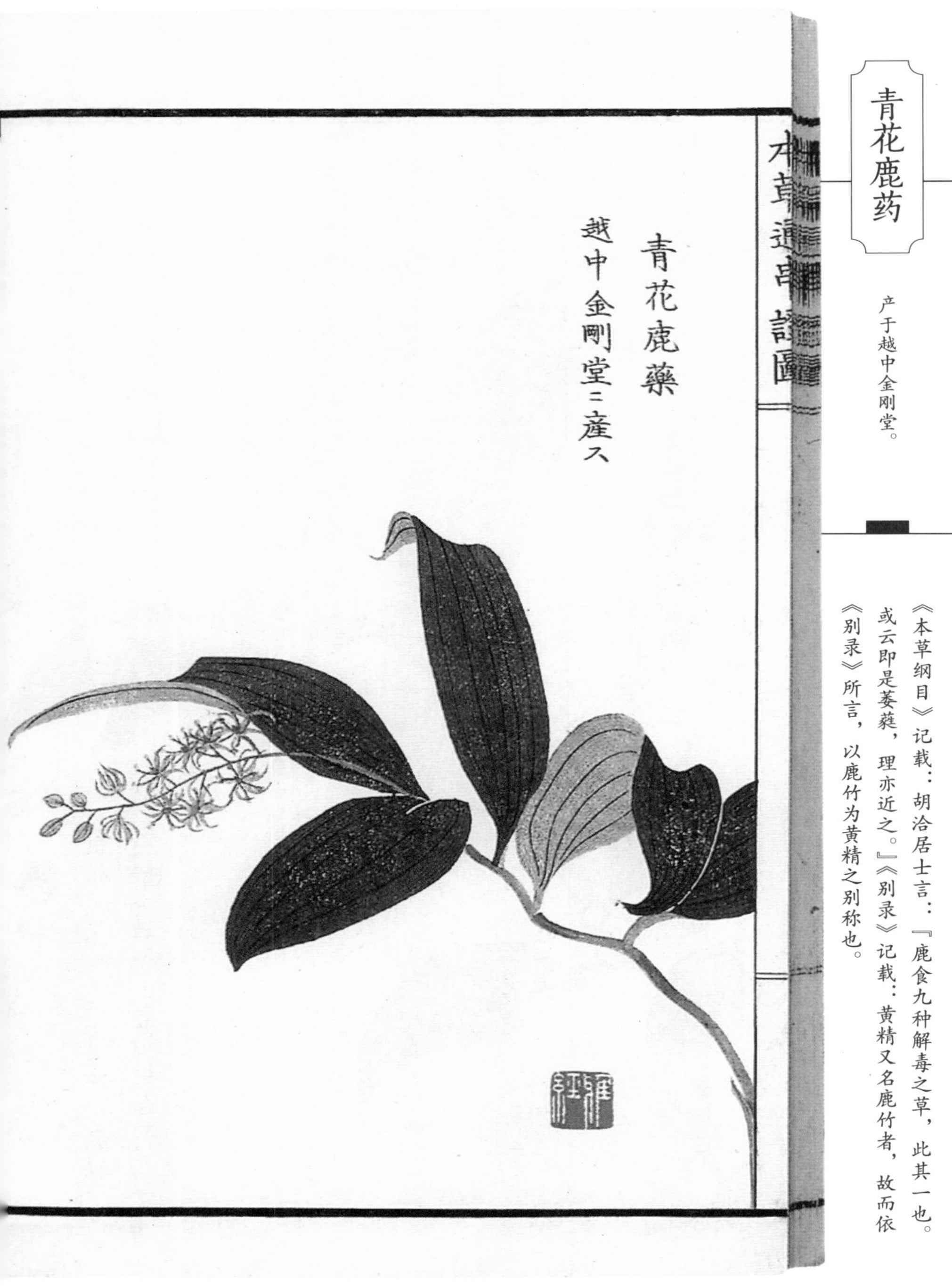

青花鹿药

产于越中金刚堂。

《本草纲目》记载：胡洽居士言：『鹿食九种解毒之草，此其一也。或云即是萎蕤，理亦近之。』《别录》记载：黄精又名鹿竹者，故而依《别录》所言，以鹿竹为黄精之别称也。

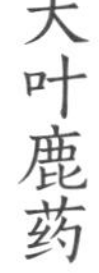

大叶鹿药

产于越中新川郡文珠寺。

《通雅》云：『今北京尝食延寿果，一名鹿跑草。言鹿好淫，既备而仆，群牝鹿衔此根与食之，即复起。其味甘而微涩，比黄精细长与司直，曰鹿药。』此与淫羊藿同义也。

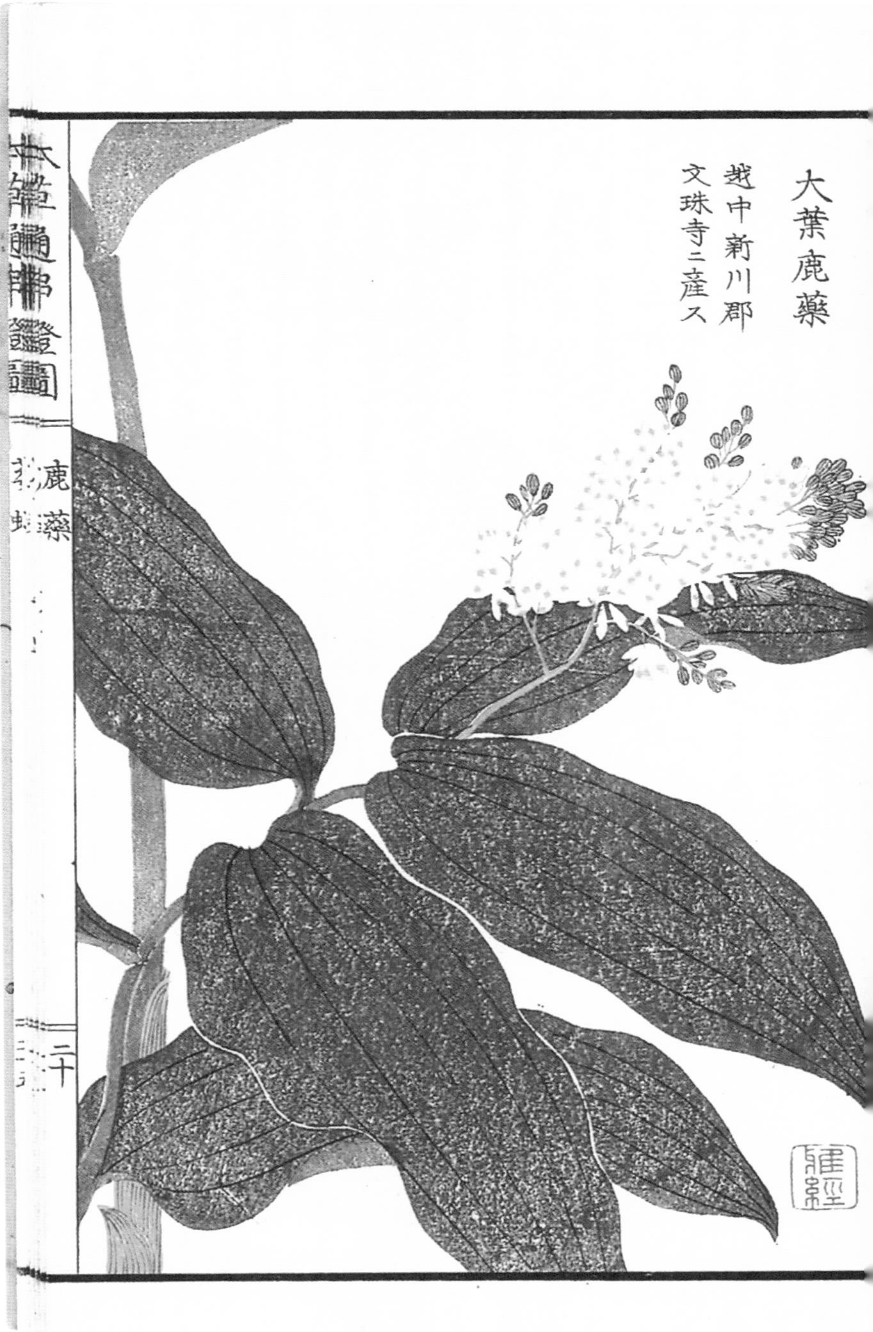

大葉鹿藥

越中新川郡文珠寺ニ産ス

本草圖譜　鹿藥　二十

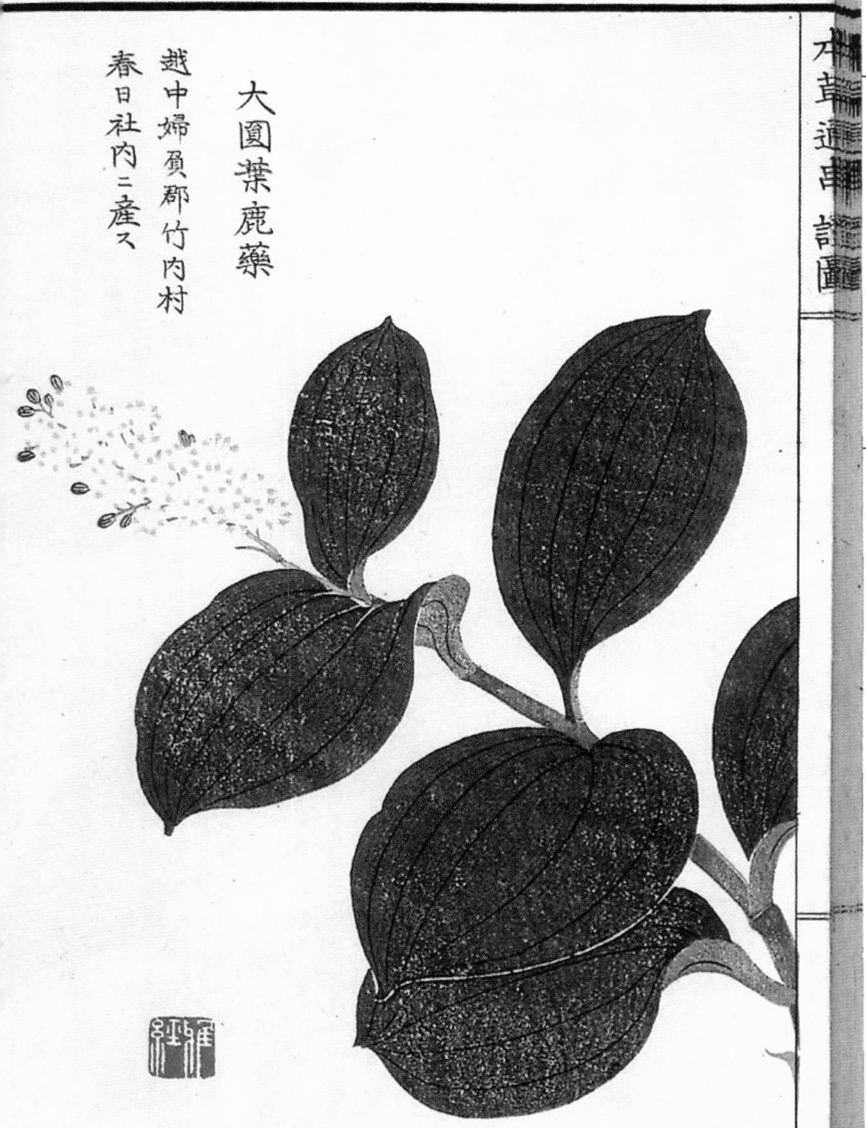

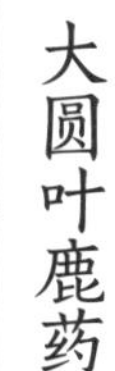

大圆叶鹿药

产于越中妇负郡竹内村春日社内。

《千金·食治》中记载：鹿药味甘、苦，性温，无毒。《本草经疏》曰：鹿药，甘能益血，甘能入脾，甘温益阳气，故能主风血去诸冷而益老起阳也。

大圓葉鹿藥

越中婦負郡竹內村
春日社內ニ產ス

舞鹤草

大河诸山皆有产。

全草味酸、涩，性微寒。药用能凉血、止血、清热解毒。用于吐血、尿血、月经过多。外用治外伤出血、瘰疬、脓肿、癣疥、结膜炎。生长在高山阴坡林下。

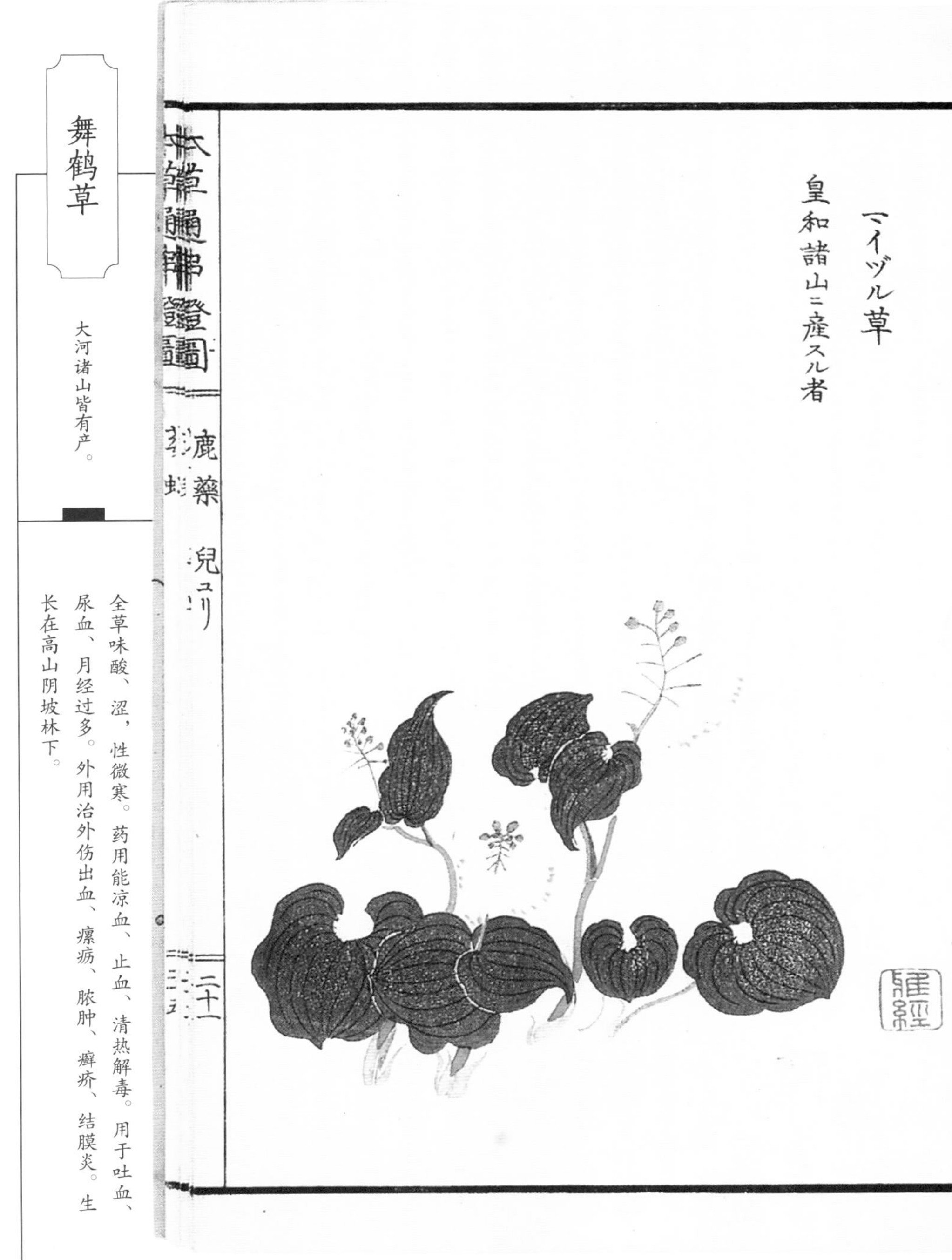

注：因年代久远，书中某些颜料已经变浅甚至褪色。为还原原著效果，我们亦如实呈现。

儿百合

大和诸山皆有产。

植株较矮小，有细短的根。叶薄如纸，为卵形或椭圆形。花白色，单朵生于茎顶端。浆果为球形，色黑。常生于山坡林下。

兒ユリ

皇和諸山ニアル者

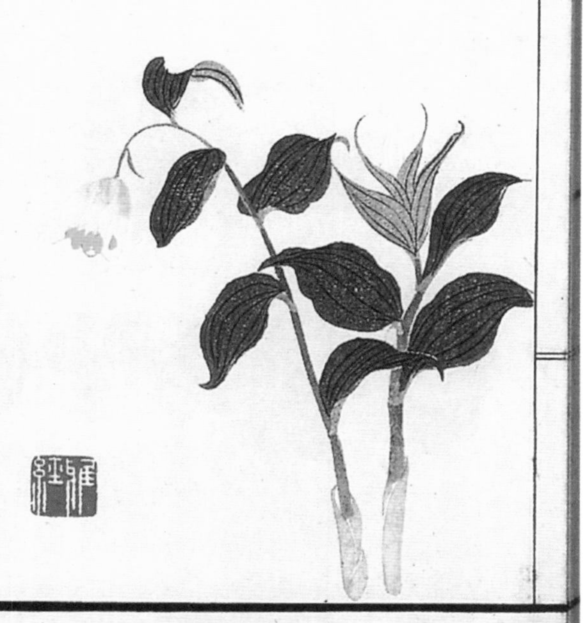

圆叶儿百合

产于越中妇负郡宫之岛村。

通常以儿百合根茎及根入药。有缓解治风湿、跌打、筋骨疼痛的功效。常用于治疗肺热咳嗽、虚劳损伤、手足麻木、小儿高烧、烧烫伤。

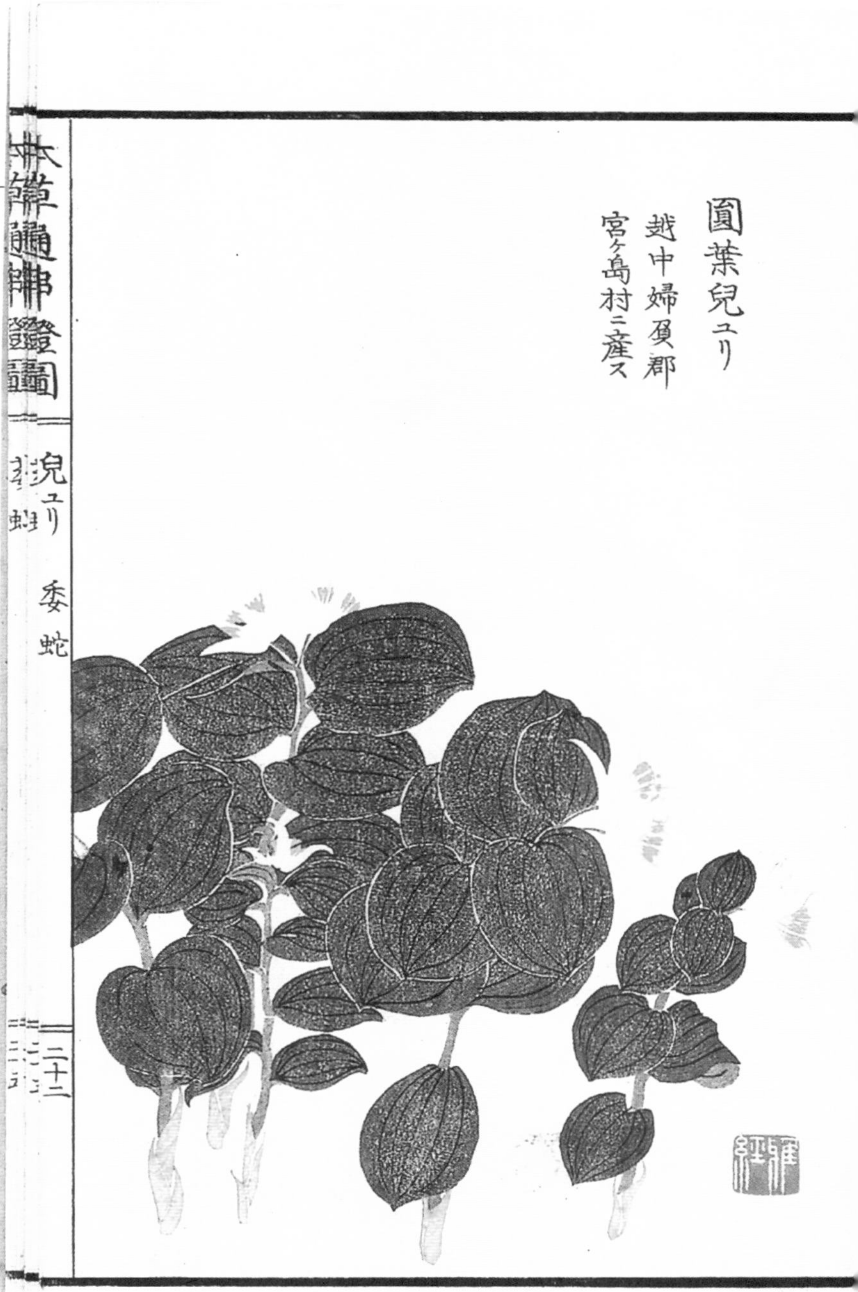

本草图谱

圓葉兒ユリ

越中婦負郡宮ヶ島村ニ產ス

兒ユリ　委蛇

二十三

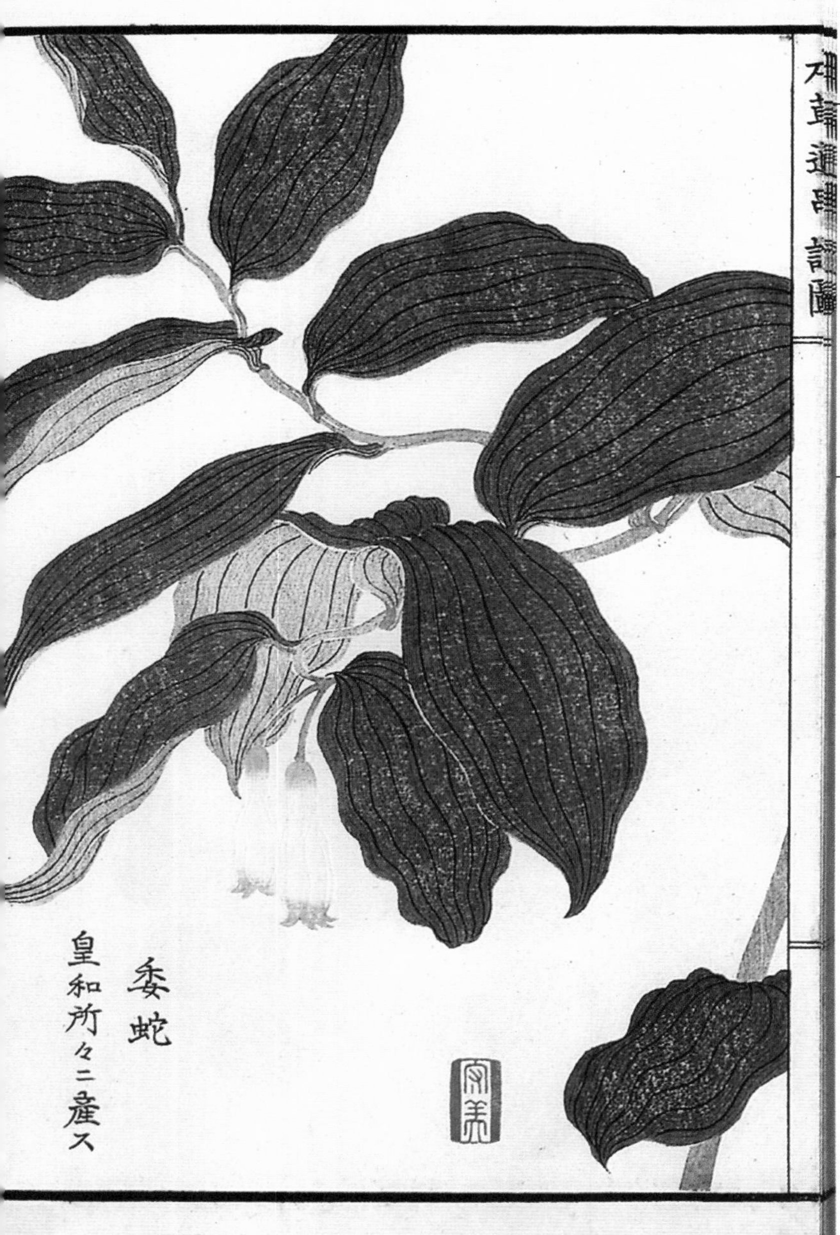

萎蛇

大和处处皆有产。

《别录》曰：味甘，性平，无毒。主消渴少气，令人耐寒。生人家园中，大枝长须，多叶而两两相值，子如芥子。

圆叶委蛇

大和处处皆有产。

李时珍在《本草纲目》记载：『委蛇，此亦似是萎蕤，并俟考访。』

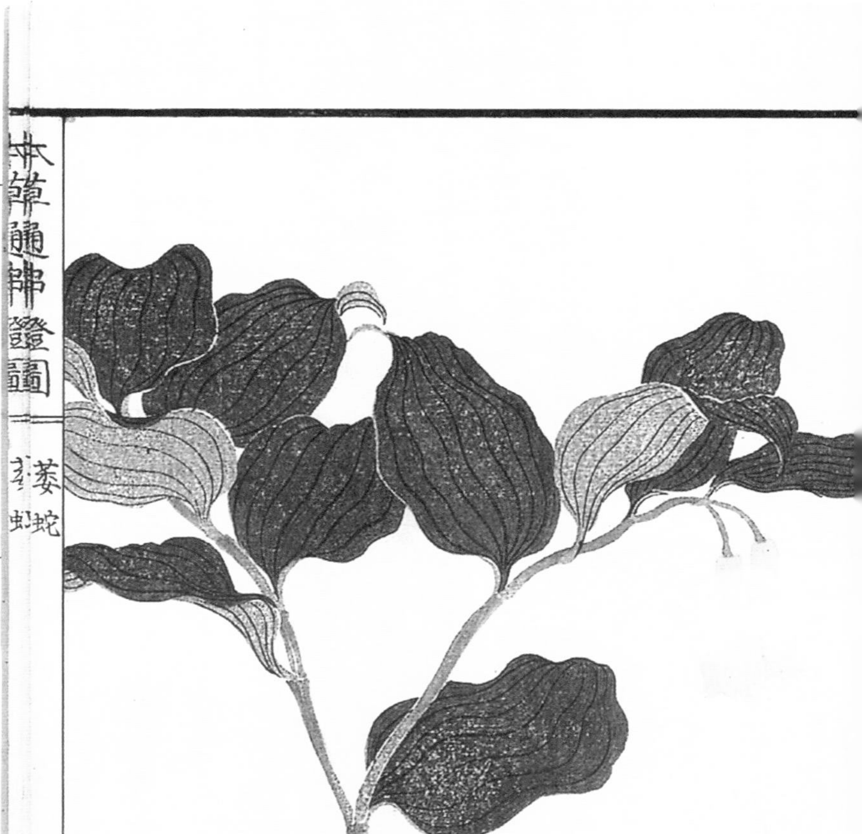

本草图谱 萎蛇 二十三

圓葉萎蛇

皇和處々ニ產ス

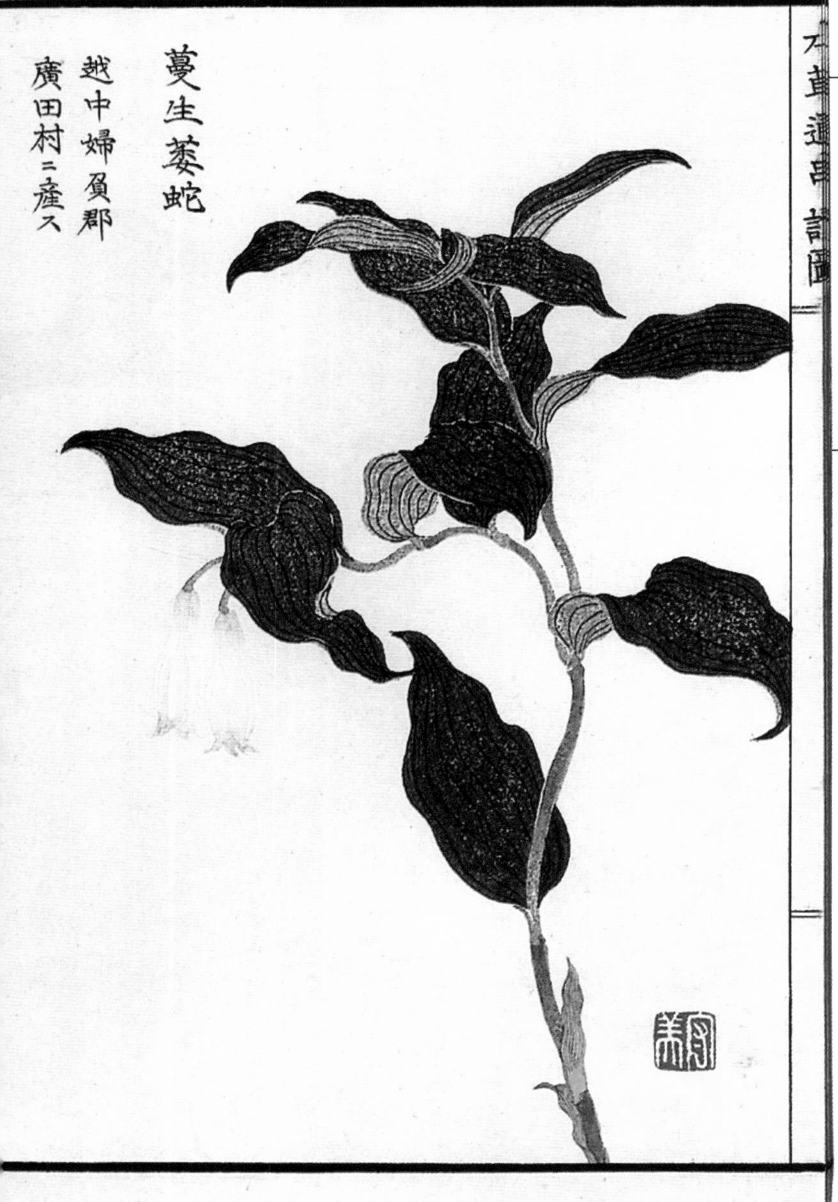

蔓生委蛇

产于越中妇负郡广田村。

人们熟知的委蛇，则是中国传说中的蛇。又名延维，人首蛇身，并且有两个头。它的身子是紫色的，头则是红色的，长度差不多和车辕相当，特别讨厌雷声，每次打雷的时候都会呆立不动。

立山委蛇

产于越中立山。

《山海经》有载：传说见到延维后而能活命的人就能称霸天下。《庄子·达生》中说齐桓公曾经见到过委蛇，后来其果然成为春秋五霸之一。

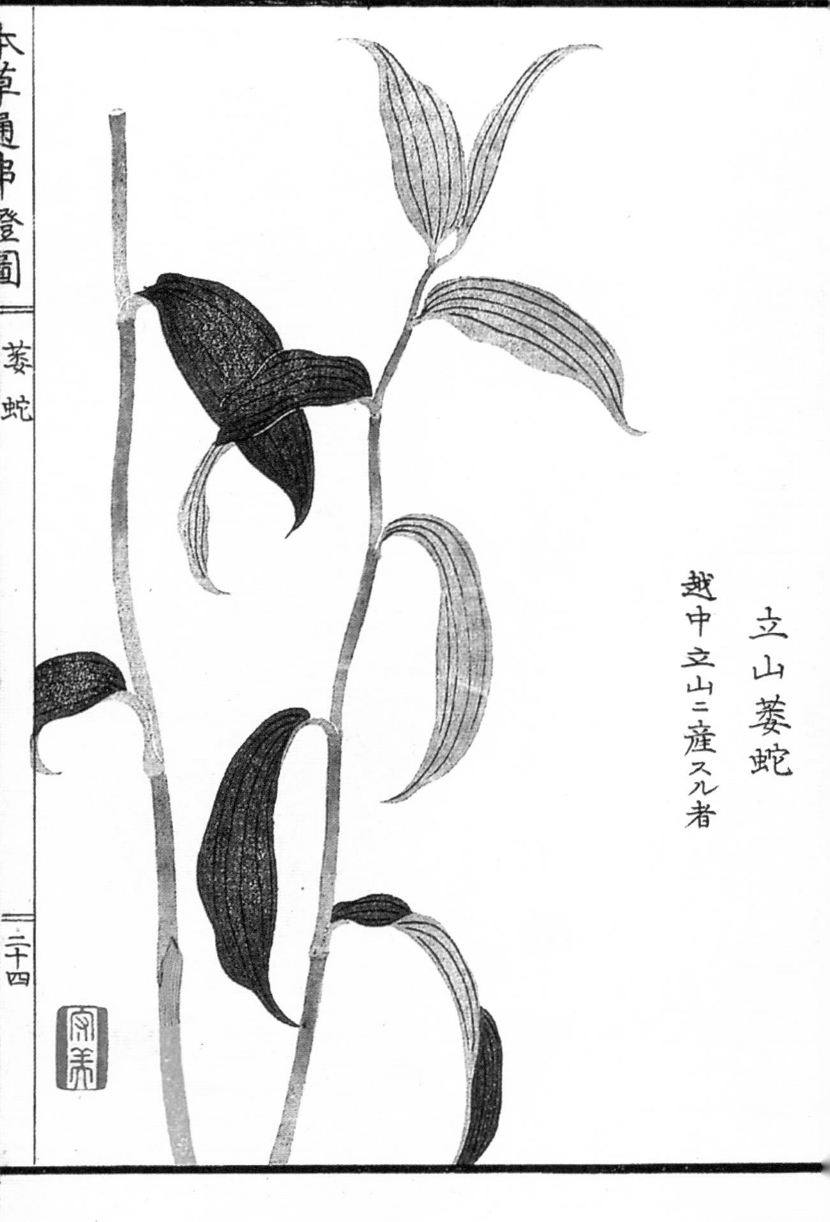

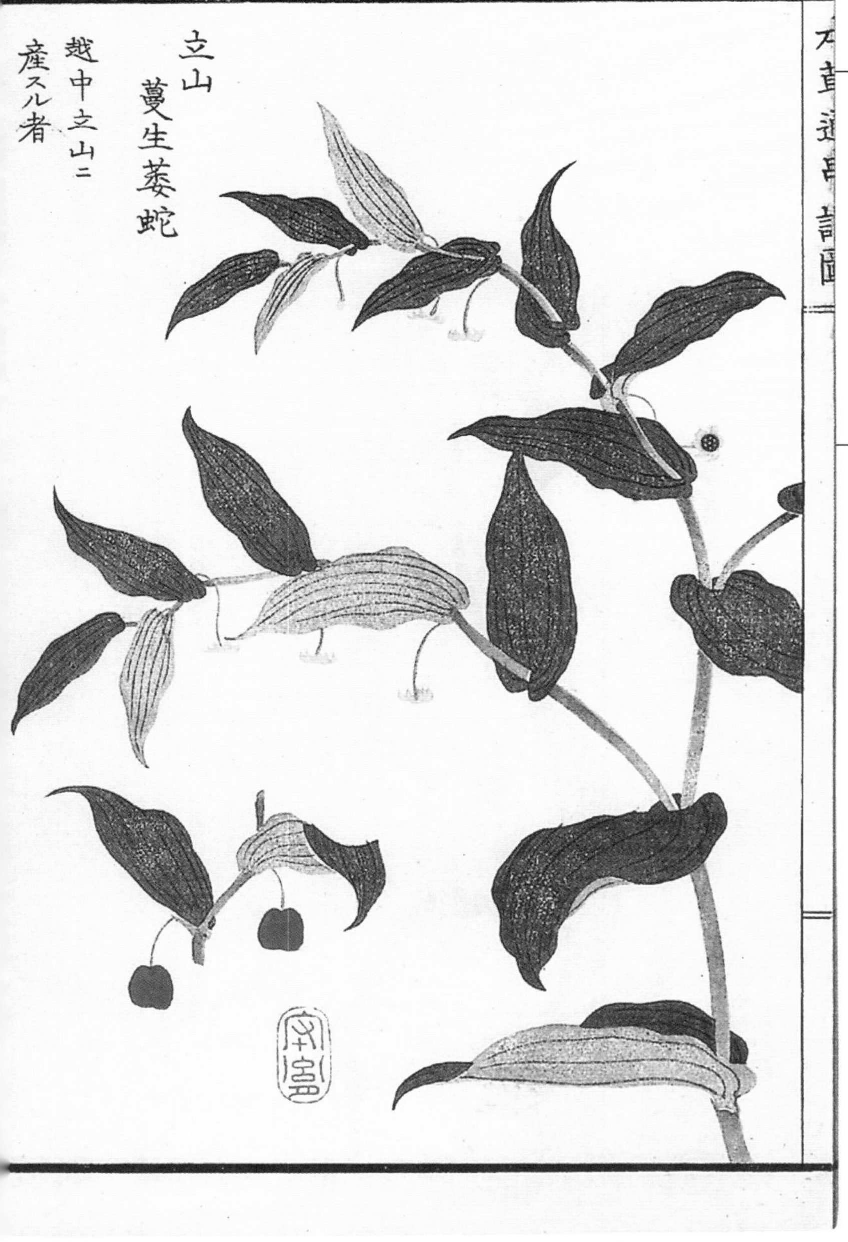

立山蔓生委蛇

产于越中立山。

委蛇在文学作品中出现，常作蜿蜒曲折，拐来拐去之意，意同逶迤。《楚辞·离骚》中写道：『驾八龙之婉婉兮，载云旗之委蛇。』

注：因年代久远，书中某些颜料已经变浅甚至褪色。为还原原著效果，我们亦如实呈现。

小叶委蛇

产于越中金刚堂。

委蛇也有随便应顺的意思，指对人虚情假意，敷衍应酬。《庄子·应帝王》曰：『乡吾示之以未始出吾宗，吾与之虚而委蛇。』

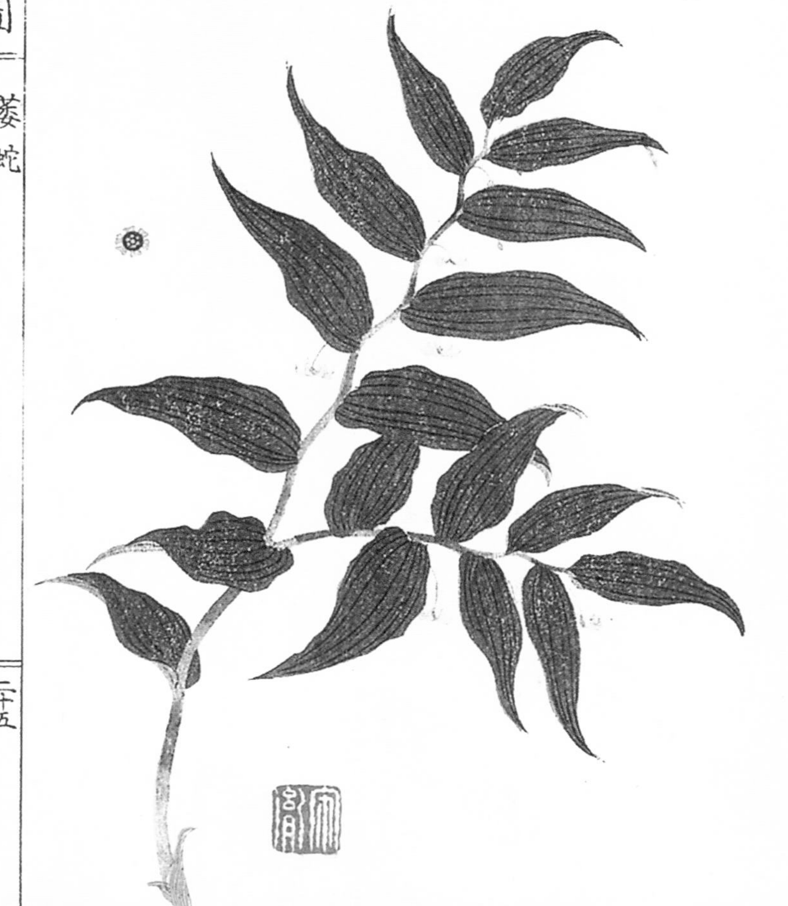

子墨竹

产于琉球。与郭璞《尔雅注疏》『叶似竹，大者如箭竿，有节』之说相似。

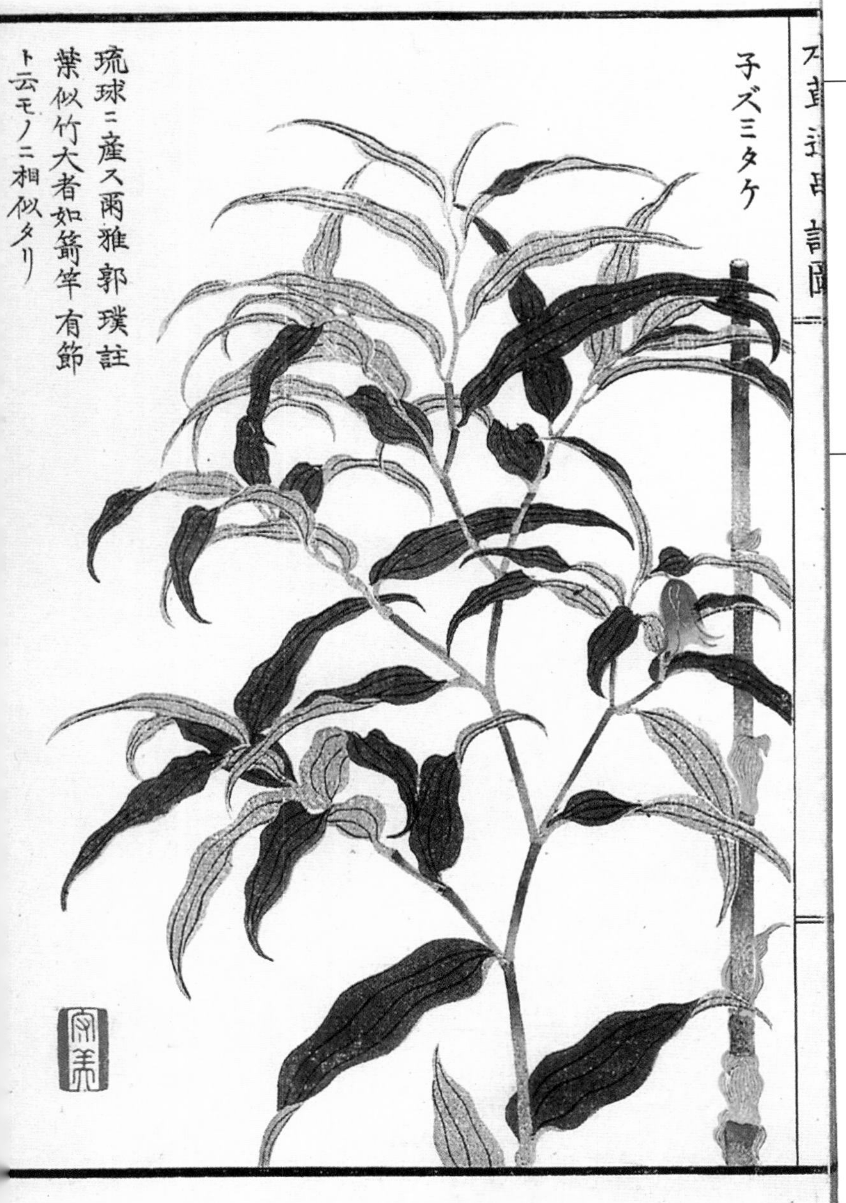
子ズミタケ
琉球ニ産ス爾雅郭璞註
葉似竹大者如箭竿有節
ト云モノニ相似タリ

郭璞所著《尔雅注疏》中说：『药草也，叶似竹，大者如箭竿，有节，叶狭而长，表白里青，根大如指，长一二尺，可啖。』

知母

舶来者，诸州皆有栽培。与弘景所云『形似菖蒲』相吻合。

《本草纲目》释名：蚳母、连母、蝭母、地参、水参、苦心、儿草。时珍曰：宿根之旁，初生子根，状如虻蝱之状，故谓之蚳母，讹为知母、蝭母也。

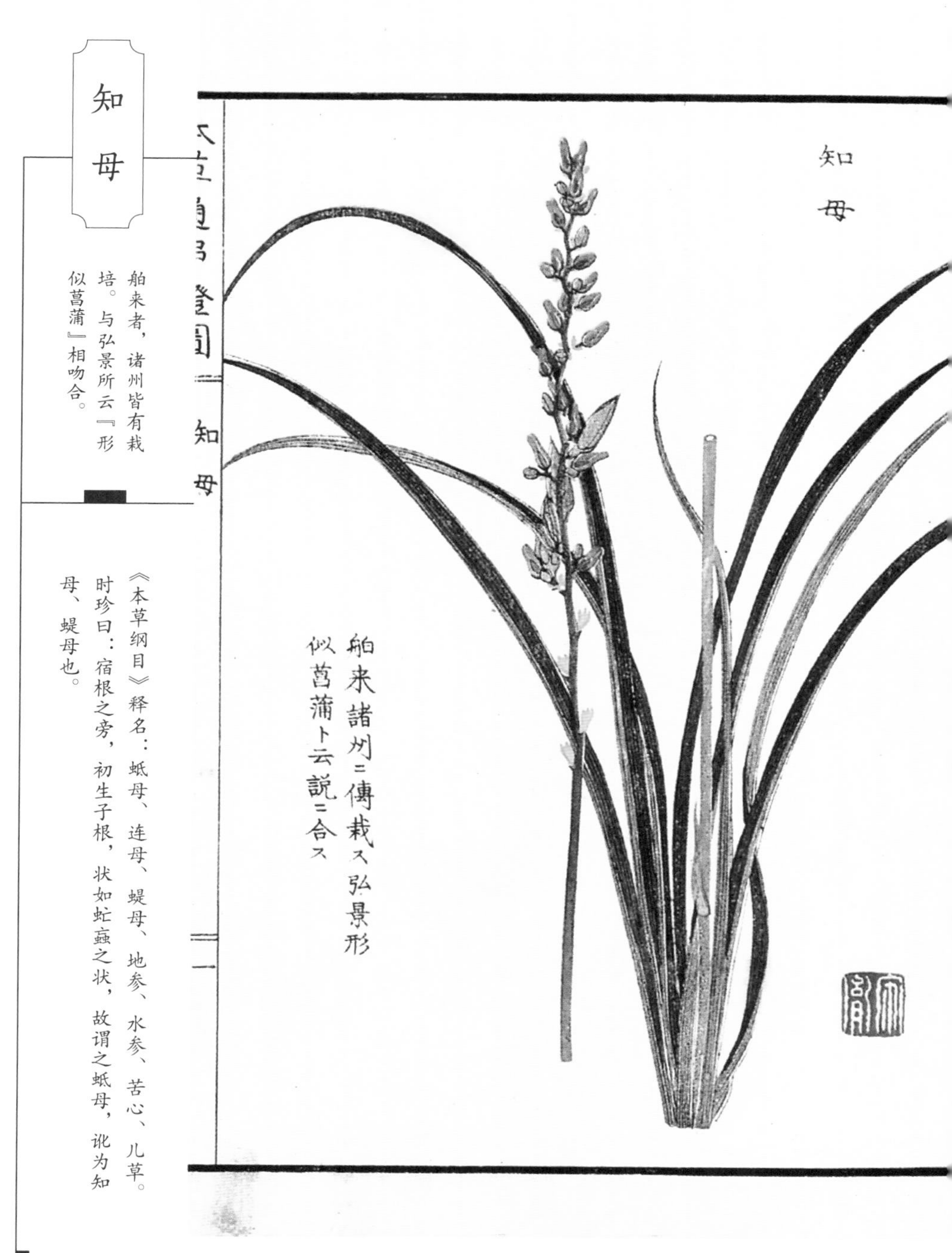

知母
舶来諸州ニ傳栽ス弘景形似菖蒲ト云説ニ合ス
知母

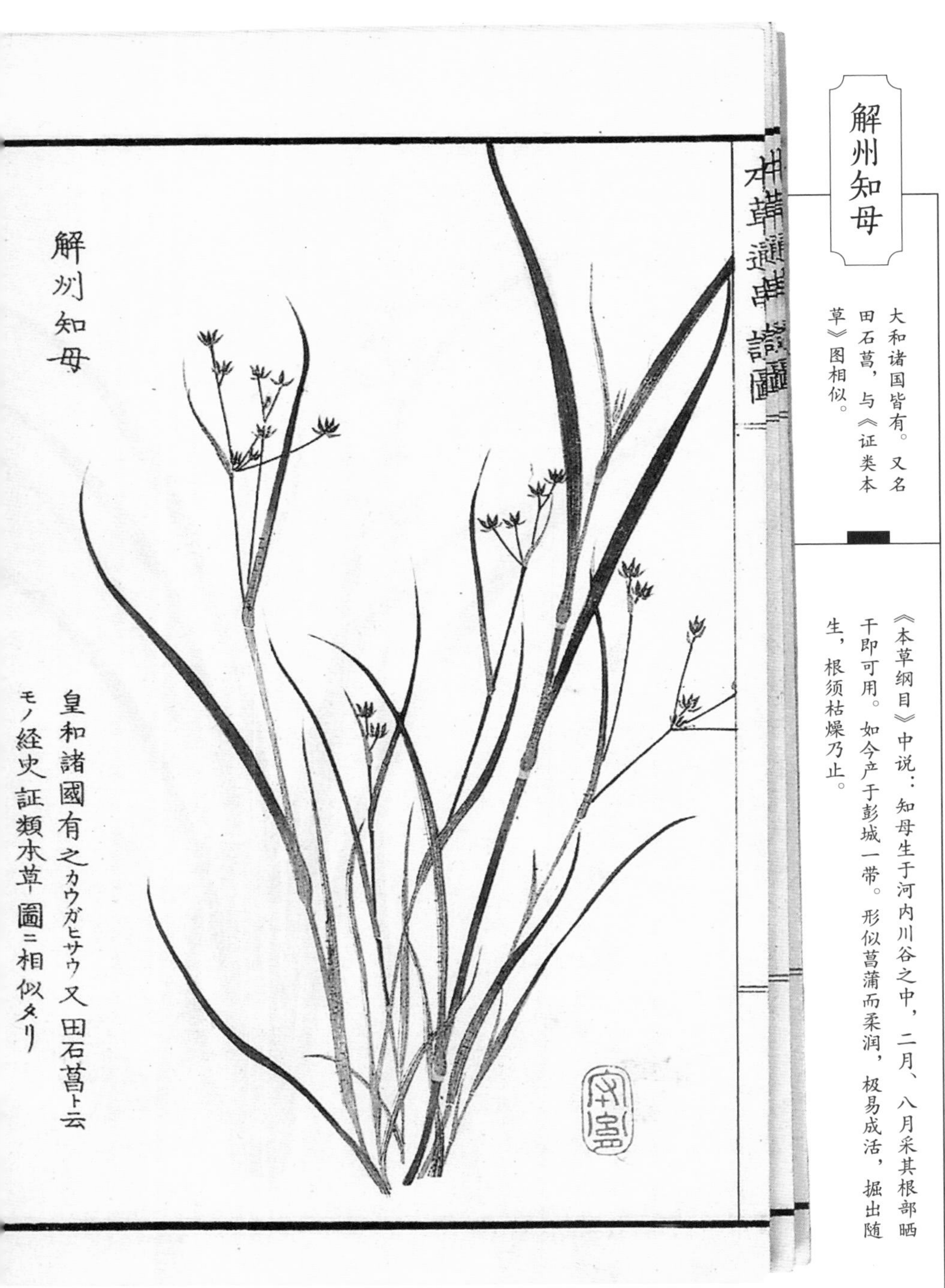
解州知母
皇和諸國有之カウガヒサウ又田石菖ト云
モノ経史証類本草圖ニ相似タリ

解州知母

大和诸国皆有。又名田石菖，与《证类本草》图相似。

《本草纲目》中说：知母生于河内川谷之中，二月、八月采其根部晒干即可用。如今产于彭城一带。形似菖蒲而柔润，极易成活，掘出随生，根须枯燥乃止。

隰州知母

产于越中新川郡八木山，名之为黄花花石菖。与《证类本草》图稍相似。

《本草纲目》记载：知母味苦，性寒，无毒。消渴热中，除邪气，肢体浮肿，下水，补不足，益气。权曰：知母治诸热劳，患人虚而口干者，加用之。

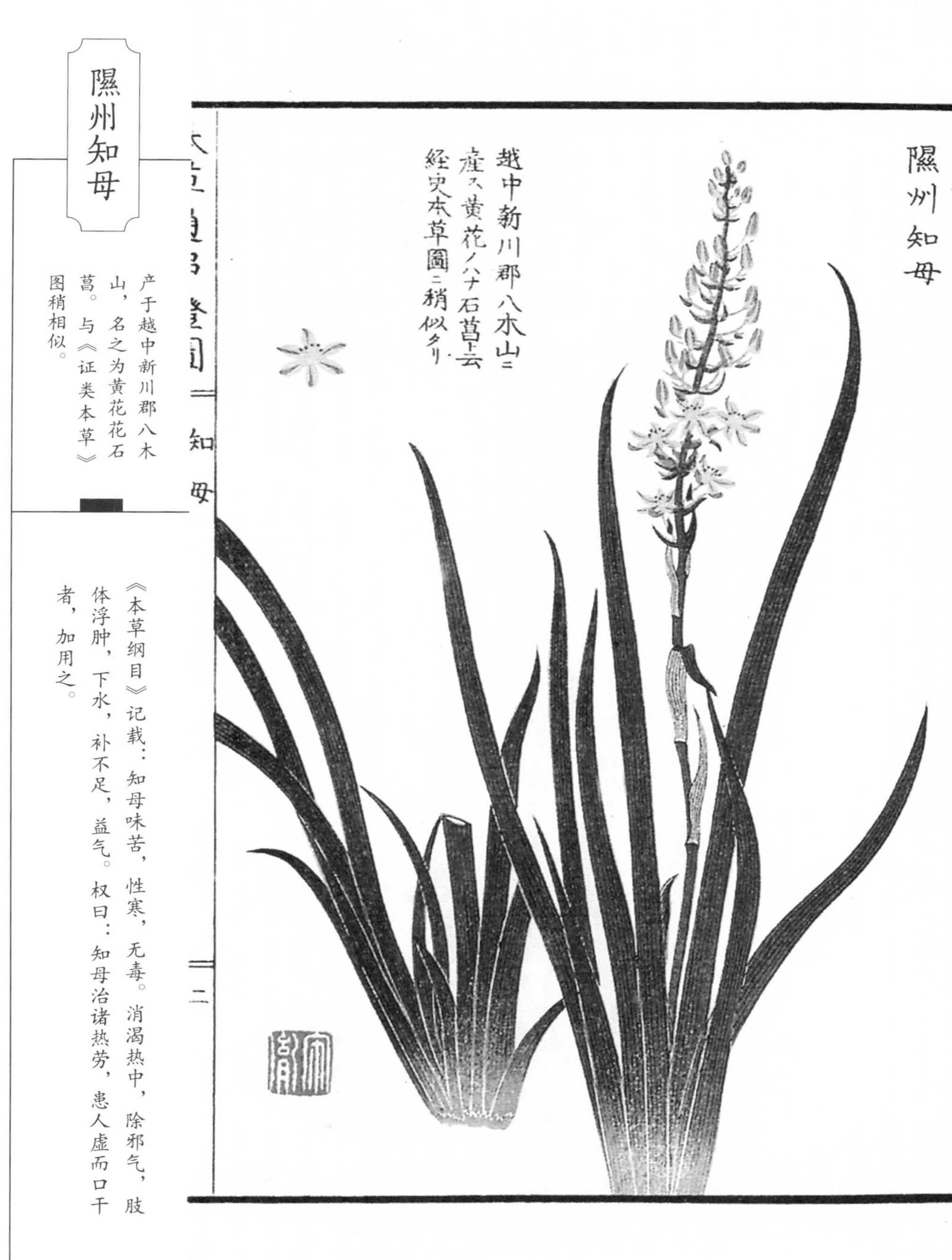
隰州知母
越中新川郡八木山ニ
産ス黄花ノハナ石菖ト云
経史本草圖ニ稍似タリ
知
母
二

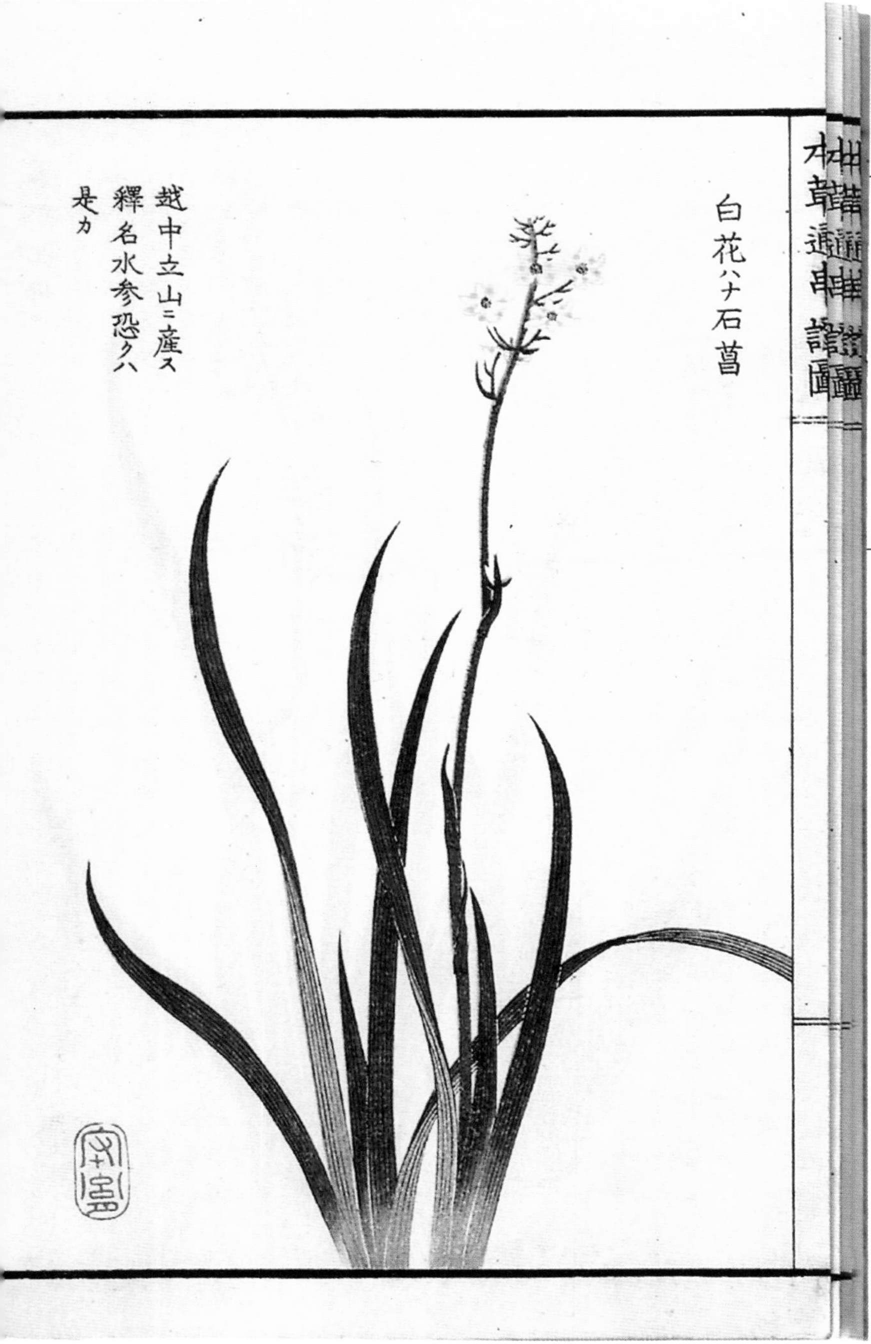

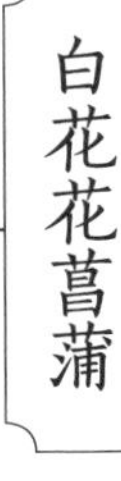

白花花菖蒲

产于越中立山。盖其释名水参耶。

《本草纲目》释名：昌阳、尧韭、水剑草。时珍曰：菖蒲，乃蒲类之昌盛者，故曰菖蒲。《典术》云：尧时天降精于庭为韭，感百阴之气为菖蒲。故曰尧韭。方士隐为水剑，因叶形也。

白花ハナ石菖

越中立山ニ產ス
釋名水参恐クハ
是カ

红花菖蒲

产于越中立山。

颂曰：春生青叶，长一二尺许，其叶中心有脊，状如剑。无花实。其根盘屈有节，状如马鞭大。采之初虚软，曝干方坚实。折之中心色微赤，嚼之辛香少滓。

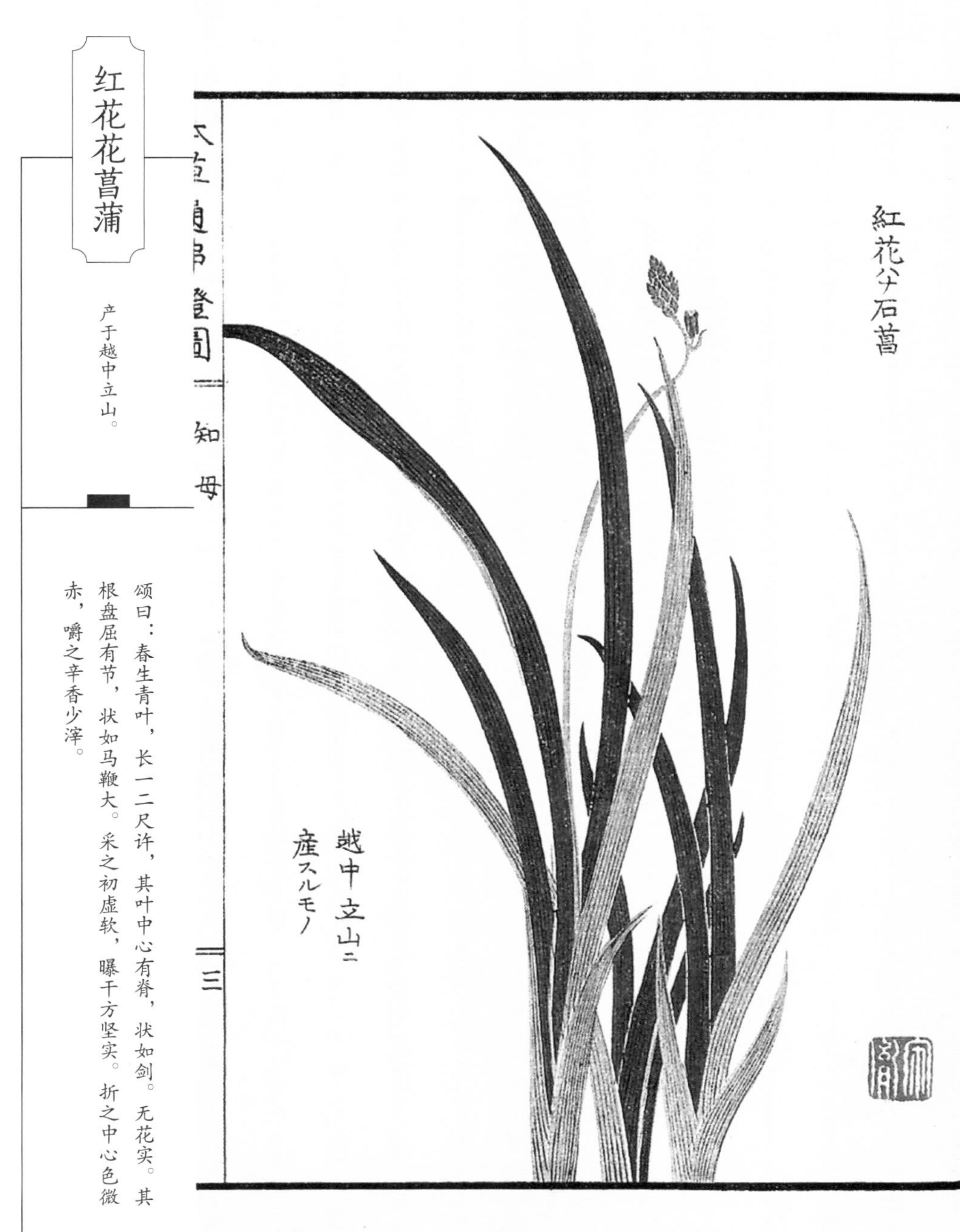

肉苁蓉考

古来本草书中苁蓉、列当、锁阳、天麻之说混淆，而无定论。

肉苁蓉于《名医别录》中，记有『生河西山谷及代郡雁门。』此乃其产地之首载。《吴普本草》云：『生河东山阴地。长三四寸，丛生。或代郡、雁门。』此乃形状之首述。

苁蓉类考

古来本草书中苁蓉、列当、锁阳、天麻之说混淆，而无定论，故而今列举诸书异同于此，试作比较。

肉苁蓉于《名医别录》中，记有『生河西山谷及代郡雁门』，此乃其产地之首载。《吴普本草》云：『生河东山阴地。长三四寸，丛生。或代郡、雁门。』(收录于《太平御览》)，此乃形状之首述。

陶弘景云：『今第一出陇西，形扁广，柔润，多花而味甘。』以此句，探和产苁蓉与之相类者，则黄紫茸(日本产苁蓉)可当。生于越中立山下野(日本旧国名，位于今栃木县，属东海道。又名野州)日光山，骏河(日本旧国名，位于今静冈县东部，属东海道。又名骏州)富士山。

花苁蓉，《日华子诸家本草》(简称《日华子本草》或《日华本草》，著作年代、作者不详)云：『春抽苗者，力较微耳。』花苁蓉与鬼烟管、鳖甲草相近。四五月间开花者，早生品种。生于越中诸山湿地，生于梅雨期间者，黄白色，鳞甲细密，名曰：『梅雨左卫门。』

列当，见《名医别录》云：『生山南岩石上，如藕根，初生掘取阴干。』(查证未见于《名医别录》，但见于《本草纲目》)其『藕根』之言，且不论是否喻其形状，可知其根长而有节，直而向下。虽难为形状考据之证，但推量其类别，盖与土通草及锡杖天麻略相似。穗状花序圆长状如毛笔尖，花开后，排列于直立茎上，故名之曰『列当』。当为《遵生八笺》(明高濂著)所云：『产凤阳诸郡中，藤本，其子红亮，克肖珊瑚，状若笔尖下悬，不畏霜雪。初青后红，收子可种。又名海风藤子。』

草苁蓉，保升《蜀本草》云：『暮春抽苗，四月中旬采取，长五六寸至一尺以来，茎圆紫色，采取，压扁，日干。』『圆茎白色』乃与梅雨左卫门相类似。《本草图经》记载：『草苁蓉，(与肉苁蓉)极相类，但根短，茎圆，紫色。』又有《兖州府志》云：『列当，俗紫花地丁。』然此株紫茎、开紫花也，今生于诸州沙土者，盖滨戟耶？

锁阳，《本草拾遗》仅见『主治』一条。《辍耕录》(又名《南村辍耕录》，明陶宗仪著)云：『久之，发起如笋，上丰下俭，鳞甲栉比，筋脉连络，其形绝类男阴，名曰锁阳。』《质问本草》(琉球国吴继志著)有『蛇菰锁阳。』芒草茗荷、南蛮烟管之图与前者同类。《神农本草经》所说之『锁阳』，未见其实物，则半信半疑未知其所以然。然，嘉永四年辛亥暮秋时节，于越中立山采得一奇物，点检其形状，则『上丰下俭、鳞甲栉比』『绝类男阳』，与《辍耕录》之说相符合，盖《本草纲目》之所谓『锁阳』。其后，于同一山中，再三采得此物，假树根朽木中生之，盖与和兰《物印满》所收『草苁蓉，从桃金娘根间生之也』之图相似，寄生之属。苁蓉之类，借草木之余势温湿而生焉，生于木根而非木，生于草中而非草，比之于蕈菌类而非蕈菌，当为植物之一种。

《本草图经》记载：『草苁蓉，极相类，但根短，茎圆，紫色。』

保升《蜀本草》云：『暮春抽苗，四月中旬采取，长五六寸至一尺以来，茎圆紫色，采取，压扁，日干。』

锁阳，《本草拾遗》仅见『主治』一条。

《辍耕录》云：『久之，发起如笋，上丰下俭，鳞甲栉比，筋脉连络，其形绝类男阴，名曰锁阳。』

赤箭天麻，其根有母子之说，见于《神农本草经》：『赤箭，一名离母。』陶弘景云：『根如人足，又云如芋，有十二子为卫。』《吴普本草》云：『根如芋子。』《抱朴子》云：『仙方有合离草，一名独摇，一名离母。所以谓之合离、离母者，此草下根如芋魁，有游子十二枚周环之，去大魁数尺，皆有细根如白发，虽相须而实不相连，但以气相属尔。』

采得天麻，栽于家园内，翌年未发。先年，同好本草之士荐曰：『且试《抱朴子》之说。』遂观天麻，翻覆其四周之土以觅其子，离母株三四尺许，恰得一白点子。乃知其为游子，埋于园中。果然，来岁，其旁自生天麻。方知抱朴子之说非妄。

再论『赤箭为茎，天麻为根』之说。《神农本草经》《名医别录》《本草经集注》等典籍中，俱有赤箭之说，而无天麻之名。《雷公炮炙论》云：『凡使，勿用御风草。』此乃『天麻』命名之始。甄权曰：『赤箭芝，一名天麻。』马志《开宝本草》亦出『天麻』。其后，往往以『天麻』为通名。如今，则不言赤箭，仅称天麻。盖因其根最具药用而以之为名。《本草别说》云：『谨按今医家见用天麻，即是赤箭根。』此乃『天麻为根』首说。《本草衍义》亦有『赤箭，天麻苗也』。此乃『天麻为根，赤箭为茎』之证。余窃按：赤箭、天麻本一物，明矣。茎名曰赤箭，甚适，而天麻为根之诸说，其意皆未明。凡药物之命名，若名有两端可为证者，并无成规曰命名必须以根、茎名之。莎草、香附子以根、茎为名。营实、蔷薇以果实、蔓茎为名，而用药时以其根为主，而命名时并不取根为名。故天麻亦与之相类。盖赤箭为茎，而天麻为花。赤箭其名，无须赘言，其茎赤褐色。沈括在《梦溪笔谈》中言赤箭乃『神仙补里养生上药』。故而天麻之『天』，乃为神仙异常之称。而天麻茎头筒子花开，恰似胡麻花，故以其花形冠以天麻之名。因此，赤箭乃以茎为名，而天麻乃以花为号，明矣。赤箭分两种，密而别之。苏敬云：『赤箭芝当为赤天麻也。』

赤箭天麻，其根有母子之说。

《抱朴子》记载：『独摇子。』(独摇，赤箭别名，语出《本草经集注》赤箭条：『有风不动，无风自摇。』)应为土木通即列当之种子。《本草述》(清刘若金著)云：『有御风草与赤箭相似独茎，色青斑。叶背黄白，兼有青点。』此乃青天麻。另有白天麻，罕见。有兰天麻，美如兰花，然属天麻之类。《本草述》云：『赤箭，茎中空，色正赤，贴茎杪之半，微有尖小红叶。四月梢头成穗，作花灰白，宛如箭杆，且有羽者，有风不动，无风自摇。』与此说相近者，乃《尚书·故实》所云『朱草，瑞草也，长三尺，枝叶皆赤，茎似珊瑚。文命咸得，俊乂在官则朱草生郊』。《宋书符瑞志》云：『京师有赤草生水涯。』盖言此为兰天麻。

草苁蓉，因其形状怪异，而有『马精』等妄诞之说。陶弘景《本草经集注》肉苁蓉条下云：『代郡雁门属并州，多马处便有，言是野马精落地所生。生时似肉，以作羊肉羹，补虚乏极佳，亦可生啖。』此乃妄诞之祖。苏颂《本草图经》云：『旧说是野马遗沥落地所生。今西人云，大木间及土堑垣中多生，此非游牝之所而乃有，则知自有种类耳。』与之比较之说为，《日华子诸家本草》曰：『生勃落树下，并土堑上，此即非马交之处。』此外，《辍耕录》锁阳条下：『野马或与蛟龙交，遗精入地。久之，发

《抱朴子》云：『仙方有合离草，一名独摇，一名离母。所以谓之合离、离母者，此草下根如芋魁，有游子十二枚周环之，去大魁数尺，皆有细根如白发，虽相须而实不相连，但以气相属尔。』

肉苁蓉考

《抱朴子》记载：『独摇子』，应为土木通即列当之种子。

《本草述》云：『有御风草与赤箭相似独茎，色青斑。叶背黄白，兼有青点。此乃青天麻。另有白天麻，罕见。有兰天麻，美如兰花，然属天麻之类。

起……里妇之淫者就合之，一得阳气，勃然怒长。土人掘取，洗涤去皮，薄切晒干，以充药货，功力百倍于从蓉也。』时珍疑此自有种类，如肉苁蓉、列当，亦未必尽是遗精所生。如此妄诞之说，未足取，况列为医药，戏谈耳。

余之考量：苁蓉、列当、锁阳、赤箭皆为一物。其根有游子，赤箭为主茎，并无宿根。游子生小根，发来岁之苗，或寄生于腐木而附生宿根，或寄生于草根而从旧根又发新株。

原本游子(种子)于土中逍遥漫生，余且考据其同音者，记录如下：

锁阳恐为销阳之误写，盖因篆体相似而误传。按正字，通云锁，苏果切，音琐，从小贝，篆作鎖。六书故云，锁字泥俗作鎖，别作鏁。又有销字，先雕切，音宵，篆作銷。检之于《韵镜》(最早音韵学著作之一，作者不详)宵销逍三字同音，且同等同位为相邀切。另有阳徉二字同音，且同等同位，作与章切。由此可见，销阳即逍徉之意，同音同等同位。以此类推，逍徉、逍遥、尚羊、徜徉、苁蓉、从容、颂容皆为同音，通用。则销阳亦以其同音而通用，择其令人联想舒缓状态之字，组之为词。故而其词，仅择其单音，二字并无实义可析。印度『归命于佛』之意，乃以『南无阿弥陀佛』表之，无他，音译耳。如此，销阳、苁蓉，音相同，不亦明矣。且列当作栗当，亦因其音相同耳通用而已，若以粟为栗，乃误写。苁蓉、销阳乃同音而通用，故莫可辨。一般作锁阳，故于此附记。

肉苁蓉

产于越中立山骏州富士，或野州日光山。别名黄紫茸。与弘景『出陇西』之说相似。

《本草纲目》释名：肉松容、黑司命。时珍曰：此物补而不峻，故有从容之号。从容，和缓之貌。《别录》曰：肉苁蓉，生河西山谷及代郡雁门，五月五日采，阴干。

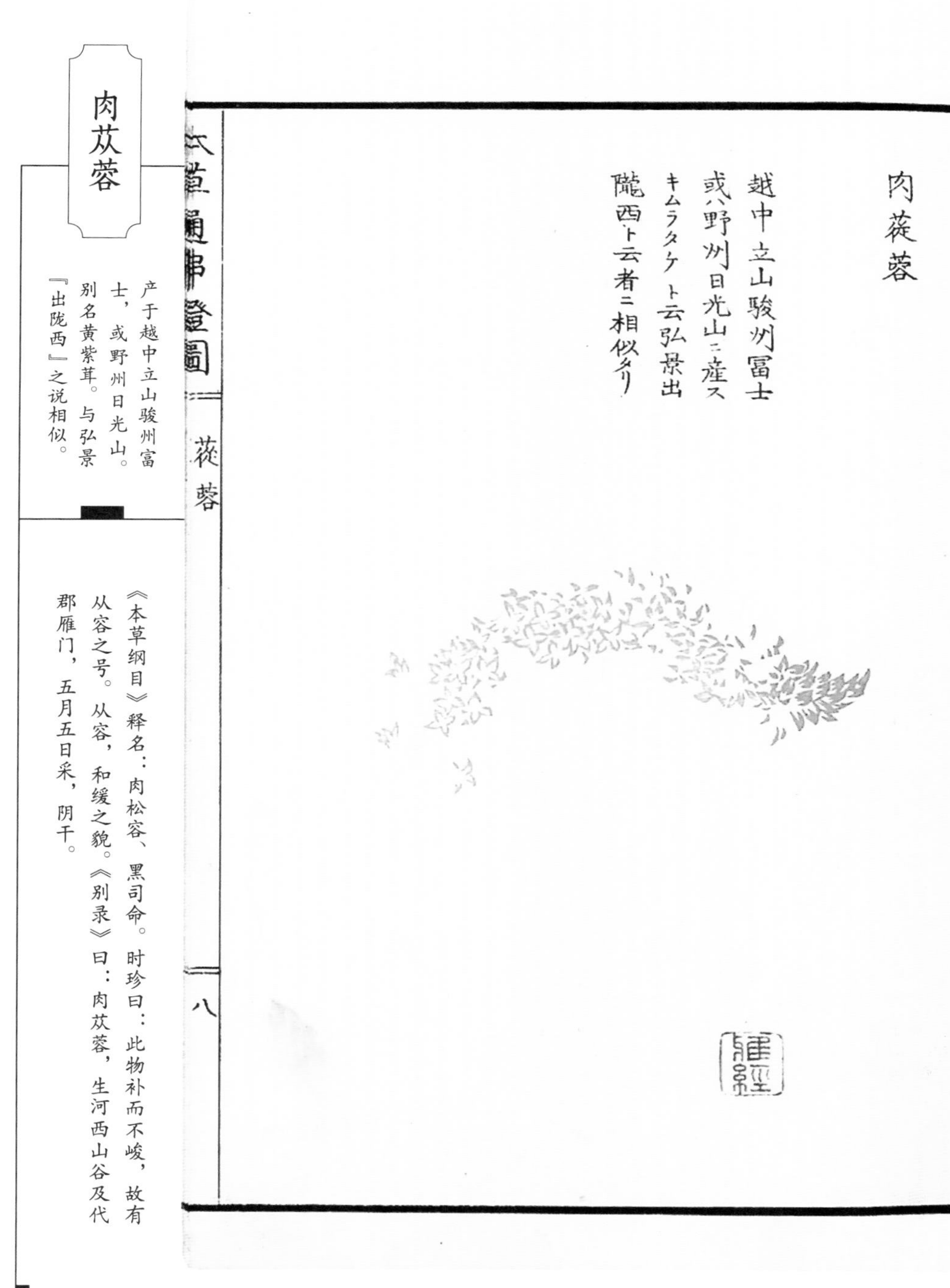

注：因年代久远，书中某些颜料已经变浅甚至褪色。为还原原著效果，我们亦如实呈现。

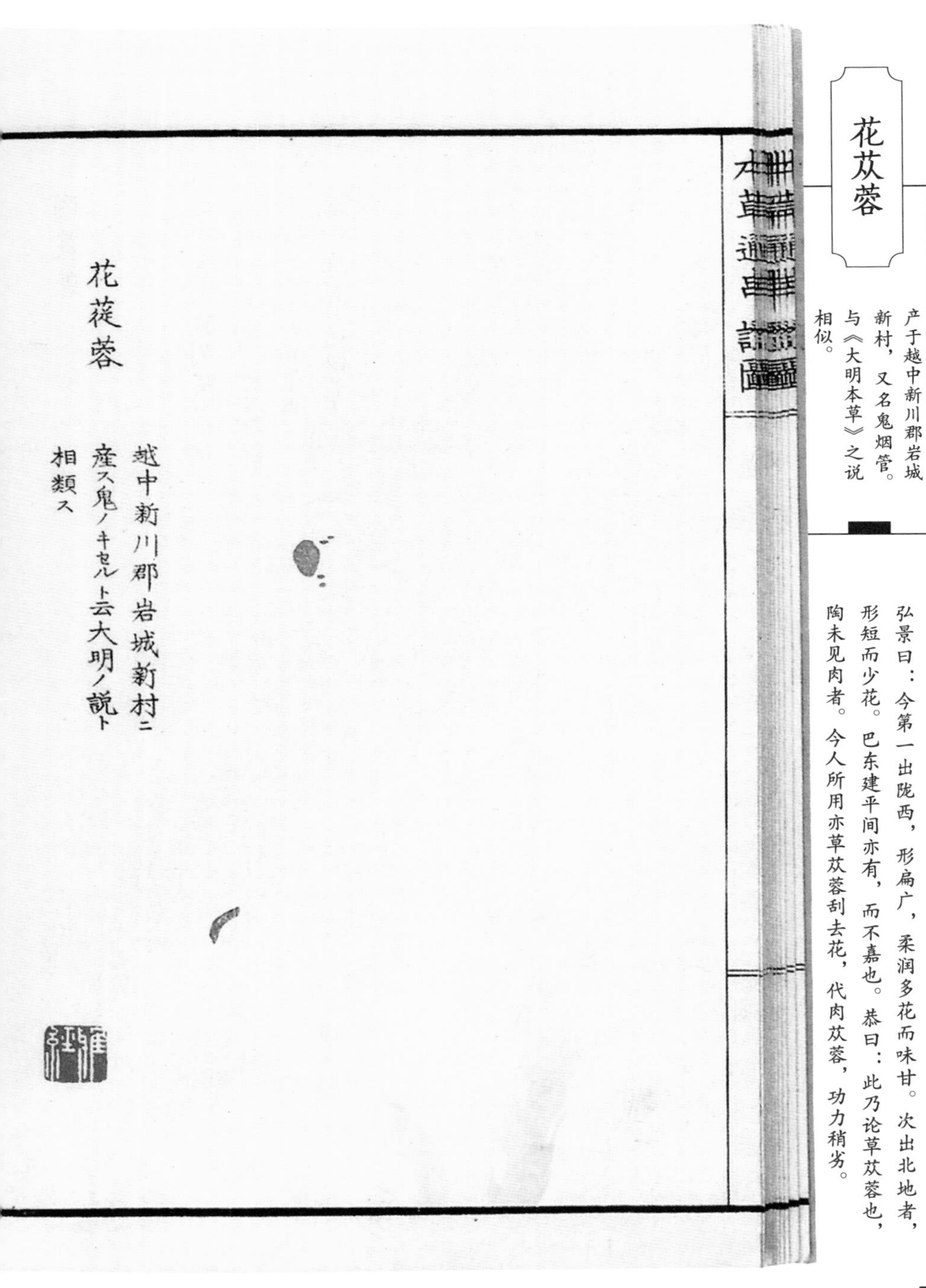
本草通串證圖
花蓯蓉
越中新川郡岩城新村ニ産ス鬼ノキセルト云大明ノ說ト相類ス

花苁蓉

产于越中新川郡岩城新村，又名鬼烟管。与《大明本草》之说相似。

弘景曰：今第一出陇西，形扁广，柔润多花而味甘。次出北地者，形短而少花。巴东建平间亦有，而不嘉也。恭曰：此乃论草苁蓉也，陶未见肉者。今人所用亦草苁蓉刮去花，代肉苁蓉，功力稍劣。

注：因年代久远，书中某些颜料已经变浅甚至褪色。为还原原著效果，我们亦如实呈现。

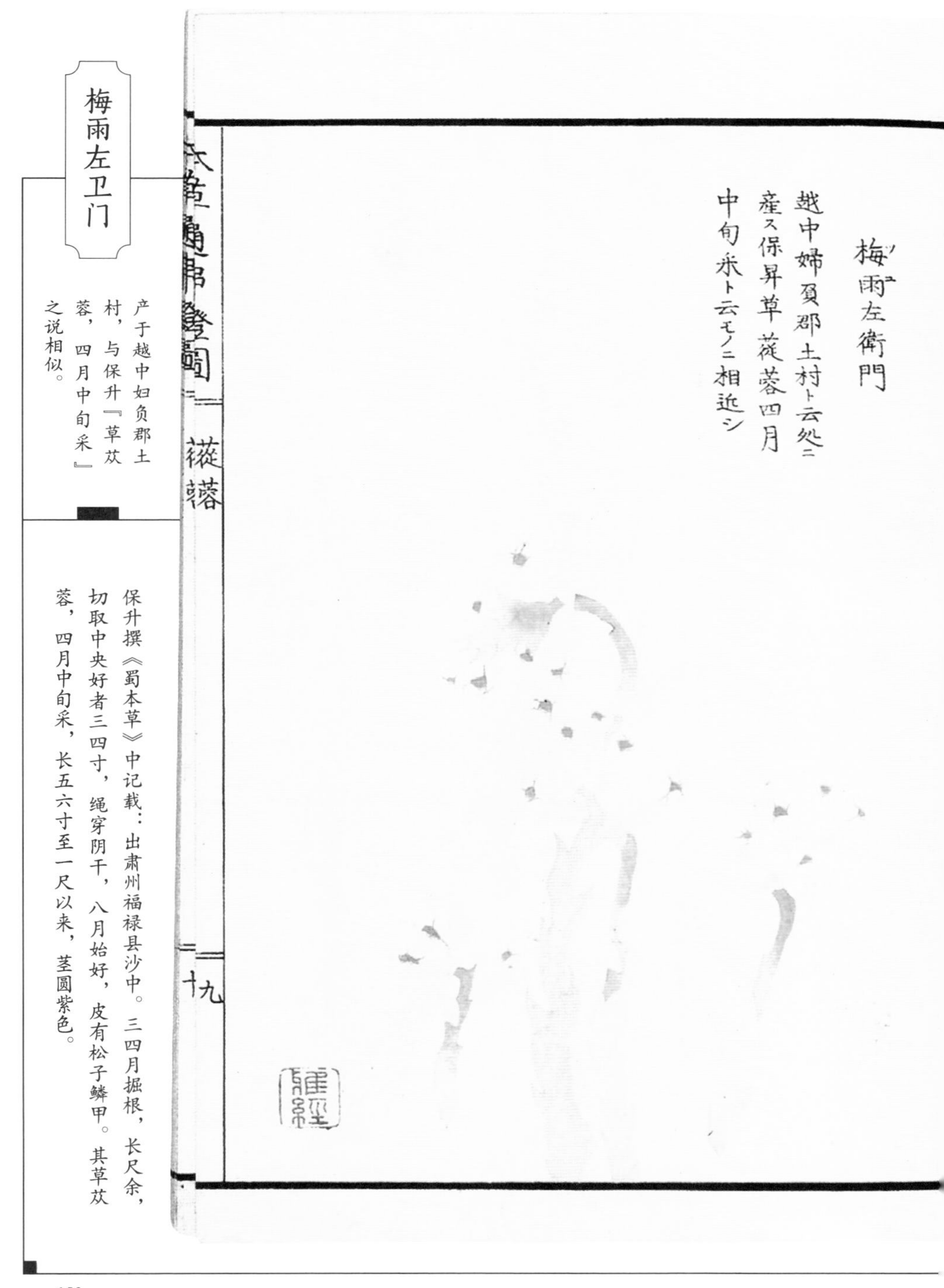

梅雨左衛門
越中婦負郡土村ト云処ニ
産ス保昇草蓯蓉四月
中旬采ト云モノニ相近シ
蓯蓉
十九

梅雨左卫门

产于越中妇负郡土村，与保升『草苁蓉，四月中旬采』之说相似。

保升撰《蜀本草》中记载：出肃州福禄县沙中。三四月掘根，长尺余，切取中央好者三四寸，绳穿阴干，八月始好，皮有松子鳞甲。其草苁蓉，四月中旬采，长五六寸至一尺以来，茎圆紫色。

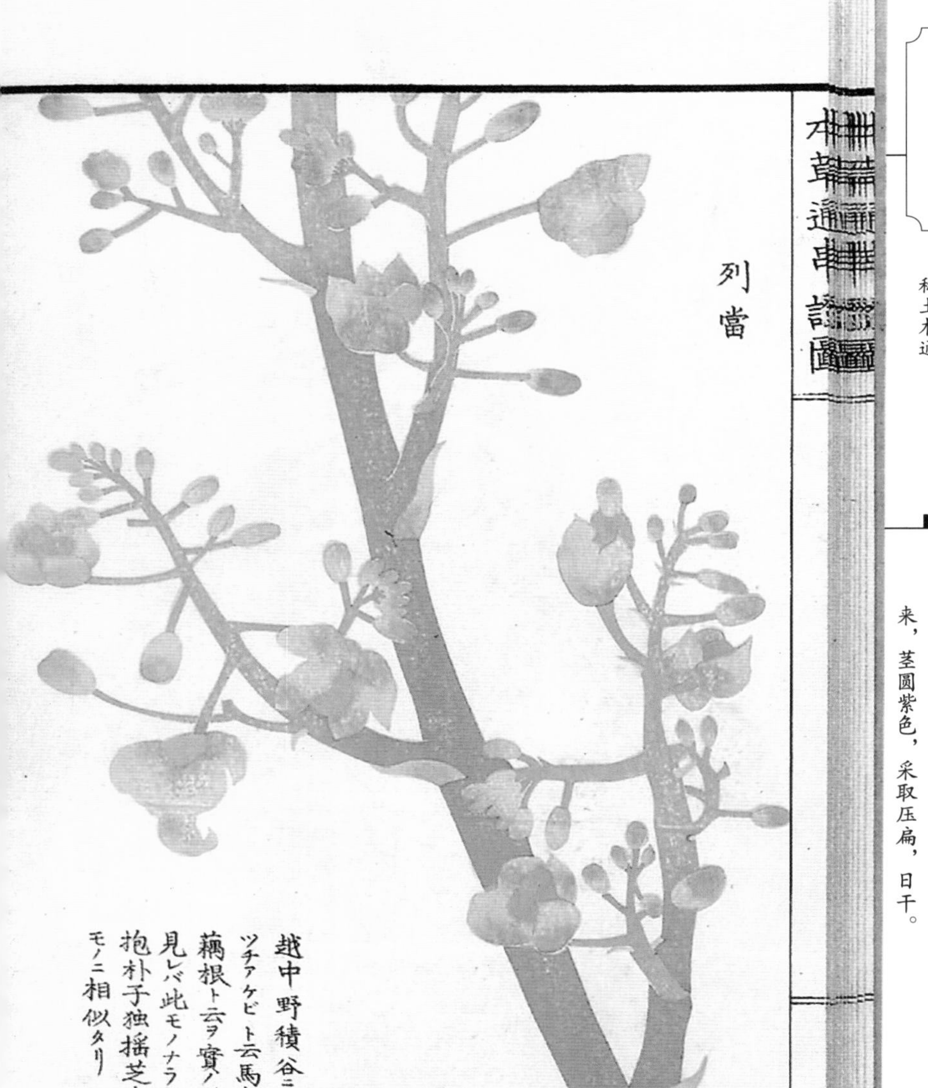
本草通串證圖
列當
越中野積谷ニ産ス
ツチアケビト云馬志如
藕根ト云ヲ實ノ形ト
見レバ此モノナランカ
抱朴子独揺芝ト云
モノニ相似タリ

列当

产于越中野积谷，别称土木通。

《本草纲目》释名：栗当、草苁蓉、花苁蓉。保升曰：原州、秦州、渭州、灵州皆有之。暮春抽苗，四月中旬采取，长五六寸至一尺以来，茎圆紫色，采取压扁，日干。

仝实

仝实在原作中仅有名称及手绘图。

敩曰：凡使先须清酒浸一宿，至明以棕刷去沙土浮甲，劈破中心，去白膜一重，如竹丝草样。有此，能隔人心前气不散，令人上气也。以甑蒸之，从午至酉取出，又用酥炙得所。

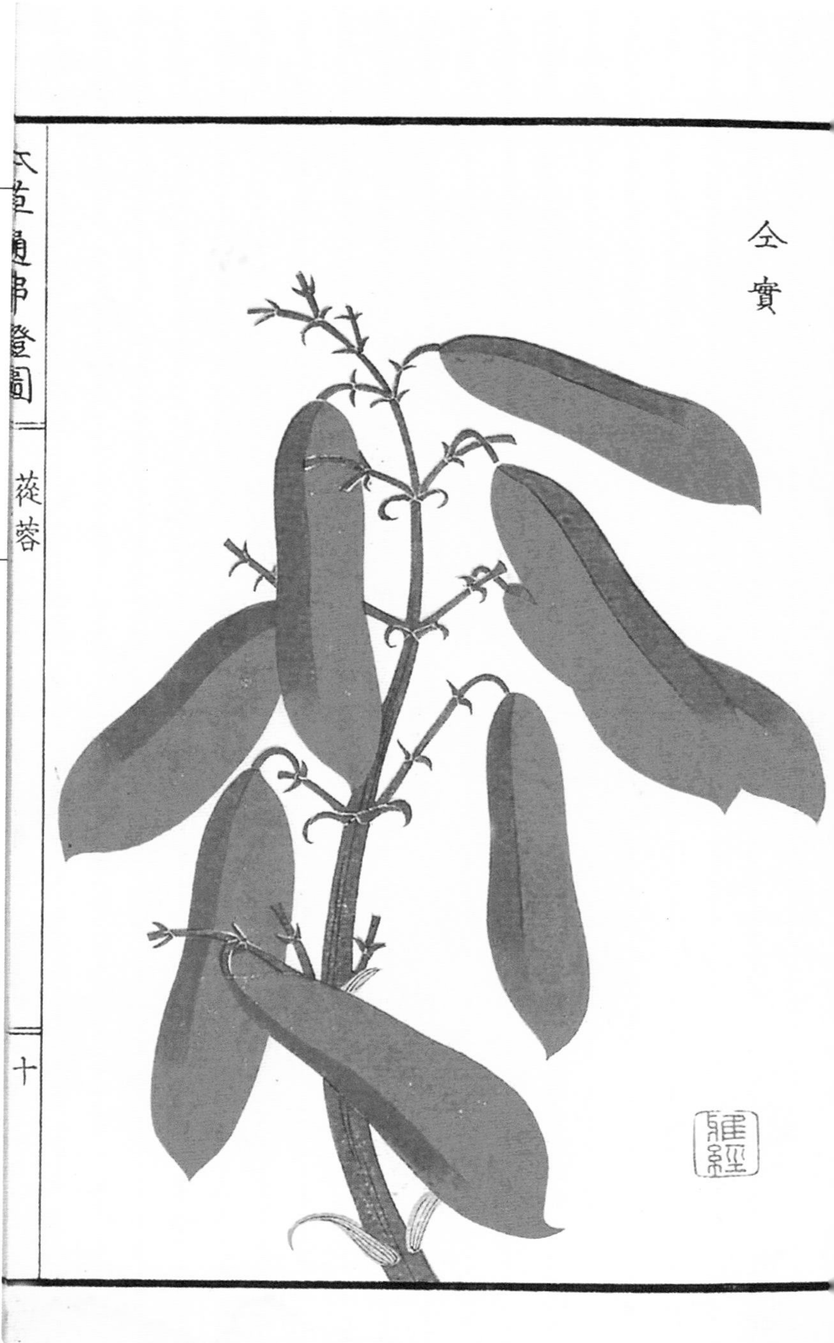

本草通串證圖 菾蓉 十

仝實

草苁蓉

大和诸国沙堤处有产，名曰『滨空穗』，与苏颂之说相似。*

草苁蓉被中医用作滋补强壮药，民间也有用来强化神经系统以治疗晕眩，并有激发心脏活力、增进身体紧张度与消除疲劳的功能，故民间依据它的延年益寿之功效，称它为『不老草』。

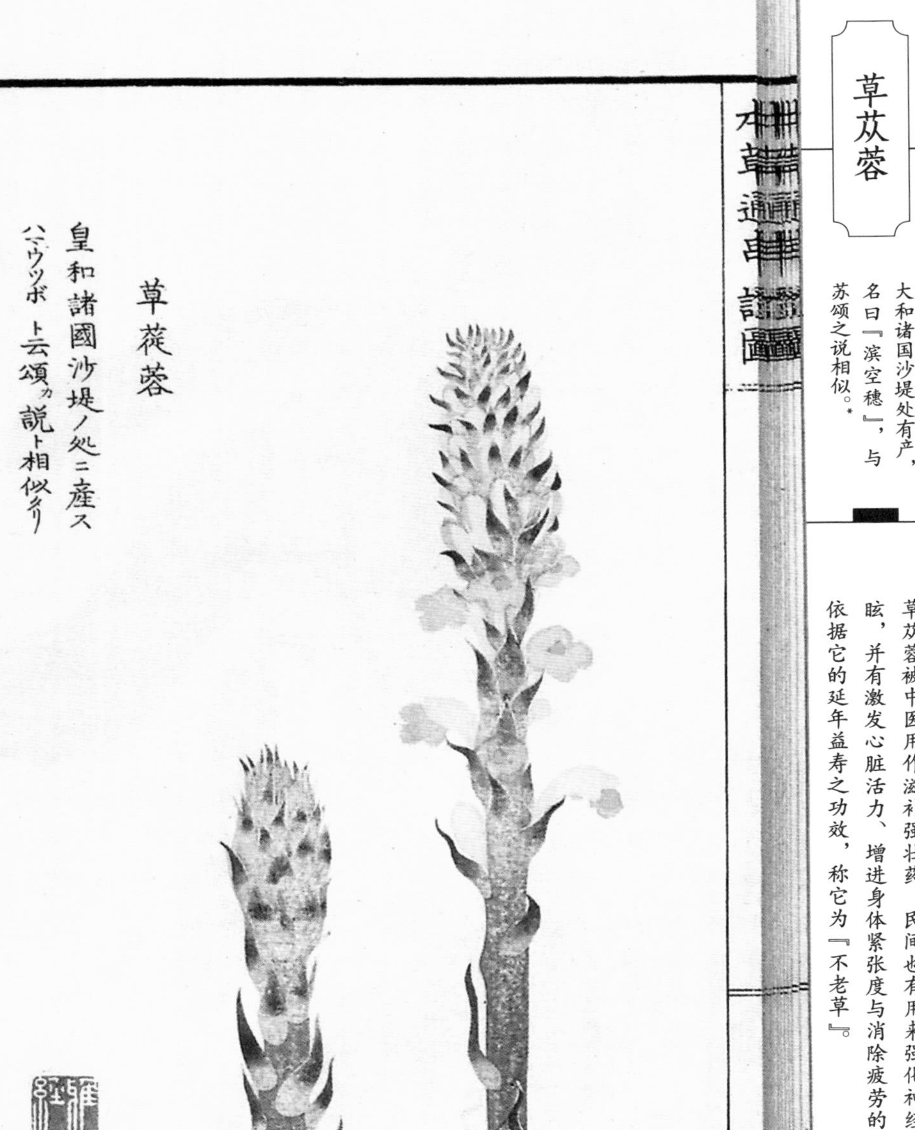

本草通串証圖
草蓯蓉
皇和諸國沙堤ノ処ニ産ス
ハマウツボ ト云頌カ説ト相似タリ

*注：原文为："生山南岩石上，如藕根，初生掘取，阴干，亦名草苁蓉。"

白花滨空穗

产于越中立山。

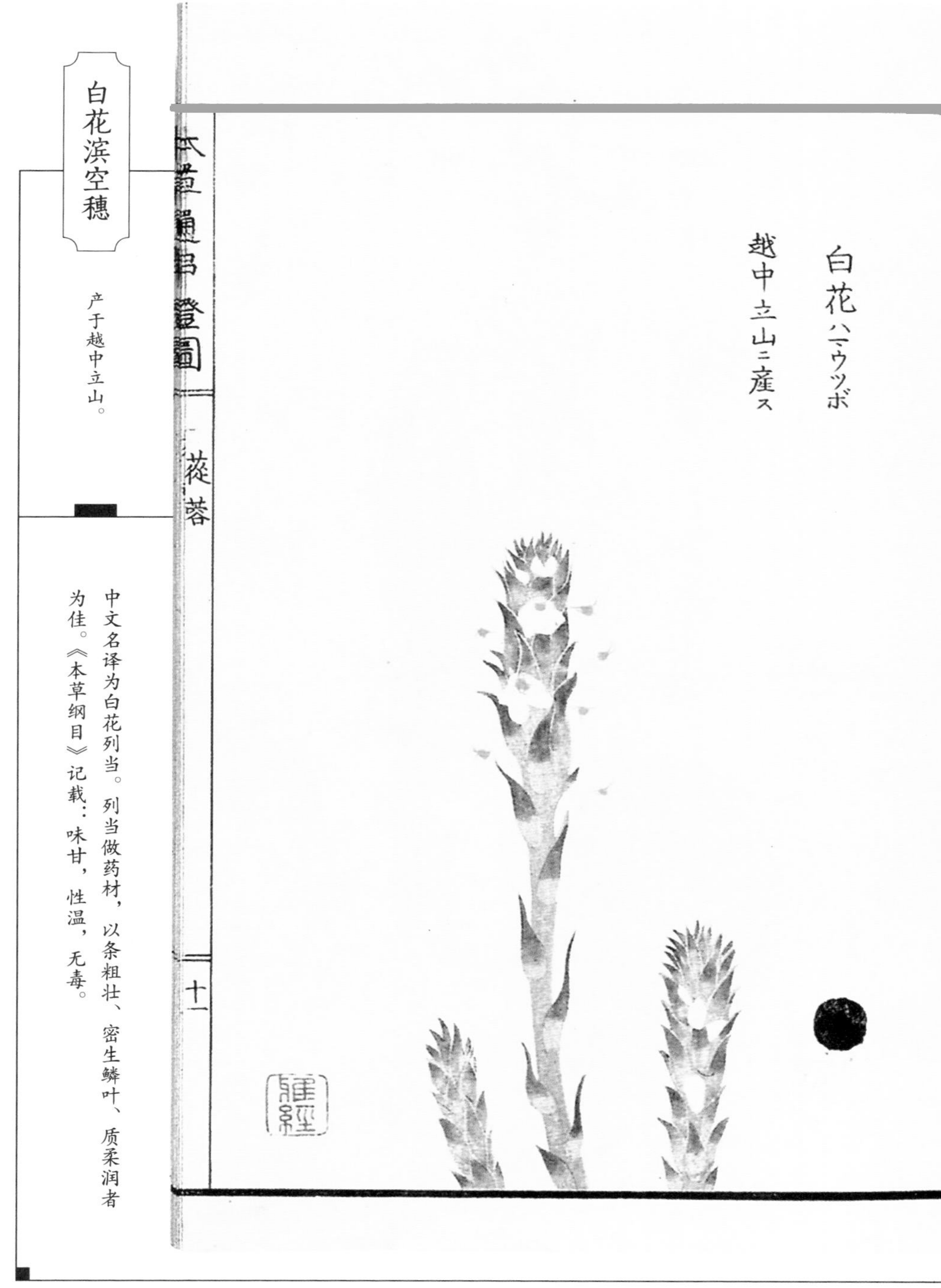

中文名译为白花列当。列当做药材，以条粗壮、密生鳞叶、质柔润者为佳。《本草纲目》记载：味甘，性温，无毒。

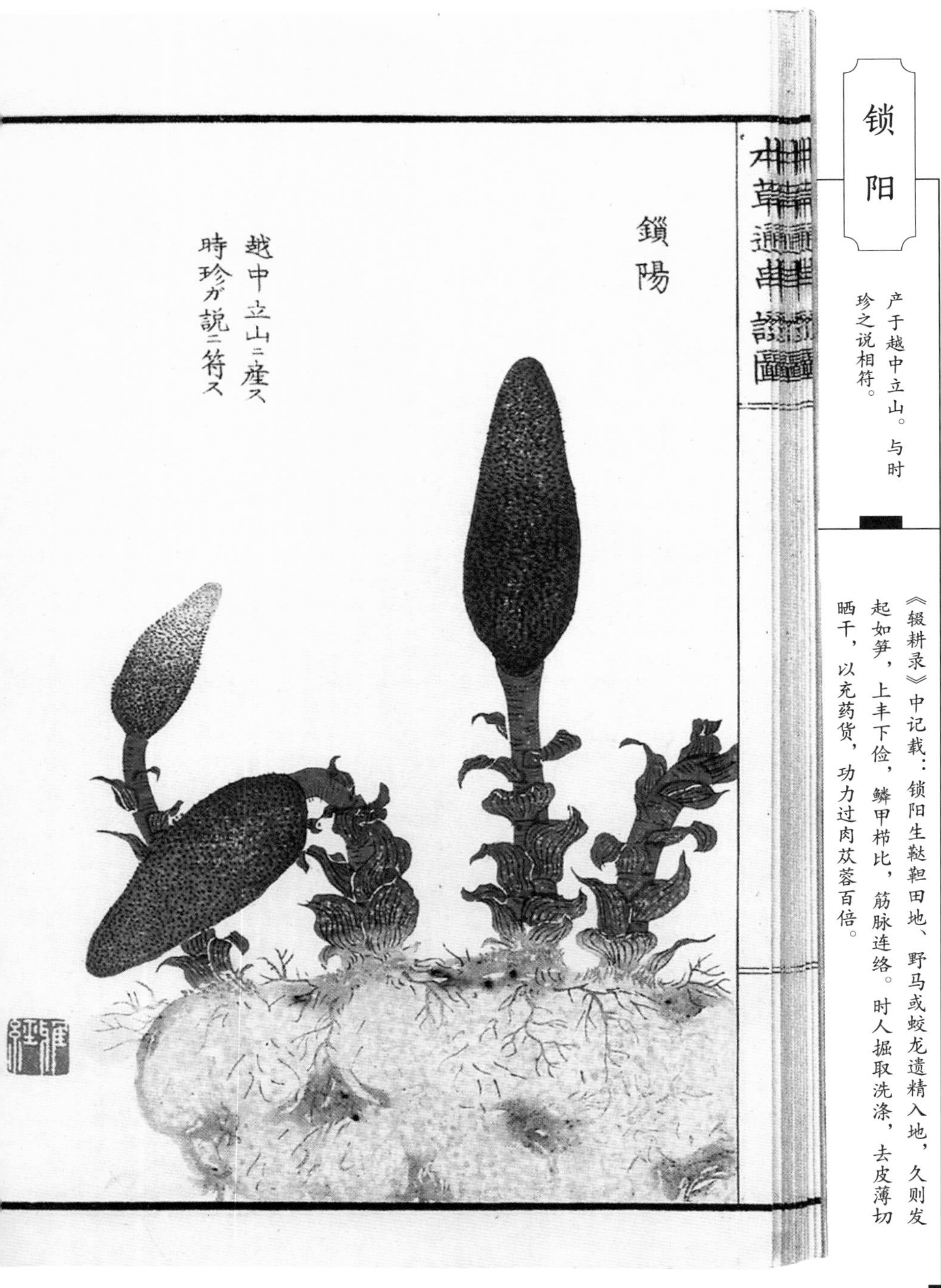

鎖陽
越中立山ニ産ス
時珍ガ説ニ符ス

锁阳

产于越中立山。与时珍之说相符。

《辍耕录》中记载：锁阳生鞑靼田地、野马或蛟龙遗精入地，久则发起如笋，上丰下俭，鳞甲栉比，筋脉连络。时人掘取洗涤，去皮薄切晒干，以充药货，功力过肉苁蓉百倍。

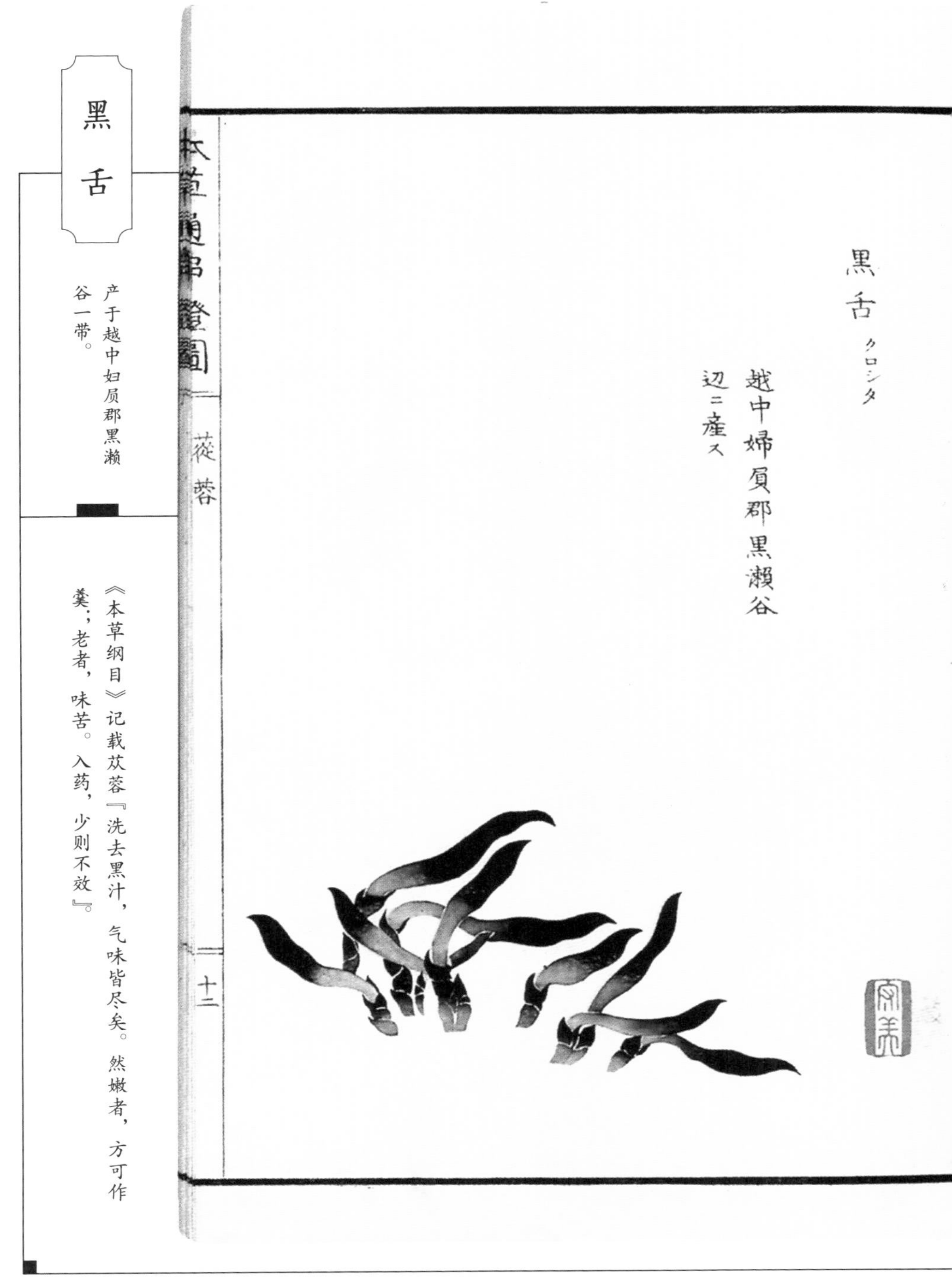
本草通串證圖
蓯蓉
十二
黑舌 クロシタ
越中婦負郡黑瀬谷
辺ニ産ス

黑舌

产于越中妇负郡黑濑谷一带。

《本草纲目》记载苁蓉『洗去黑汁，气味皆尽矣。然嫩者，方可作羹；老者，味苦。入药，少则不效』。

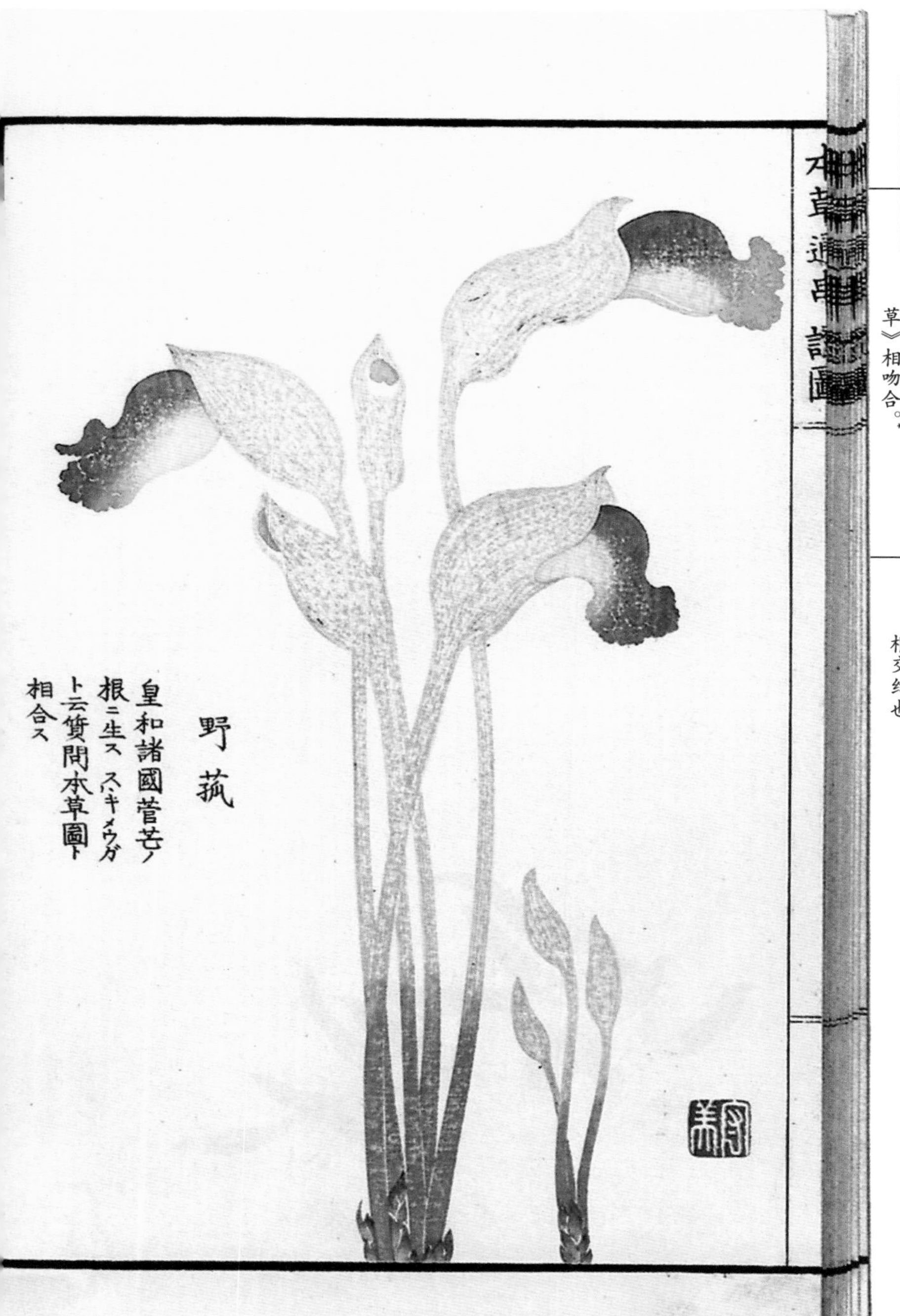
野菰
皇和諸國菅芒ノ
根ニ生ス スヽキメウガ
ト云質問本草圖ト
相合ス

野菰

大和诸国皆有，生于菅芒草根部，亦称南蛮烟管，与《质问本草》相吻合。*

《本草纲目》释名：茭草、蒋草。许氏《说文》记载：菰本作苽，从瓜谐声也。有米谓之彫菰，已见谷部菰米下。江南人呼菰为茭，以其根交结也。

*注：《质问本草》原文为："生树荫七八月开花，土名野菰，不堪入药。"

淡红野菰

产于越中妇质郡长冈山。

颂曰：菰根，江湖陂泽中皆有之。生水中，叶如蒲、苇辈，刈以秣马甚肥。春末生白茅如笋，即菰菜也，又谓之茭白，生熟皆可啖，甜美。其中心如小儿臂者，名菰手。作菰首者，非矣。

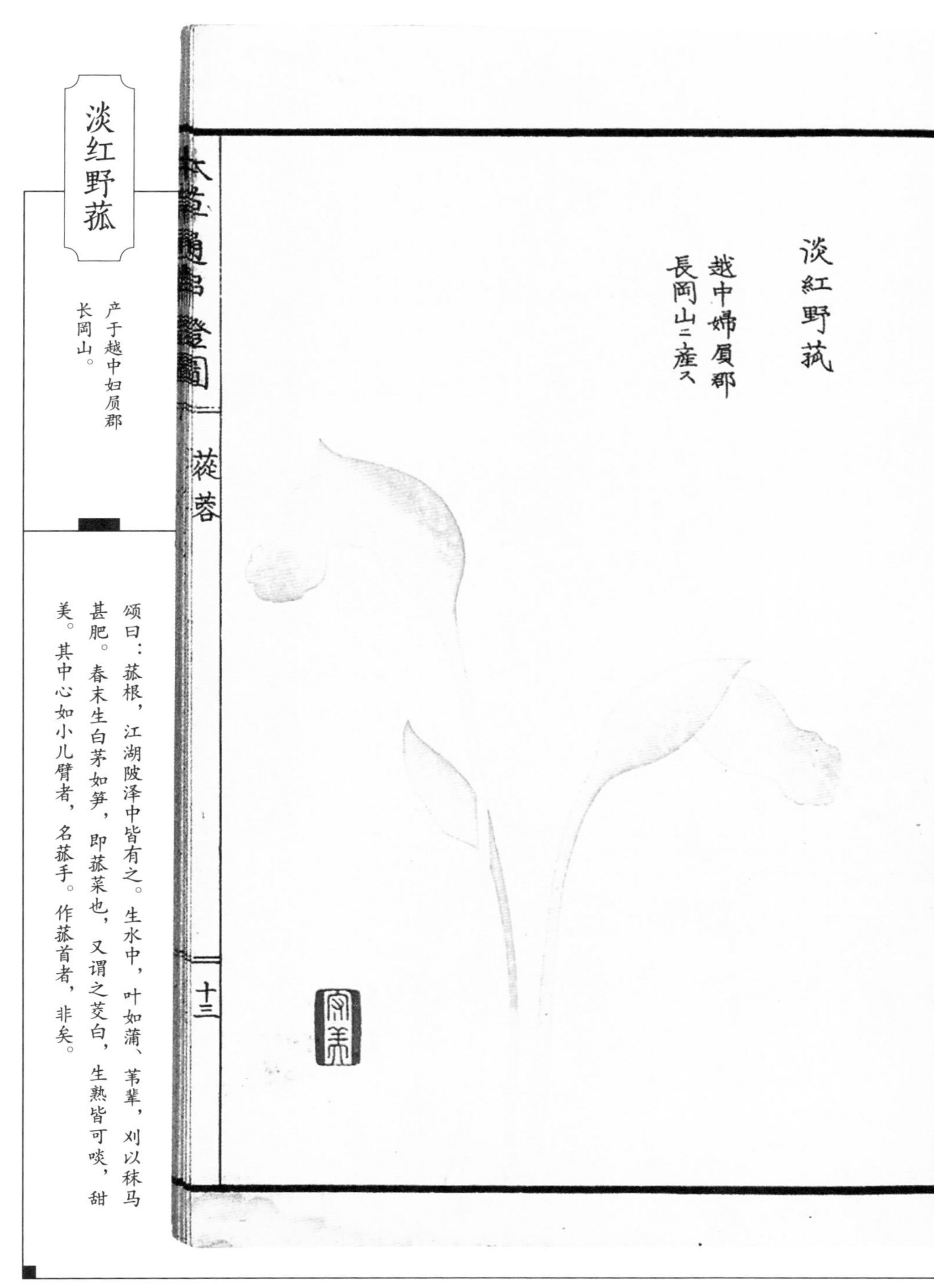

无唇野菰

产于越中妇屃郡深谷村一带。

《本草纲目》记载：菰，味甘，性冷，滑，无毒。去烦热，止渴，除目黄，止热痢。杂鲫鱼为羹食，开胃口，解酒毒。颂曰：菰之种类皆极冷，不可过食，甚不益人，惟服金石人相宜耳。

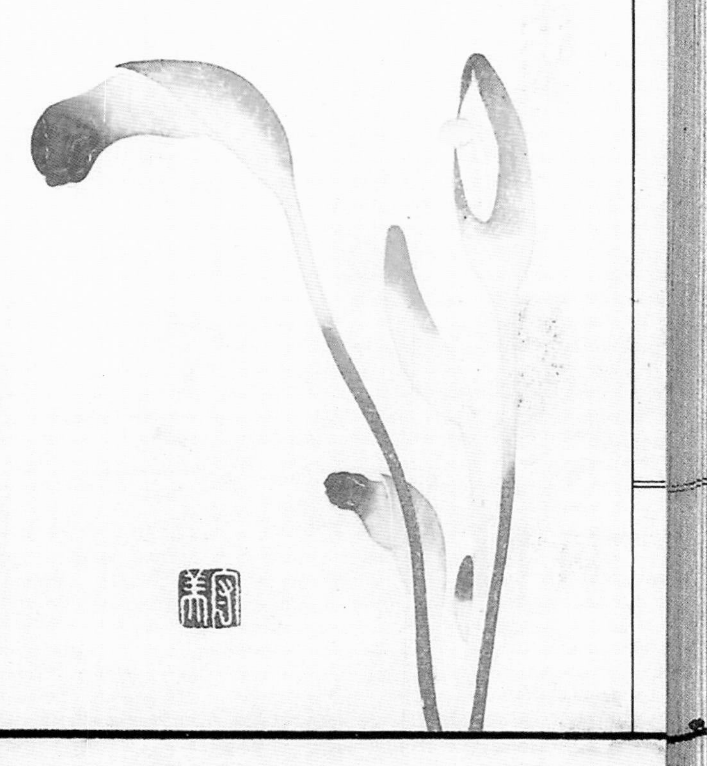
本草通串證圖
無唇野菰
越中婦屓郡
深谷村辺ニ産ス

赤箭天麻

生于大和诸国林间，又名『赤天麻』。与苏颂『赤箭天麻』之说相似。*

《本草纲目》释名：赤箭芝、独摇芝、定风草。弘景曰：赤箭亦是芝类。其茎如箭杆，赤色，叶生其端。根如人足，又云如芋，有十二子为卫。有风不动，无风自摇。如此，亦非俗所见。

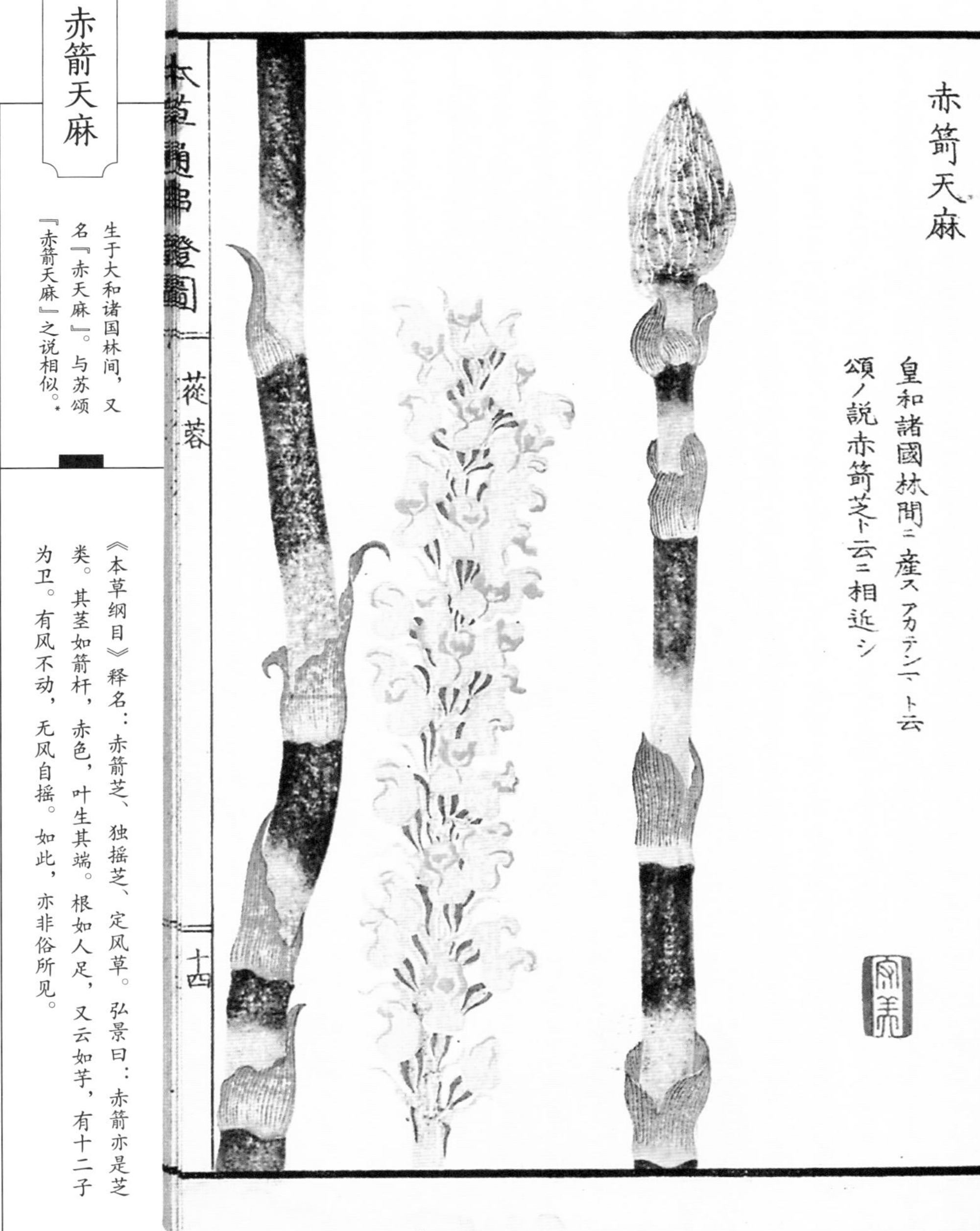

本草通串證圖
菘蓉
十四
赤箭天麻
皇和諸國林間ニ産ス アカテンマ ト云
頌ノ説赤箭芝ト云ニ相近シ

*注：《本草图经》原文为："高三、二尺，如箭杆状，青赤色，故名赤箭脂。"

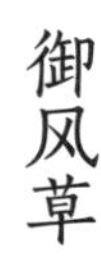

御风草

御風草

皇和諸國深林中ニ產ス

アヲテンマト云雷斅御風草

产于大和诸国深林中。又名『青天麻』。雷敩所曰『御风草』。

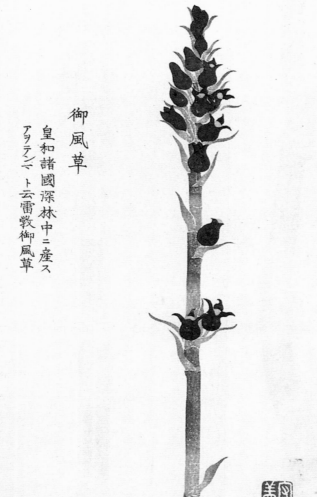

《雷公炮炙论》记载：御风草根茎斑，叶皆白、有青点。使御风草根，勿使天麻。二件若同用，即令人有肠结之患。

白花御风草

生于武州野火留深林处。又名白天麻。

今人认为，古文献中的御风草，就是天麻的一种，功效虽然与天麻类似，但往往不入药。其功效是平肝熄风、祛风止痛。

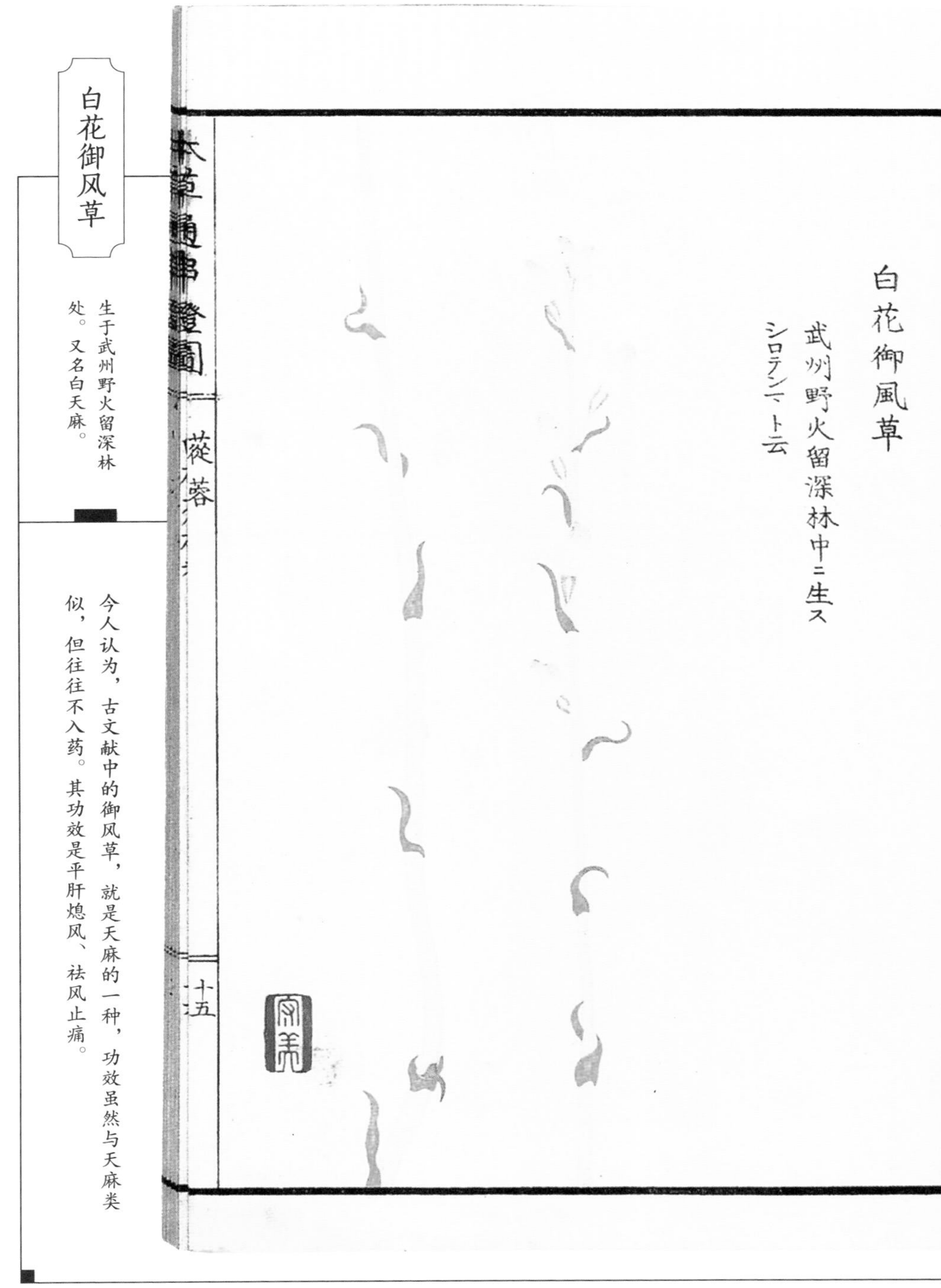
白花御風草
武州野火留深林中ニ生ス
シロテンマト云
本草通串證圖
十五

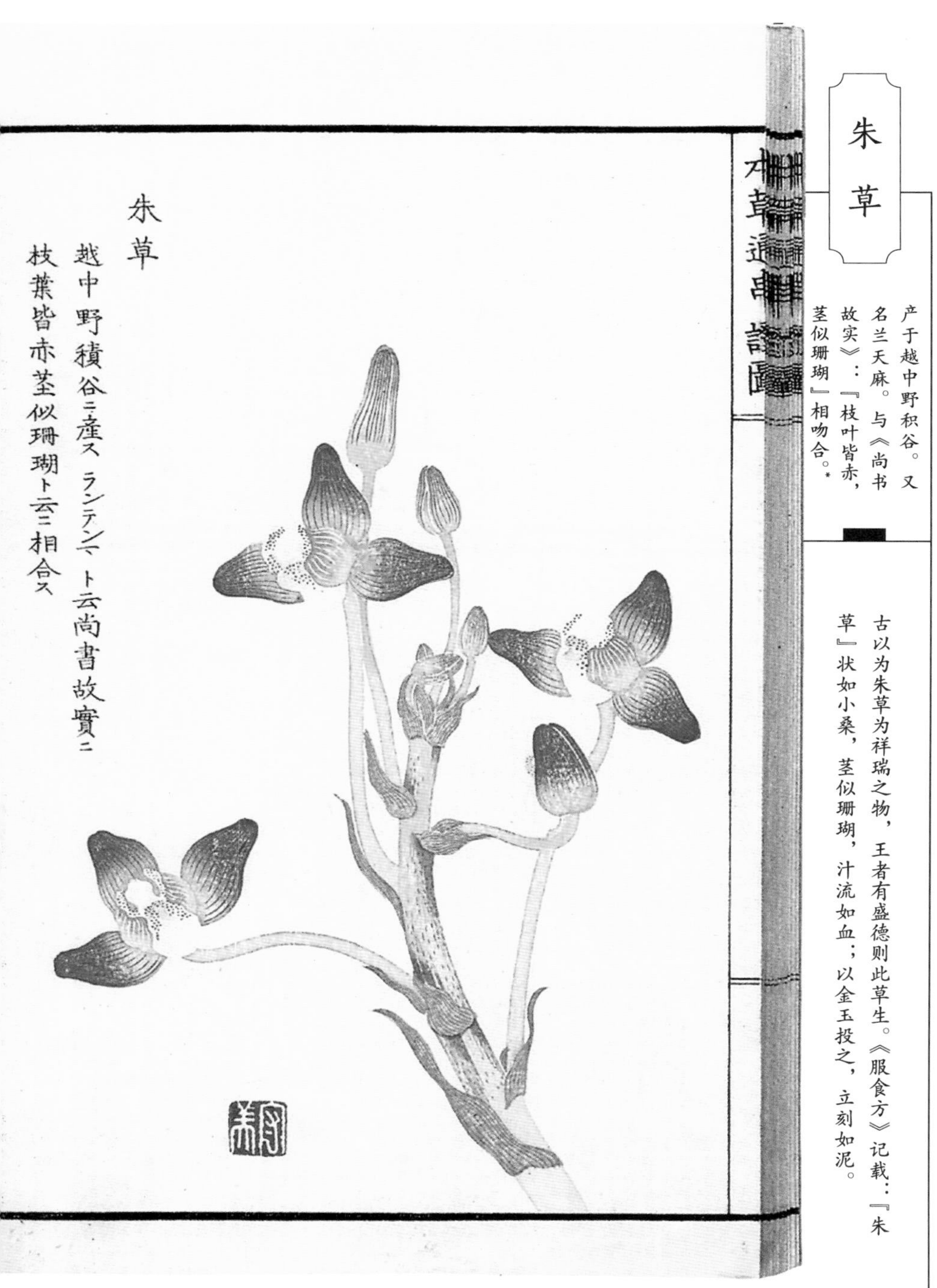

朱草
越中野積谷ニ産ス ランテンマト云尚書故實ニ
枝葉皆赤茎似珊瑚ト云ニ相合ス

朱草

产于越中野积谷。又名兰天麻。与《尚书故实》：『枝叶皆赤，茎似珊瑚』相吻合。*

古以为朱草为祥瑞之物，王者有盛德则此草生。《服食方》记载：『朱草』状如小桑，茎似珊瑚，汁流如血；以金玉投之，立刻如泥。

*注:《尚书故实》原文为:"朱草，瑞草也，长三尺，枝叶皆赤，茎似珊瑚。"

白术苍术考

古来本草书中，有关白术苍术之说，各有异同，今列举诸说以示其异同。

术无苍赤白之分。

《神农本草经》云：『术味苦温。主治湿痹、死肌、痉疸，止汗除热，消食，化煎饵。久服轻身，延年不饥。一名山蓟。』《名医别录》亦仅有『术』之条目。《尔雅》中，亦仅有『山蓟』之名，更无种类之别。诸国之术，因其所生土地之别而有小异，然并未及类别之分。然以上党下品鉴、以色分、以根别，乃后世之论。

白术，见《药性论》(唐甄权著，原书佚)《千金方》(唐孙思邈著)中，有『白术四两』之言，《外台秘要》(唐王焘撰，综合性医学书)亦有『白术』，其后诸本草书皆以『白术』为上品。

苍术，见《本草衍义》(宋寇宗奭著)：『如古方平胃散之类，苍术为最要药，功效尤速。殊不详本草原

术无苍赤白之分。

《神农本草经》云：『术味苦温。主治湿痹、死肌、痉疸，止汗除热，消食，化煎饵。久服轻身，延年不饥。一名山蓟。』

嵇康曰：『闻道人遗言，饵术、黄精，令人久寿。亦无白字。』

嵇康之言此乃舍白术而取苍术之祖。《本草纲目》言：『古方二术通用。后人始有苍、白之分。』以分说苍术、白术之形状，后世苍、白之论皆以此说为源。

无白术之名，近世多用，亦宜两审。』嵇康曰：『闻道人遗言，饵术、黄精，令人久寿。亦无白字。』此乃舍白术而取苍术之祖。此后，寇宗奭苍术说留存。《本草纲目》释名言：『古方二术通用。后人始有苍、白之分。』以分说苍术、白术之形状，后世苍、白之论皆以此说为源。

赤术见陶弘景所著《本草经集注》云：『赤术叶细无桠，根小苦而多膏，可作煎用。』《昆虫草木略》(为《通志略》其中一卷，南宋郑樵著)云：『有两种，赤术白术也。』其时，所说之赤术当为苍术。《本草经疏辑要》(清吴世铠著)：『陶弘景有赤白二种，时珍有苍白之分。白者补益功多，苍者驱邪力胜，乃药性偏长，物无兼力，此天地生物自然之道也。』盖从此说起，人以色识别术之种类。

以根之老少区分术之种类，乃《药选》(日本有医药书《一本堂药选》，香川修德著)中记有『药肆，又以老根为苍术，嫩根为白术或老为白，并非也，都只一术而已矣』之说。其后，有舶来日本之白术为『云头术』。『此术亦非古所用之术』此说当为确凿之说。

综上所述，《本草衍义》之中，以苍术为佳，而后世取白术为上品，原仅为一术之品种。另有《非药选》(日本户田旭山著)中『悉皆与时珍苍术之说相符』之说。后世辨别苍、白，诸说取证不明，此说也难作为苍术定论。另有一说以汉种为白术，和产为苍术，亦不可取。

白术苍术当为一物，然凭诸家之说而分辨，吾国赭鞭者流（此处『赭鞭者流』代指本草研究者、中医学家。本书作者前田利保主导建有名为『赭鞭会』的中草药、博物学研究会）只持其一端，则难有决断。

余之考，从今世之流，以白术根大者为上品，而舶来品多数为白术。弘景云：『白术叶大有毛而作桠，根甜而少膏。』白术叶柄处分枝丫，枝丫上三五叶共生于一叶柄处，且叶有毛附生，此类术当属白术。此外，大和诸国所产，无论上品中品下品种类甚多，而叶有五叶三叶七叶细叶大小长短之别，花有红白淡红品相之差，皆属白术之列。古人常以和产术为苍术，盖因对苍术白术形状知之不详，而得此结论。

苍术之说，弘景云：『赤术叶细无桠。』又有时珍所云：『苍术其叶抱茎而生。』由此可知，苍术叶似白术，然无枝丫，且单叶生于茎上，更无叶柄。故单叶抱茎而生者为苍术。此种见于舶来品中有二三品，而有一叶及五叶者，和产术类未有之。

白术苍术考

本草通串證圖 白术蒼术考

自《本草经疏辑要》起，人以色识别术之种类。

《本草经疏辑要》：『陶弘景有赤白二种，时珍有苍白之分。白者补益功多，苍者驱邪力胜，乃药性偏长，物无兼力，此天地生物自然之道也。』

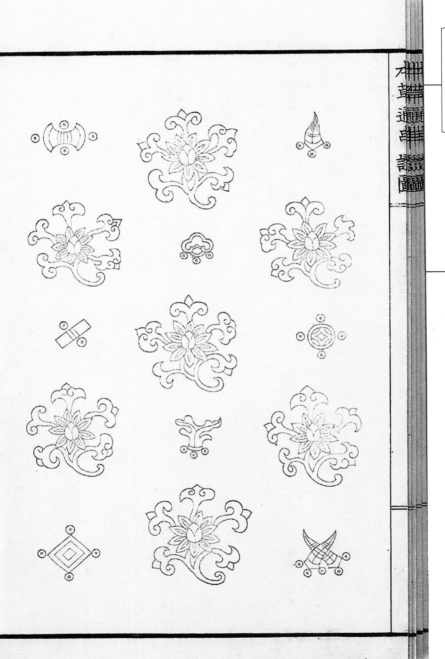

白术苍术考

从今世之流，以白术根大者为上品。

弘景云：『白术叶大有毛而作桠，根甜而少膏。』白术叶柄处分枝丫，枝丫上三五叶共生于一叶柄处，且叶有毛附生，此类术当属白术。

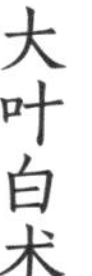

大叶白术

产于大和诸国，大叶三丫。与弘景：『叶大有毛而作桠』相吻合。

《本草纲目》释名：山蓟、杨桴、桴蓟、马蓟、山姜、山连。时珍曰：按《六书本义》，术字篆文，象其根干枝叶之形。《吴普本草》一名山芥，一名天蓟。因其叶似蓟，而味似姜、芥也。

大葉白朮

皇和諸國ニ産スル大葉三椏ノモノナリ弘景葉大有毛而作椏ト云ニ相合ス

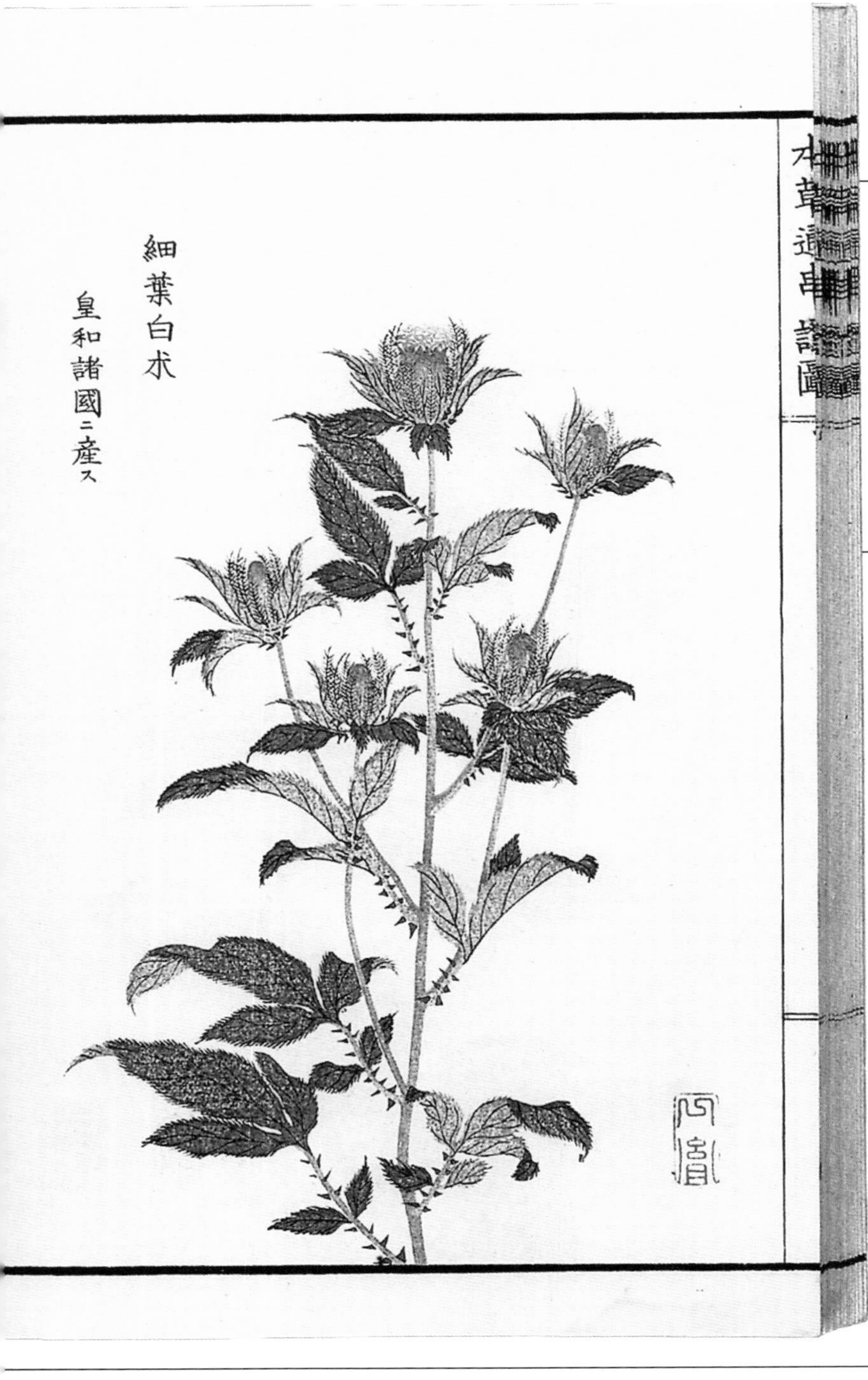

细叶白术

产于大和诸国。

《别录》曰：术，生郑山山谷、汉中、南郑。二月、三月、八月、九月采根，曝干。弘景曰：郑山，即南郑也。今处处有，以蒋山、白山、茅山者为胜。十一月、十二月采者好，多脂膏而甘。

細葉白朮

皇和諸國ニ產ス

线叶白术

大和花户栽培者。

弘景曰：术有两种。白术，叶大有毛而作桠，根甜而少膏，可作丸、散用；赤术，叶细无桠，根小苦而多膏，可作煎用。东境术大而无气烈，不任用。今市人卖者，皆以米粉涂令白。

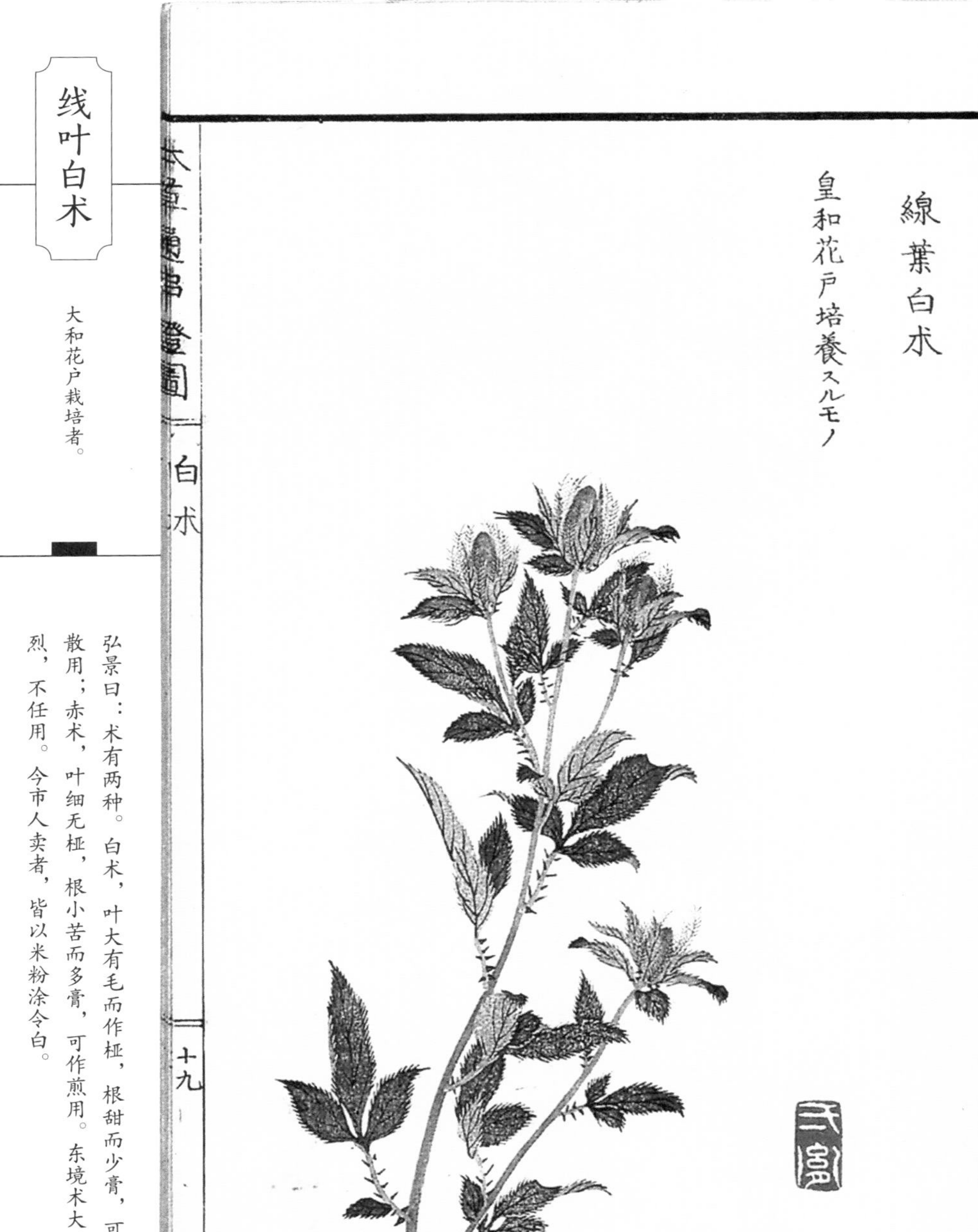

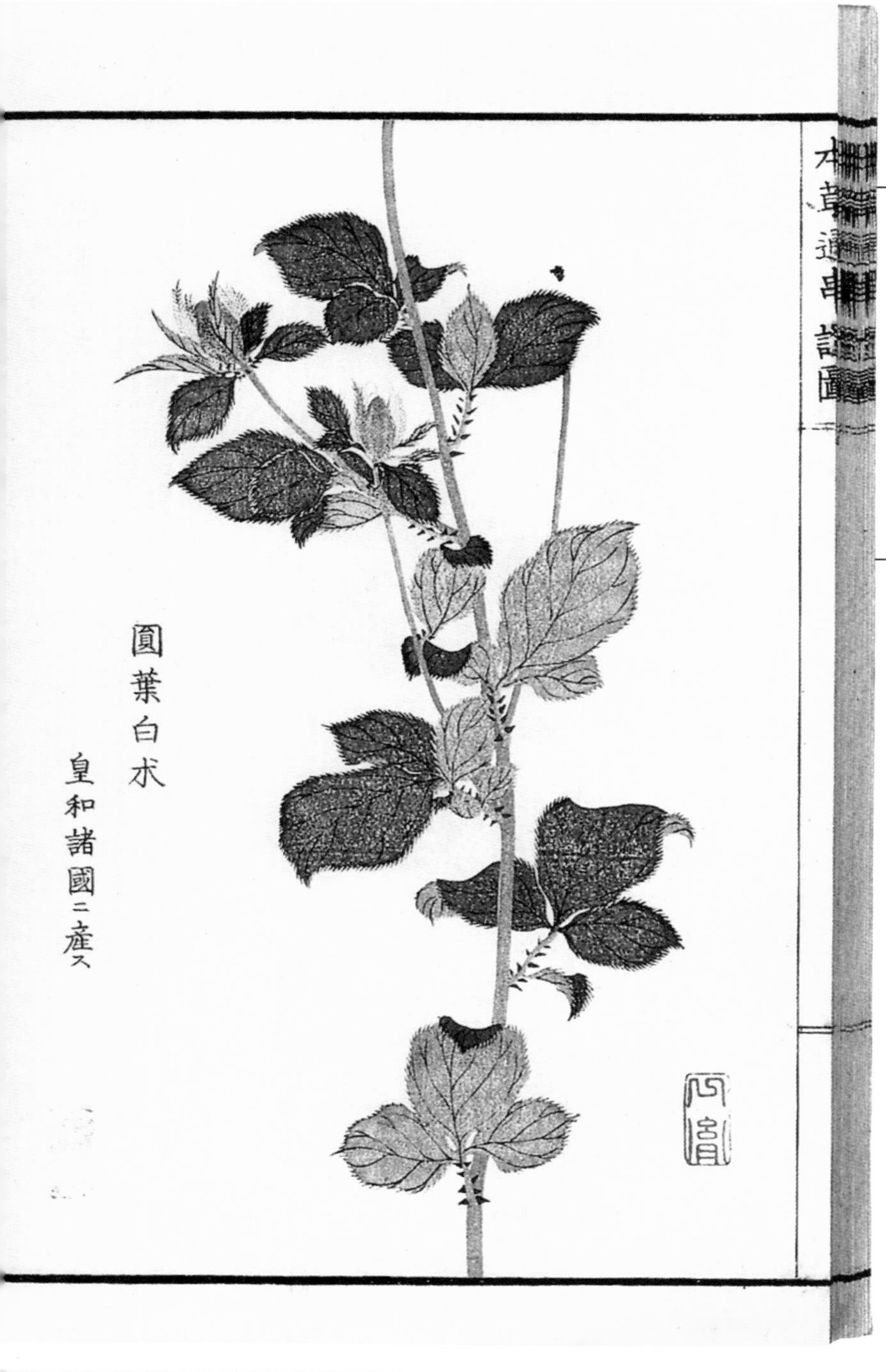

圆叶白术

产于大和诸国。

颂曰：春生苗，青色无桠。茎作蒿干状，青赤色，长三二尺以来。夏开花，紫碧色，亦似刺蓟花，或有黄白色者。入伏后结子，至秋而苗枯。根似姜而旁有细根，皮黑，心黄白色，中有膏液紫色。

圓葉白朮

皇和諸國ニ產ス

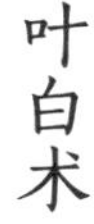

一叶白术

产于大和诸国。

弘景曰：今白术生杭、越、舒、宣州高山岗上，叶叶相对，上有毛，方茎，茎端生花，淡紫碧红数色，根作桠生。二月、三月、八月、九月采，曝干用，以大块紫花为胜。古方所用术者，皆白术也。

本草通串證圖　白术　二十

一葉白术

皇和諸國ニ産ス

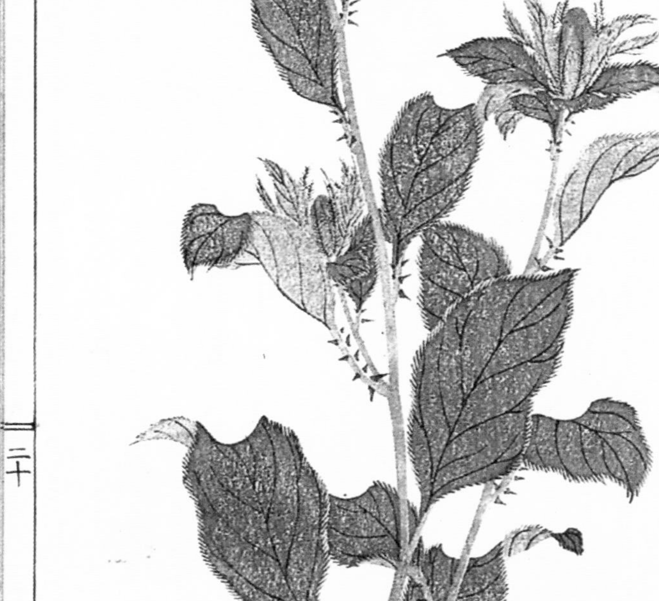

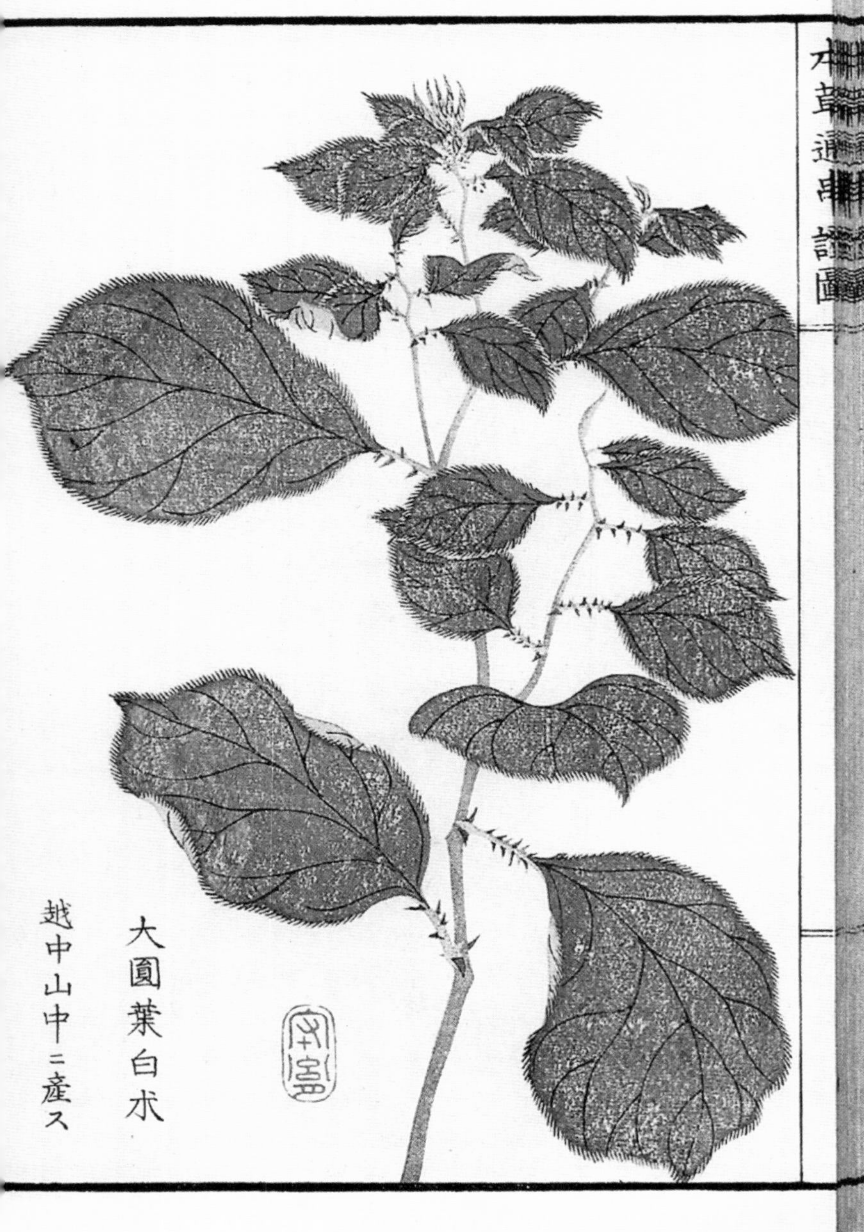

大圆叶白术

产于越中山中。

陈自良言：昔人用术不分赤、白。自宋以来，始言苍术苦辛气烈，白术苦甘气和，各自施用，亦颇有理。并以秋采者佳，春采者虚软易坏。

白花白术

产于大和诸山。

《本草纲目》记载：白术味苦而甘，性温，味浓气薄，阳中阴也，可升可降。忌桃、李、菘菜、雀肉、青鱼。疗脾病，以陈壁土炒过，窃土气以助脾也。

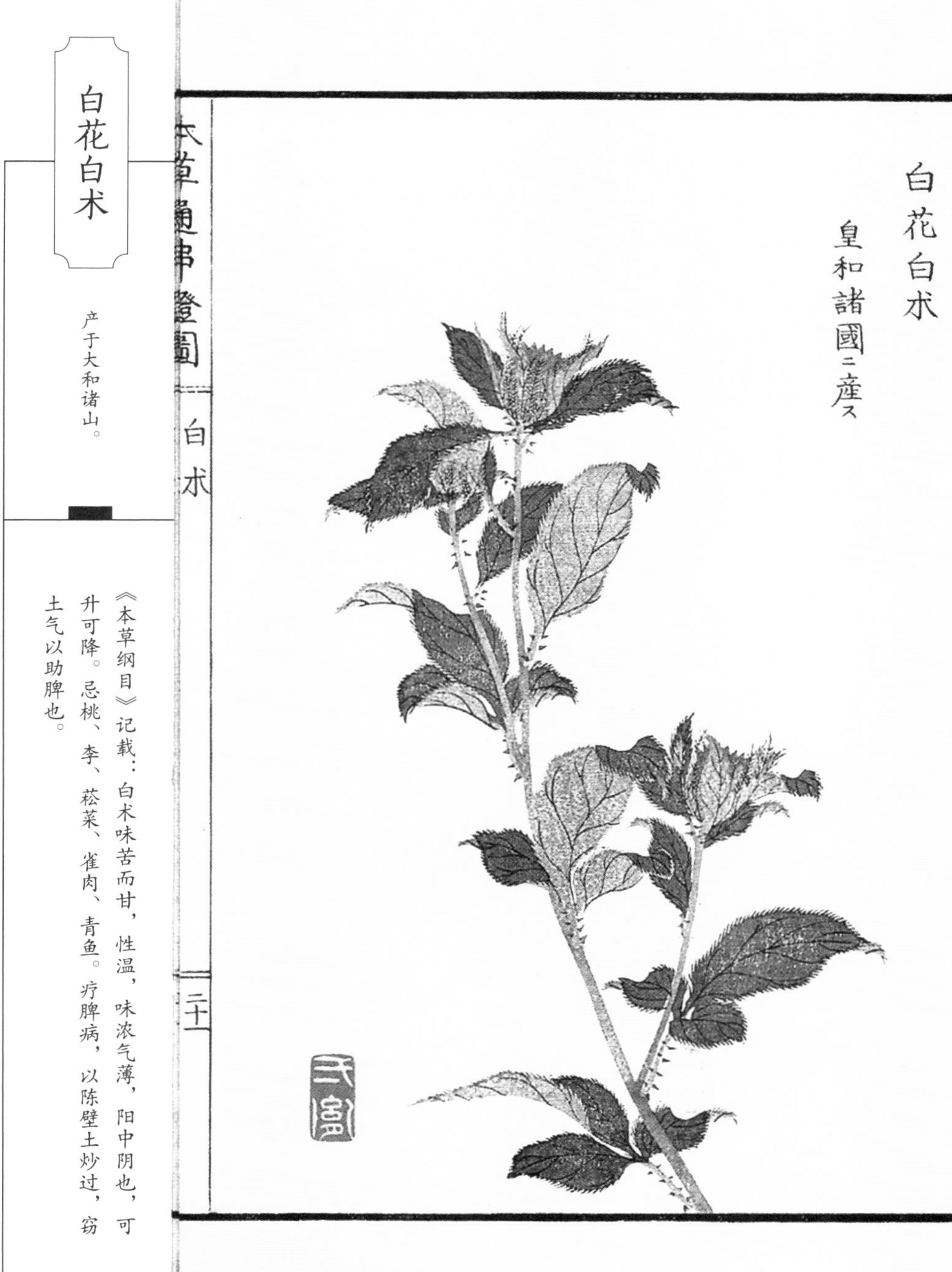

注：因年代久远，书中某些颜料已经变浅甚至褪色。为还原原著效果，我们亦如实呈现。

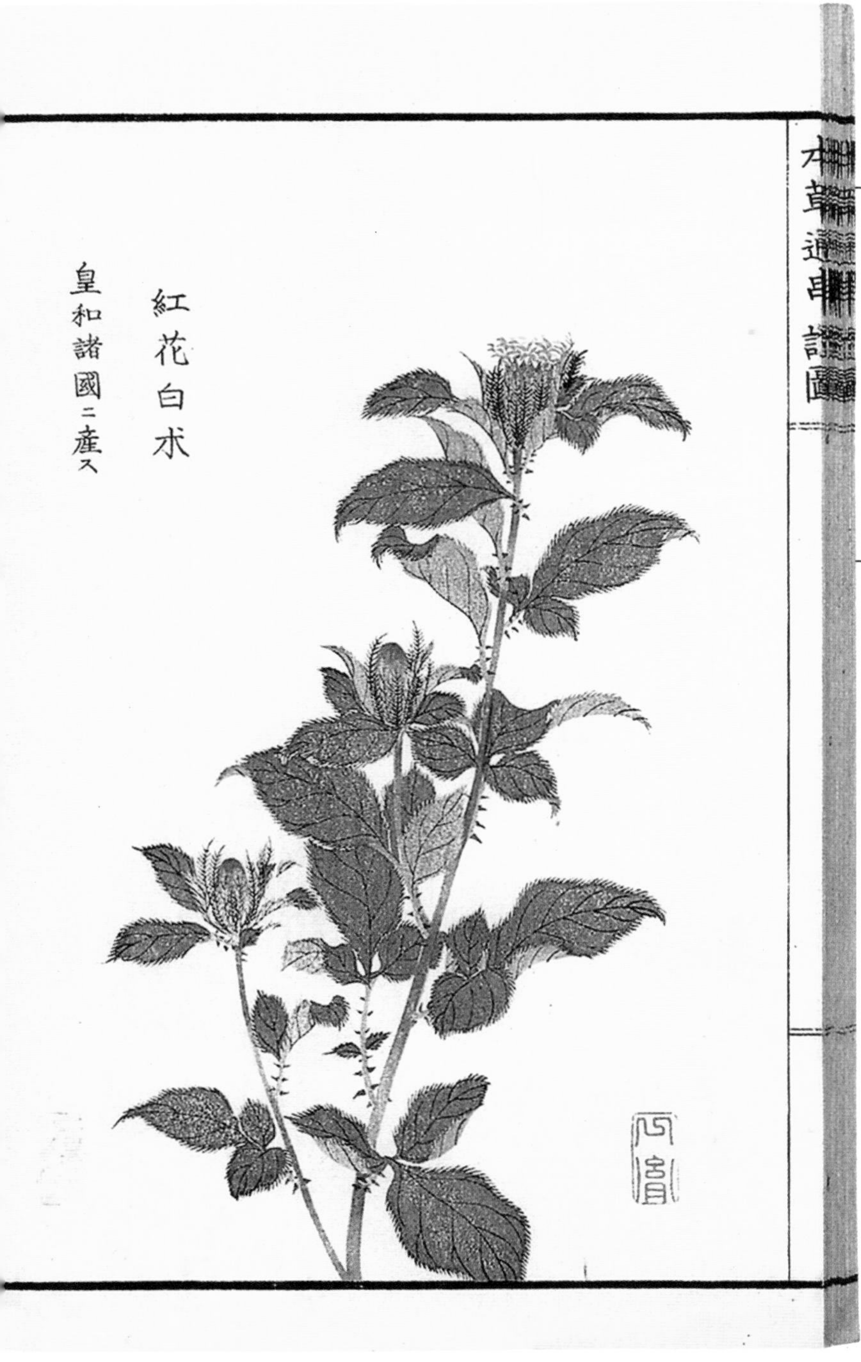

红花白术

产于大和诸国。

元素曰：白术除湿益燥，和中补气。其用有九。温中，一也；去脾胃中湿，二也；除胃中热，三也；强脾胃，进饮食，四也；和胃生津液，五也；止肌热，六也；

紅花白术

皇和諸國ニ產ス

本草通串證圖

淡红白术

产于大和诸国。

（接上文）四肢困倦，嗜卧，目不能开，不思饮食，七也；止渴，八也；安胎，九也。凡中焦不受湿不能下利，必须白术以逐水益脾。非白术不能去湿，非枳实不能消痞，故枳术丸以之为君。

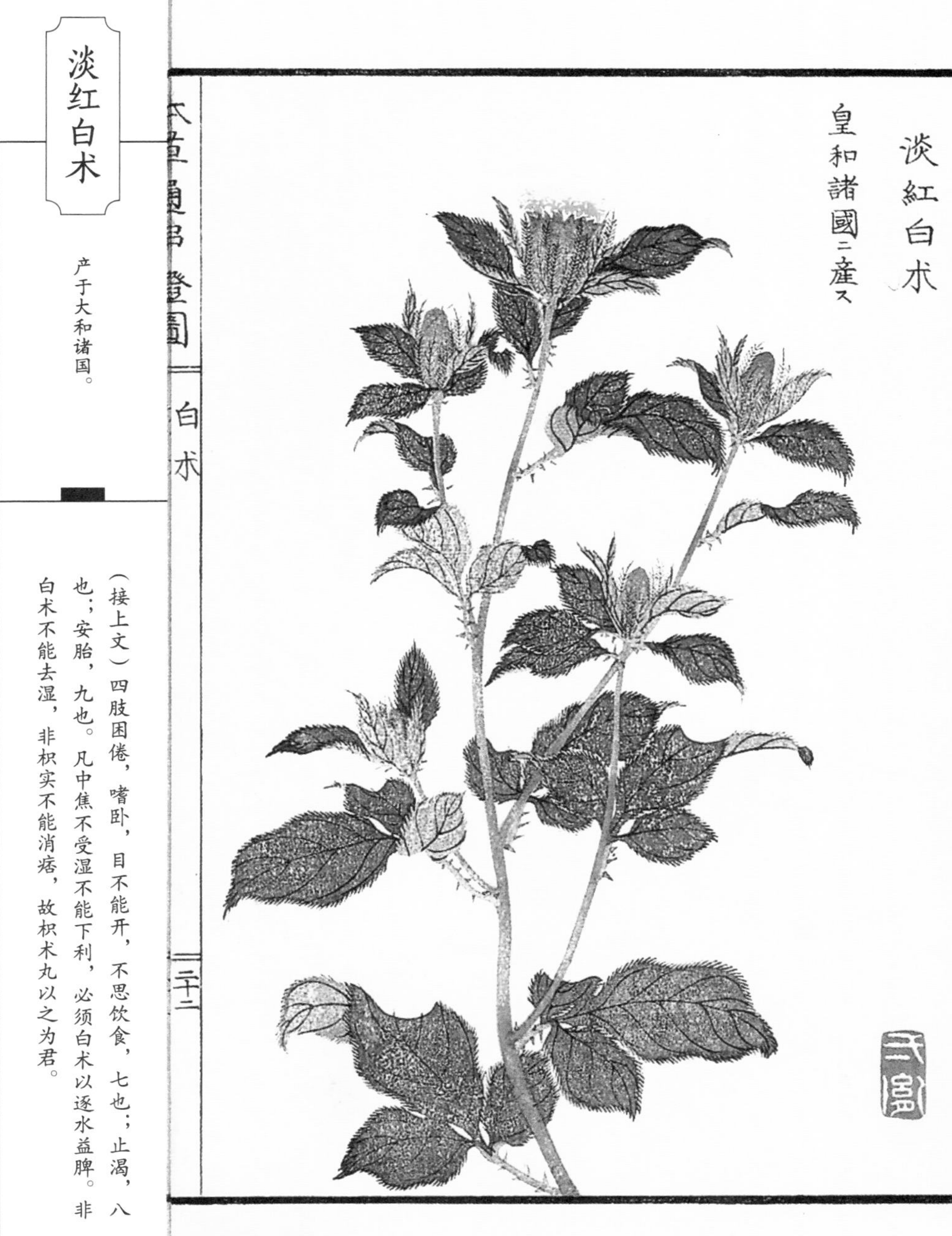

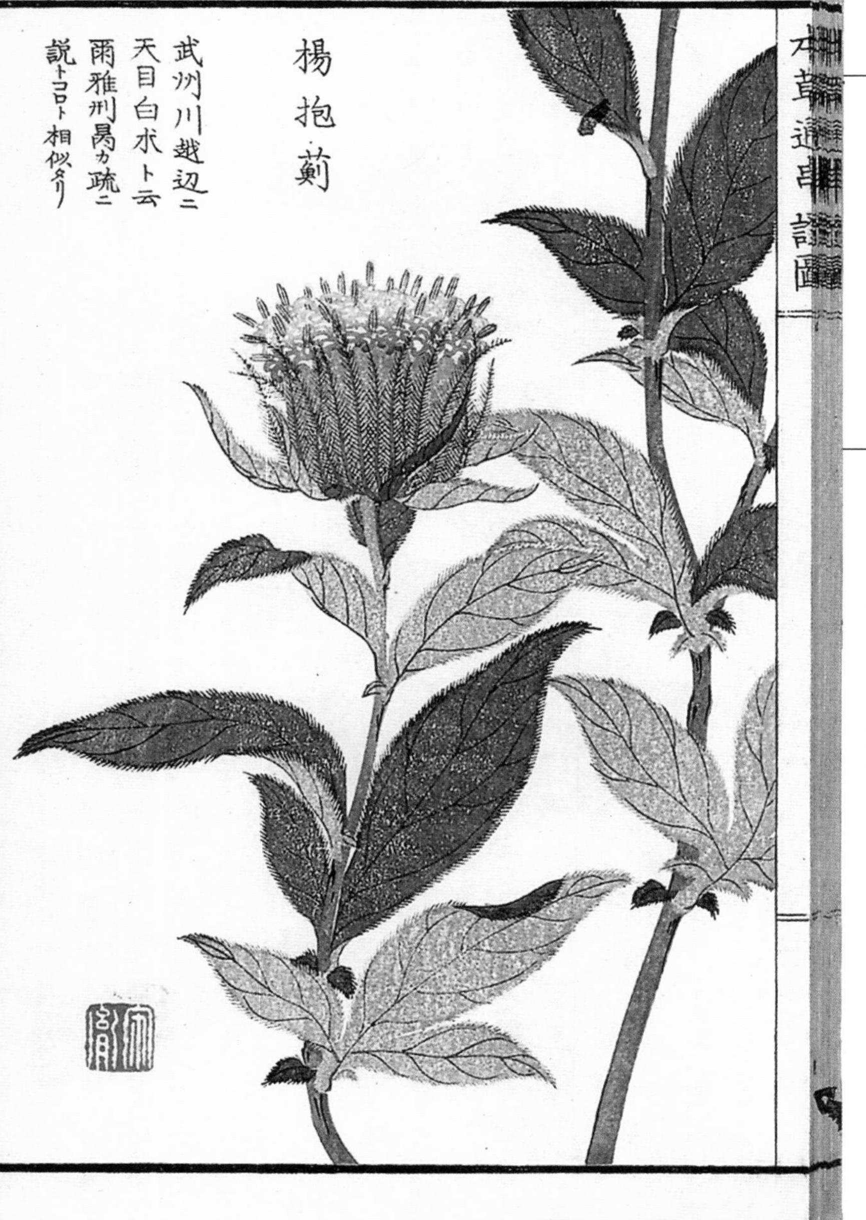

杨抱蓟

生于武州川越一带。又名天目白术。与《尔雅注疏》邢昺所云相似。

好古曰：本草无苍、白术之名。近世多用白术，治皮间风，止汗消痞，补胃和发，有汗则止，与黄同功。弘景曰：白术少膏，可作丸散；赤术多膏，可作煎用。

苍术

汉种舶来，诸国皆栽培。赤术，与时珍『其叶抱茎而生』相吻合。

《本草纲目》释名：赤术、山精、仙术、山蓟。时珍曰：《异术》言『术者山之精也，服之令人长生辟谷，致神仙，故有山精、仙术之号。』术有赤、白二种，主治虽近，而性味止发不同。

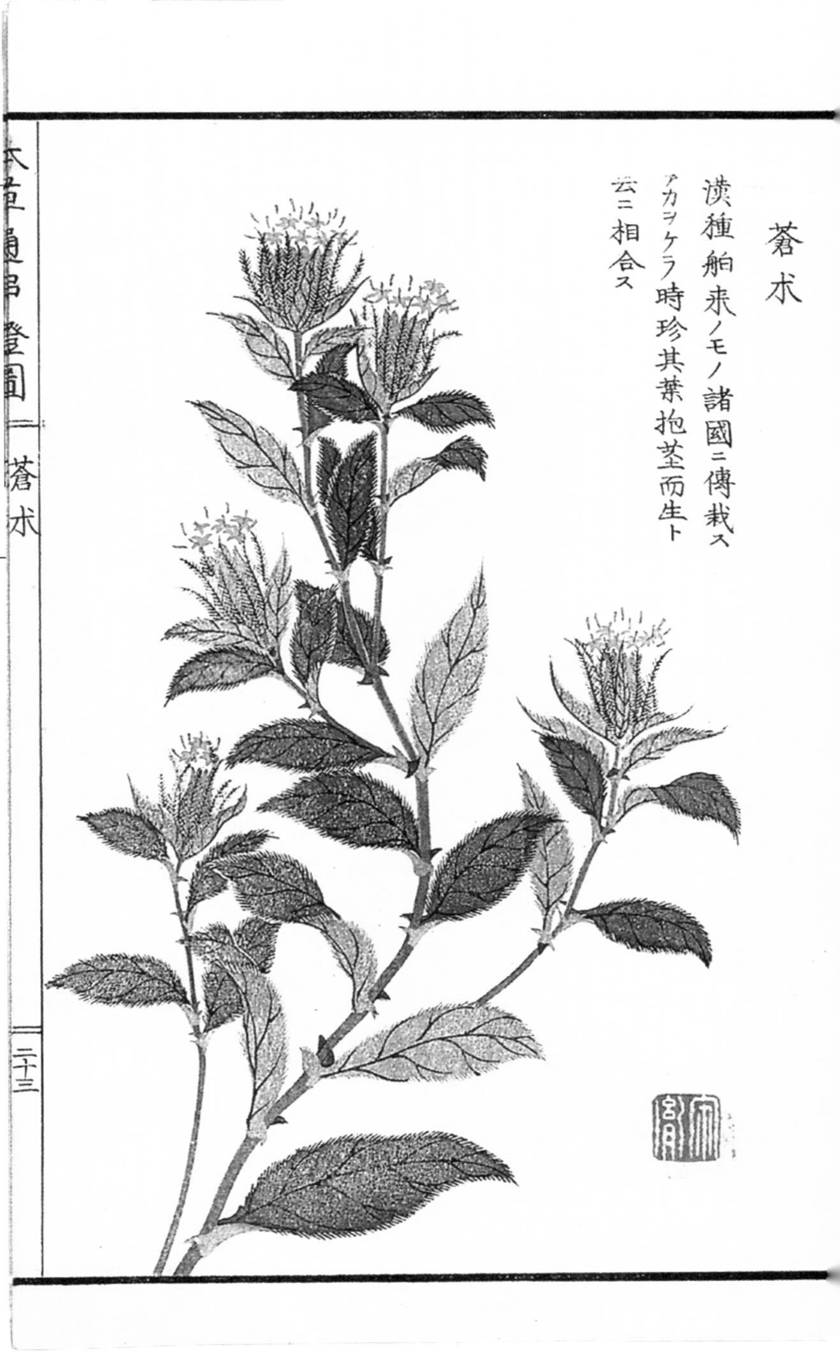

蒼术

漢種舶来ノモノ諸國ニ傳栽ス

アカヲケラ時珍其葉抱茎而生ト

云ニ相合ス

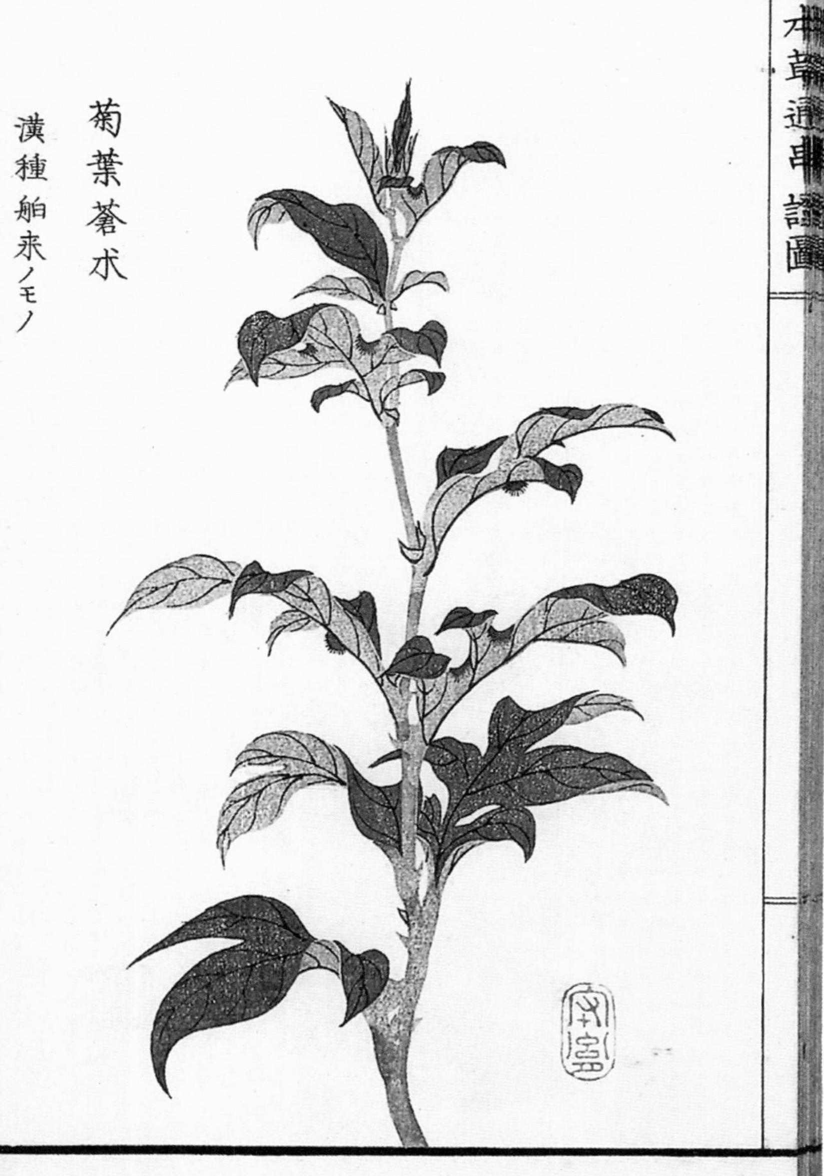

菊叶苍术

汉种舶来。

时珍曰：苍术，山蓟也，处处山中有之。苗高二三尺，其叶抱茎而生，梢间叶似棠梨叶，其脚下叶有三五叉，皆有锯齿小刺。根如老姜之状，苍黑色，肉白有油膏。

一叶苍术

汉种舶来。

（接上文）人多取根栽莳，一年即稠。嫩苗可茹，叶稍大而有毛。根如指大，状如鼓槌，亦有大如拳者。彼人剖开曝干，谓之削术，亦曰片术。

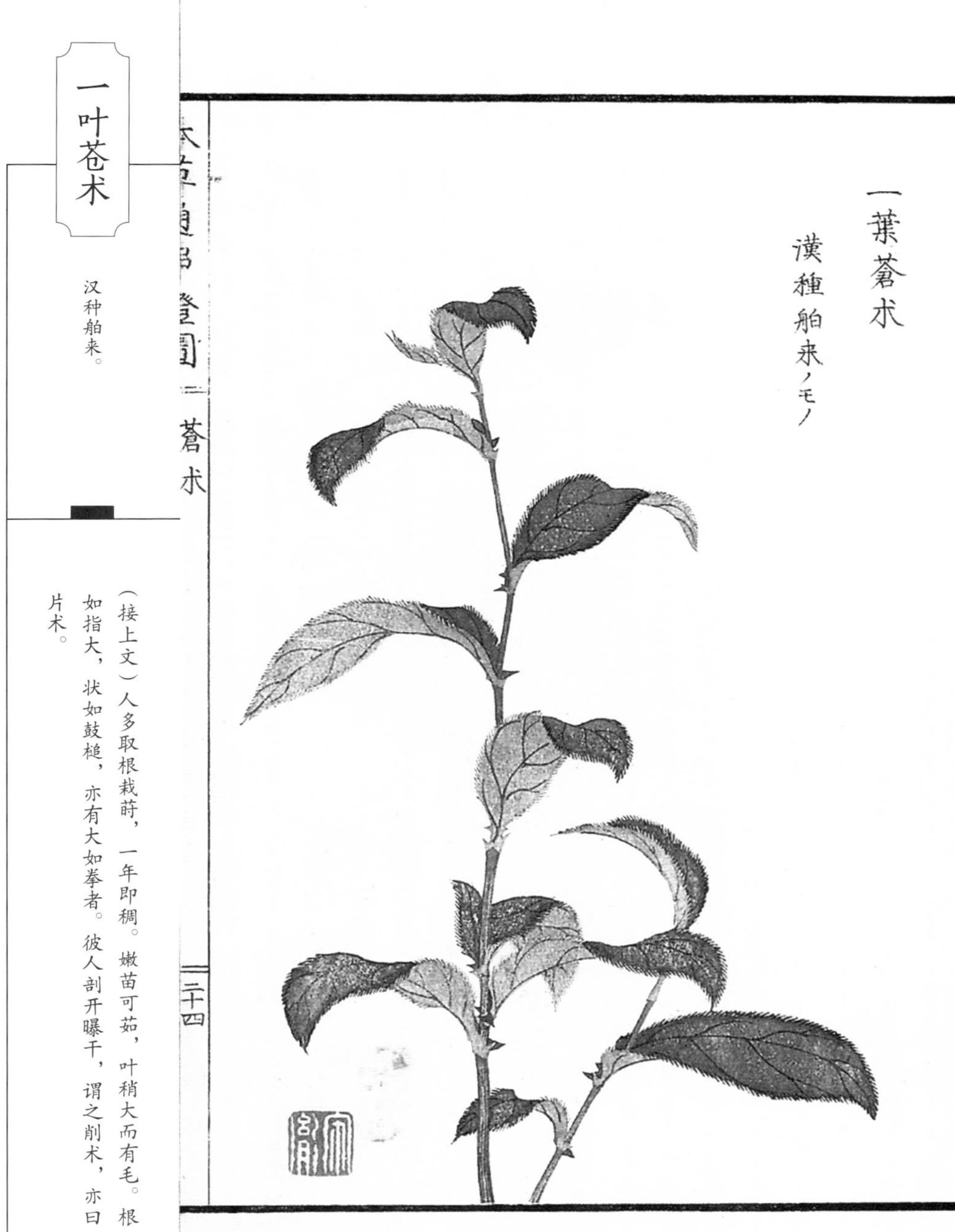

高野篣

生于越中诸山，又似术花，也属术类。

《本草纲目》记载：苍术味苦，性温，无毒，气味辛烈。作煎饵久服，轻身延年不饥。震亨曰：苍术治湿，上、中、下皆有可用。又能总解诸郁。

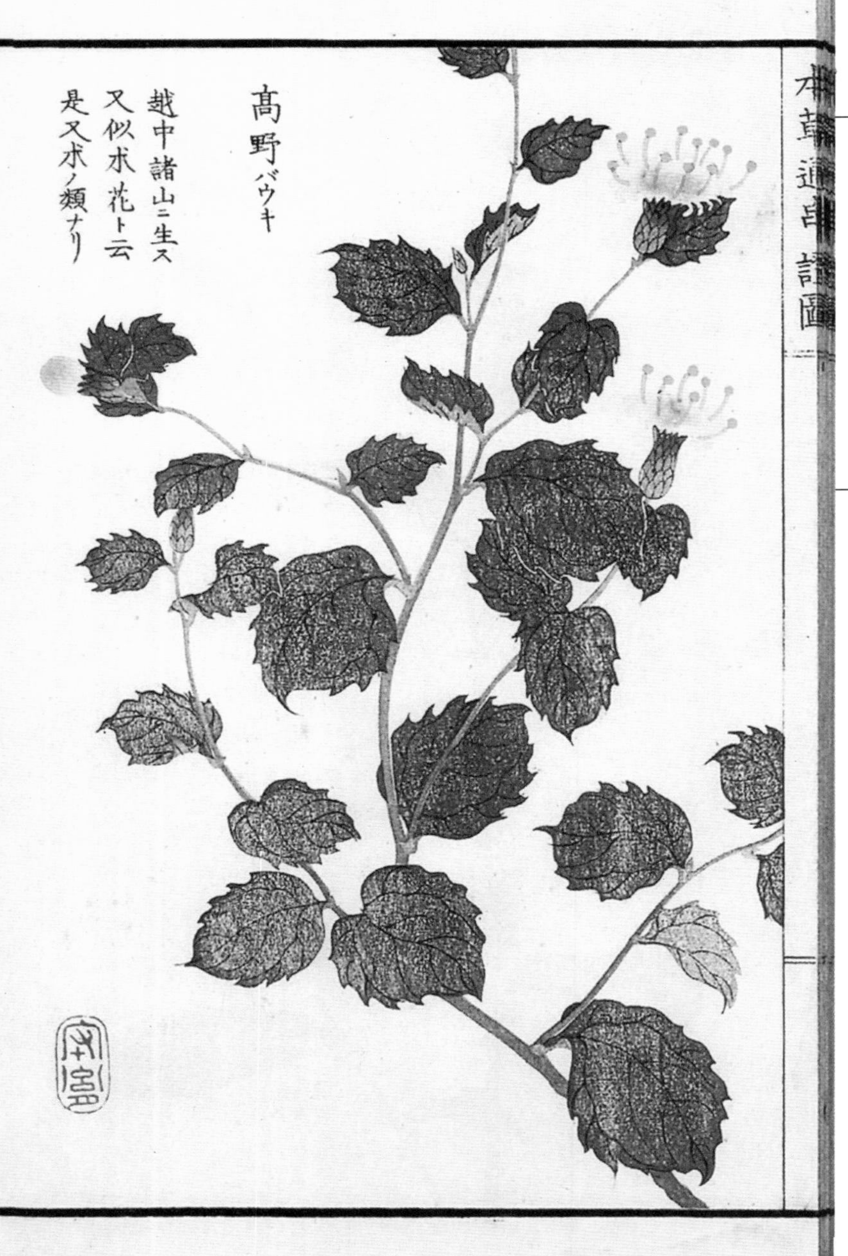

苍术

时珍云：『苍术其叶抱茎而生。』

苍术叶似白术，然无枝丫，且单叶生于茎上，更无叶柄。故单叶抱茎而生者为苍术。此种见于舶来品中有二三品，而有一叶及五叶者，和产术类未有之。

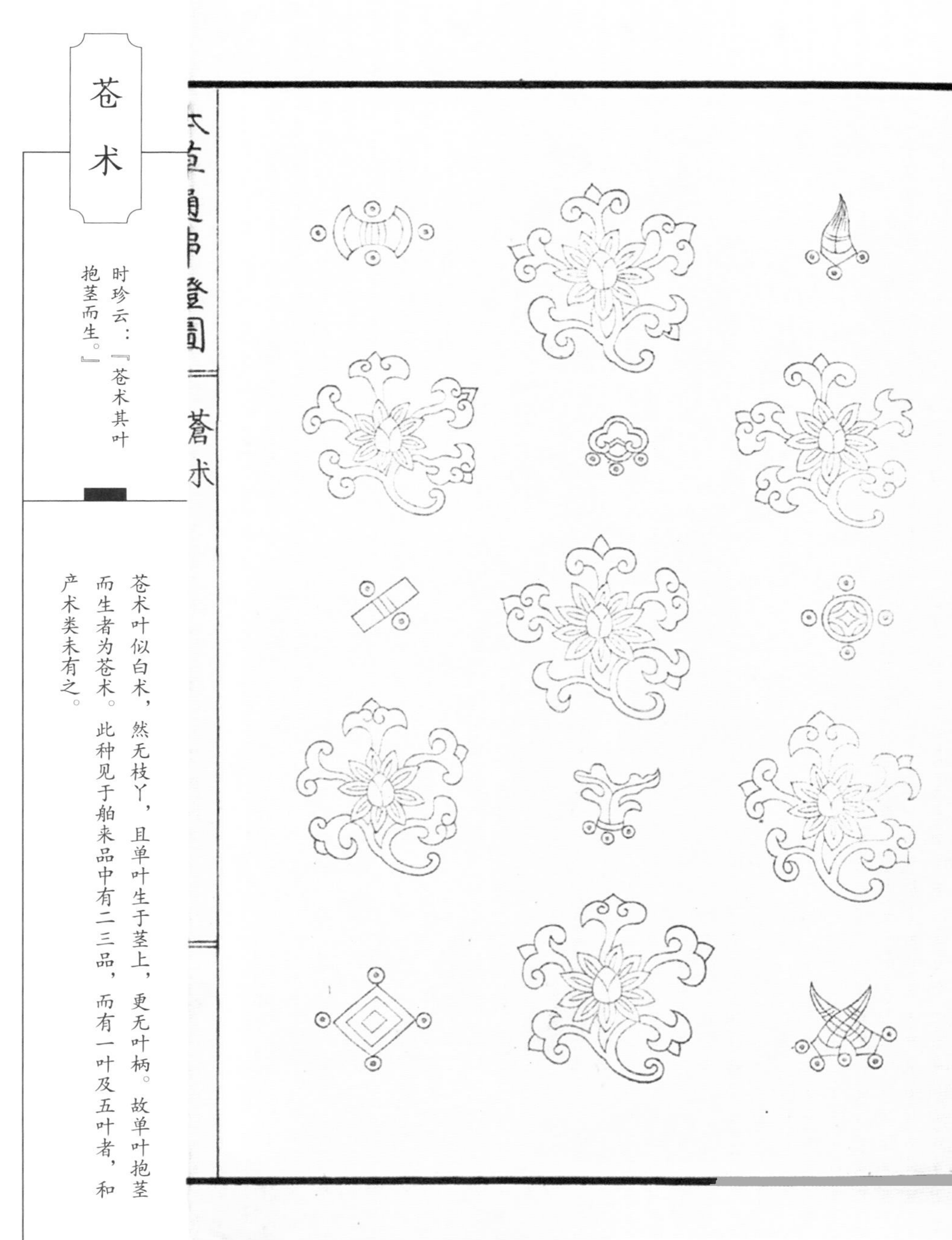

狗脊贯众考

古来本草书中，狗脊贯众之说杂糅，无定说。

《神农本草经》云：『味苦平。主腰背强，关机缓急，周痹，寒湿膝痛。颇利老人。一名百枝。』并未言及其形状。

狗脊贯众考

古来本草书中，狗脊贯众之说杂糅，无定说。由是，今列举诸说以示其异同。

《神农本草经》云：『味苦平。主腰背强，关机缓急，周痹，寒湿膝痛。颇利老人。一名百枝。』并未言及其形状。

《名医别录》云：『一名强膂，一名扶盖，一名扶筋。生常山川谷。二月、八月采根曝干。』亦未解说其形状。

《吴普本草》云：『一名狗青，一名萆，一名赤节，一名强膂。神农：苦。桐君、黄帝、岐伯、雷公、扁鹊：甘，无毒。李氏：温。如萆，茎节如竹，有刺。叶圆青赤。根黄白，亦如竹。根毛有刺。岐伯、一经：茎无节，叶端圆，赤，皮白有赤脉。二月采。』此乃首述其形状。

综上所述，李氏（李时珍）所言者『有节』，岐伯所言『无节』者恐为他物。

弘景《本草经集注》云：『今山野处处有，与菝葜相似而小异。其茎叶小肥，其节疏，其茎大直，上有刺，叶圆有赤脉。根凹凸茏丛如羊角细强者是。』此非今所谓之『狗脊』者，乃『观音座莲』，紫萁之类。故也有古说『紫萁贯众』，与李氏所谓『有节』之『狗脊』相近。

苏敬《新修本草》云：『此药，苗似贯众，根长多歧，状如狗脊骨，其肉作青绿色。』此为狗贯众，与《本草图经》中『成德军狗脊（《本草图经》附有成德军、温州、眉州和淄州狗脊四图）』相类。此与岐伯所谓『无节』之『狗脊』略相似。

『金毛』，见《本草蒙筌》记载：『深谷多生，在处俱有。根采类金毛狗脊，故假为名。』此书乃『金毛』之说首述。此品名曰『貉蕨』，《经史本草图》所谓『温州狗脊』。

『黑狗脊』，《时珍纲目》所谓『根黑色，如狗脊骨』之根无毛、色黑者。大和诸国俗名贯众。

『眉州狗脊』之图，未见于《经史证类大全本草》，其茎直立，根长圆毛，与一重羊齿相似。

『透山藤』，雷敩所谓与『狗脊根』相似者。『透山藤，一根透山形。』下文又云：『根与透山藤一般。』由此可见，『透山藤』当为误写。然『透山形』一说，他处亦未见。综上所述，盖为『毒草透山根』误写。透山根，即花山葵（带花苞的山葵，日本料理重要的调味料），根如竹节大，且无毛，青色，此乃与李氏所说『如竹根』相类。是故，恐为混淆之说。

狗脊贯众考

《吴普本草》首述狗脊之形状。

《吴普本草》云：『李氏：温。如草，茎节如竹，有刺。叶圆青赤。根黄白，亦如竹。根毛有刺。岐伯、一经：茎无节，叶端圆，赤，皮白有赤脉。二月采。』

狗脊贯众考

苏敬于《新修本草》中描述贯众形状、颜色。

《新修本草》云：『此药，苗似贯众，根长多歧，状如狗脊骨，其肉作青绿色。』此为狗贯众，与《本草图经》中『成德军狗脊』相类。

『强膂』，出自《名医别录》别名。时珍曰：『强膂、扶筋，以功名也。』余考：膂，脊骨也，则其根如狗脊高耸，且质坚硬，并非时珍所云之『以功名』，盖其功在于有强脊骨之益。此乃与狗脊之名义相同之处，自不必言。然以『强刚』之故，探之于同类者，则雌杪椤根叶殊为坚硬，勉强以此判别，则强膂盖与雌杪椤相近。

『两面羊齿』，叶如海州骨碎补，面背两面如一般，叶缘锯齿细密，根头处有茶褐色毛刺。

『子持羊齿』，圆叶有光泽，厚且坚硬，叶上附生小芽之苗，根头处褐色毛刺密集也，如此两种羊齿，皆属其茎上皆有金毛之类。

《神农本草经》云：『味苦，微寒。主腹中邪热气，诸毒，杀三虫。一名贯节，一名贯渠，一名百头，一名虎卷，一名扁苻。』《大观本草》亦见之。《太平御览》引《神农本草经》正之曰：『贯众一名百头，一名贯渠，一名虎卷，一名扁符。』据《太平御览》之说，贯节非其别名，盖其类中之小异者。又有『贯众』『百头』之说，盖因聚叶从根而发，非四散而生。显然，依古说横行根聚生叶特征，区分狗脊、贯众之说者颇多。难定者，盖因贯众百头之名义形状不明。

《名医别录》云：『有毒。去寸白，破症瘕，除头风，止金创。花，治恶疮，令人泄。一名伯萍，一名药藻，此谓草鸱头。生玄山山谷及冤句少室山。二月、八月采根，阴干。』此『草鸱头』之名，盖因其草根形似鸱伏地，而风吹其毛作蓬然状。并未解明其形状。

《吴普本草》云：『叶青黄，两两相对，茎黑毛聚生，冬夏不死，四月华白，七月实黑，聚相连卷旁行生，三月、八月采根，五月采叶。』此乃首述贯众之形状。

故而，其分别难以言表，由『聚相连卷旁行生』之言考量，盖皆属凤尾之类，与条蕨相近。此草叶柄着土而生根，茎生黑毛，且与『冬不死』之说亦相似。此为岩羊齿之类，故而岩羊齿亦当为吴普所云『贯众』。《尔雅》云：『泺，贯众。』《广雅》云：『贯节，贯众也。』《尔雅》郭璞注云：『叶圆锐，茎毛黑，布地，冬不死。一名贯渠。』由此『叶圆锐』说考之，与『篯蕖』之形状相类。

弘景《本草经集注》云：『近道亦有，叶如大蕨。其根形色毛芒，全似老鸱头，故呼为草鸱头。』此说所指『贯众』，当属《证类本草》所云『淄州贯众』。保升曰：『苗似狗脊，状如雉尾，根直多枝，皮黑肉赤，曲者名草鸱头。』乃余所谓『雉尾』。近来《本草纲目启蒙》所出『雉尾』，与岩羊齿形状相似，然图不明，此或为他物。余所谓『雉尾』，形如『篯蕖』，叶背色白而柔软，附生于深山岩石之上。

苏颂云：『今陕西、河东州郡及荆、襄间多有之，而少有花者。春生苗赤。叶大如蕨。茎干三棱。叶绿色似鸡翎，又名凤尾草。其根紫黑色，形如犬爪，下有黑须毛，又似老鸱。』此乃一重羊齿，真贯众，深山幽谷间罕有。

《本草经集注》对贯众亦有描述。

《本草经集注》云：『近道亦有，叶如大蕨。其根形色毛芒，全似老鸱头，故呼为草鸱头。』此说所指『贯众』，当属《证类本草》所云『淄州贯众』。

狗脊贯众考

苏颂所云为一重羊齿，乃真贯众，深山幽谷间罕有。

苏颂云：『今陕西、河东州郡及荆、襄间多有之，而少有花者。春生苗赤。叶大如蕨。茎干三棱。叶绿色似鸡翎，又名凤尾草。其根紫黑色，形如犬爪，下有黑须毛，又似老鸱。』

《本草纲目》云：『数根丛生，一根数茎，茎大如箸，其涎滑。其叶两两对生，如狗脊之叶而无锯齿，青黄色，面深背浅。其根曲而有尖嘴，黑须丛簇，亦似狗脊根而大，状如伏鸱。』此为缩面贯众，又名岩缩子，深山常见，而武藏国江户一带，称之为：贯众。

狗脊、贯众之诸家考证，列举如上，俱为大家之言，难做取舍。

依余之考量，此二草当以形状区分。其要点在于：狗脊其叶如凤尾，且为重叶。但其重叶者，叶柄处生小叶，且有分支，其根如狗脊凹凸。狗贯众、贯众、貉羊齿、雌桫椤、子持羊齿、两面羊齿皆属此列。

而贯众之属，大约叶如凤尾，单叶生，且其单叶叶柄处有小叶排列、无枝丫，附着于根上，如鸱低伏者。一重羊齿、缩面贯众、雉尾、箴蕺、玉羊齿、十文字羊齿，当属此类。岩羊齿、雌羊齿、条蕨，当为此类之末属。

『凤尾』者，语出时珍所云『其根一本而众枝贯之，故草名凤尾。』以『凤尾』名之者，贯众并非唯一，其他以凤尾称之者，大多以其叶形类似凤尾纤长，且纤细美观，故名之曰『凤尾』。因此，缕红草亦名之『凤尾』。然而，宜将羊齿类之叶形广觅而比之。

区分外国之凤尾类，虽有穗子、叶子之说最为切中。狗脊、贯众之外，羊齿、紫萁、鹿蕨、格注草、海州骨碎补，亦当属同类。故而此说难为区分狗脊、贯众确凿证据。

狗脊

狗贯众

产于大和诸国，苏敬《新修本草》注。与《证类本草》『成德军狗脊』相似。

《本草纲目》释名：强膂、扶筋、百枝、狗青。恭曰：此药苗似贯众，根长多歧，状如狗之脊骨，而肉作青绿色，故以名之。时珍曰：强膂、扶筋，以功名也。《别录》又名扶盖，乃扶筋之误。

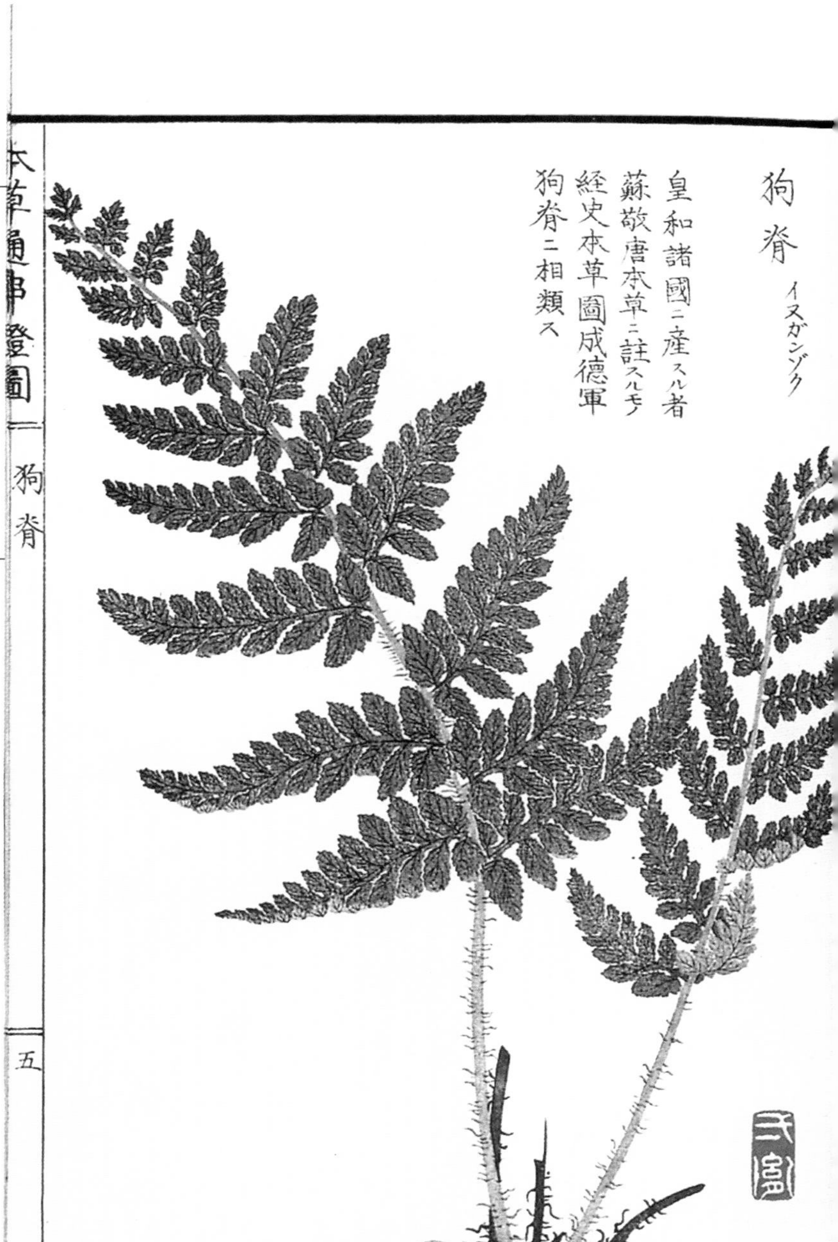

本草通串證圖 二 狗脊 五

狗脊 イヌガンゾク

皇和諸國ニ産スル者蘇敬唐本草ニ註スルモノ經史本草圖成德軍狗脊ニ相類ス

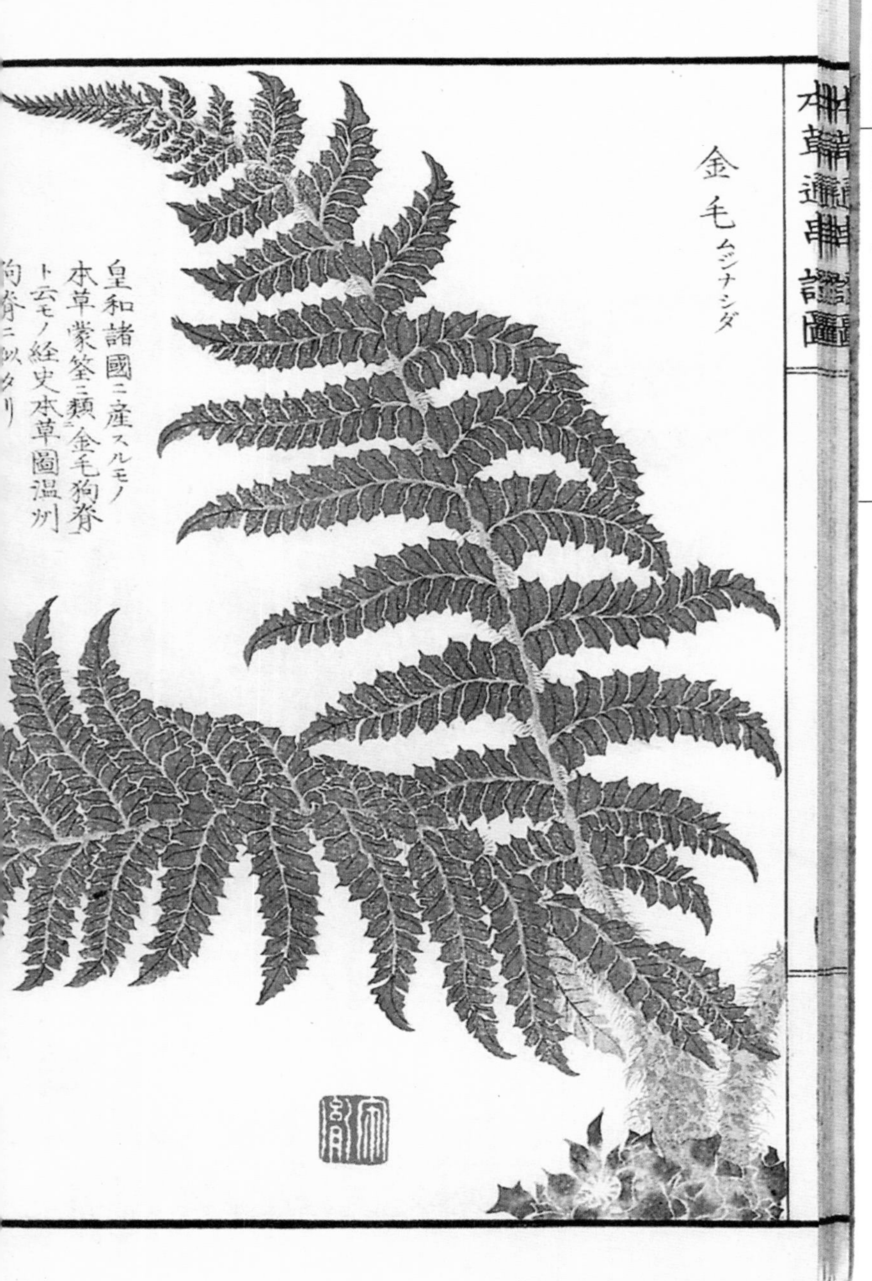

金毛 ムジナシダ
皇和諸國ニ産スルモノ
本草蒙筌ニ類金毛狗脊
ト云モノ経史本草圖温州
狗脊ニ似タリ

金毛 貉蕨

产于大和诸国。《本草蒙筌》云『类金毛狗脊』。与《证类本草》『温州狗脊』相似。*

《别录》曰：狗脊，生常山川谷。二月、八月采根，曝干。普曰：狗脊如草，茎节如竹有刺，叶圆赤，根黄白，亦如竹根，毛有刺。《岐伯经》云：茎无节，叶端圆青赤，皮白有赤脉。

*注:《本草图经》原文为:“狗脊，生常山川谷，今太行山、淄、温、眉州亦有。”

强膂

雌桫椤

产于越中妇员郡牛狱山。出于《本草纲目》释名：『强膂』。

颂曰：苗尖细碎青色，高一尺以来，无花。其茎叶似贯众而细。其根黑色，长三四寸，多歧，似狗之脊骨，大有两指许。其肉青绿色。春秋采根，曝干。今方亦有用金毛者。

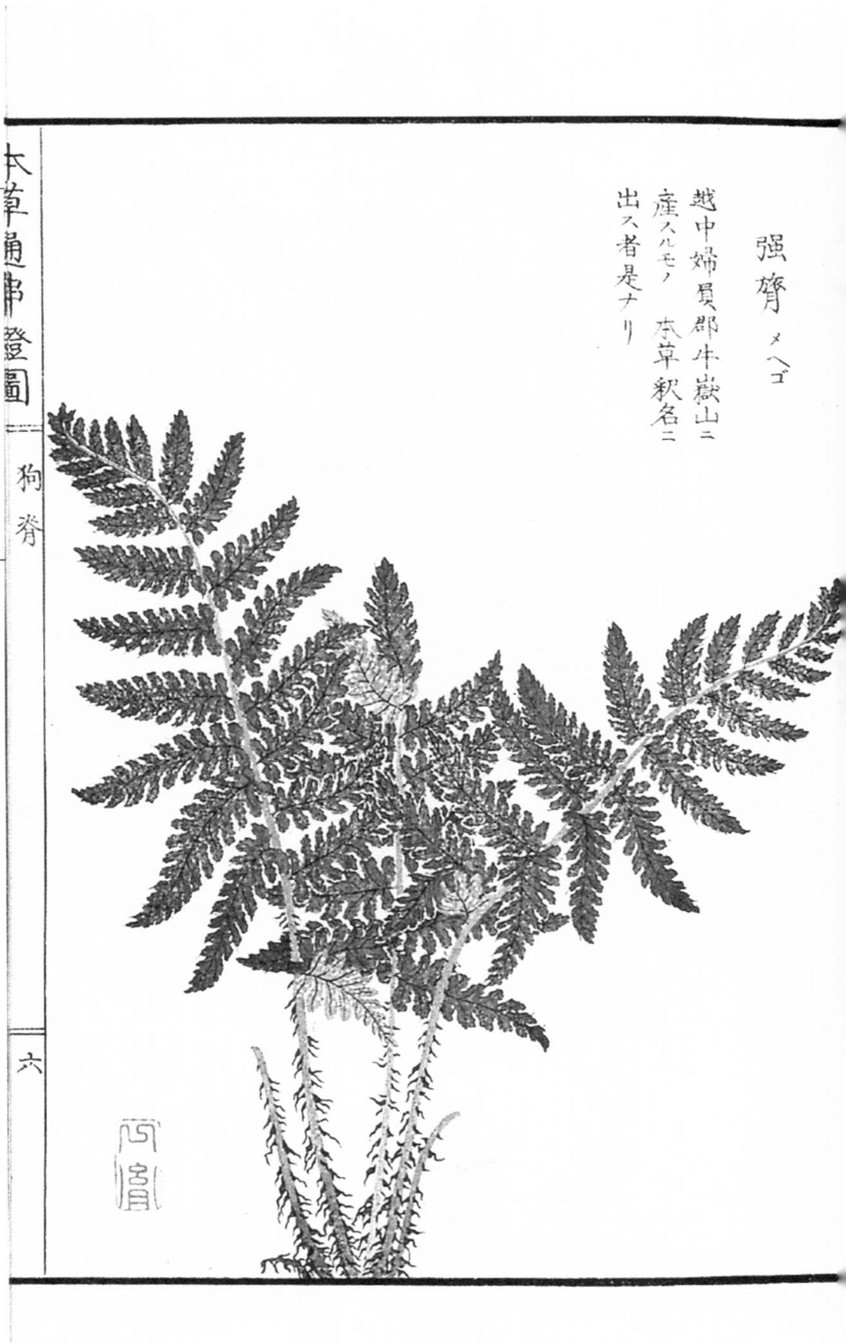

本草通串證圖

狗脊

六

强膂 メヘゴ

越中婦員郡牛嶽山ニ産スルモノ 本草釈名ニ出ス者是ナリ

两面羊齿

野州日光山、越中诸山自生。

叶如海州骨碎补，面背两面如一般，叶缘锯齿细密，根头处有茶褐色毛刺。

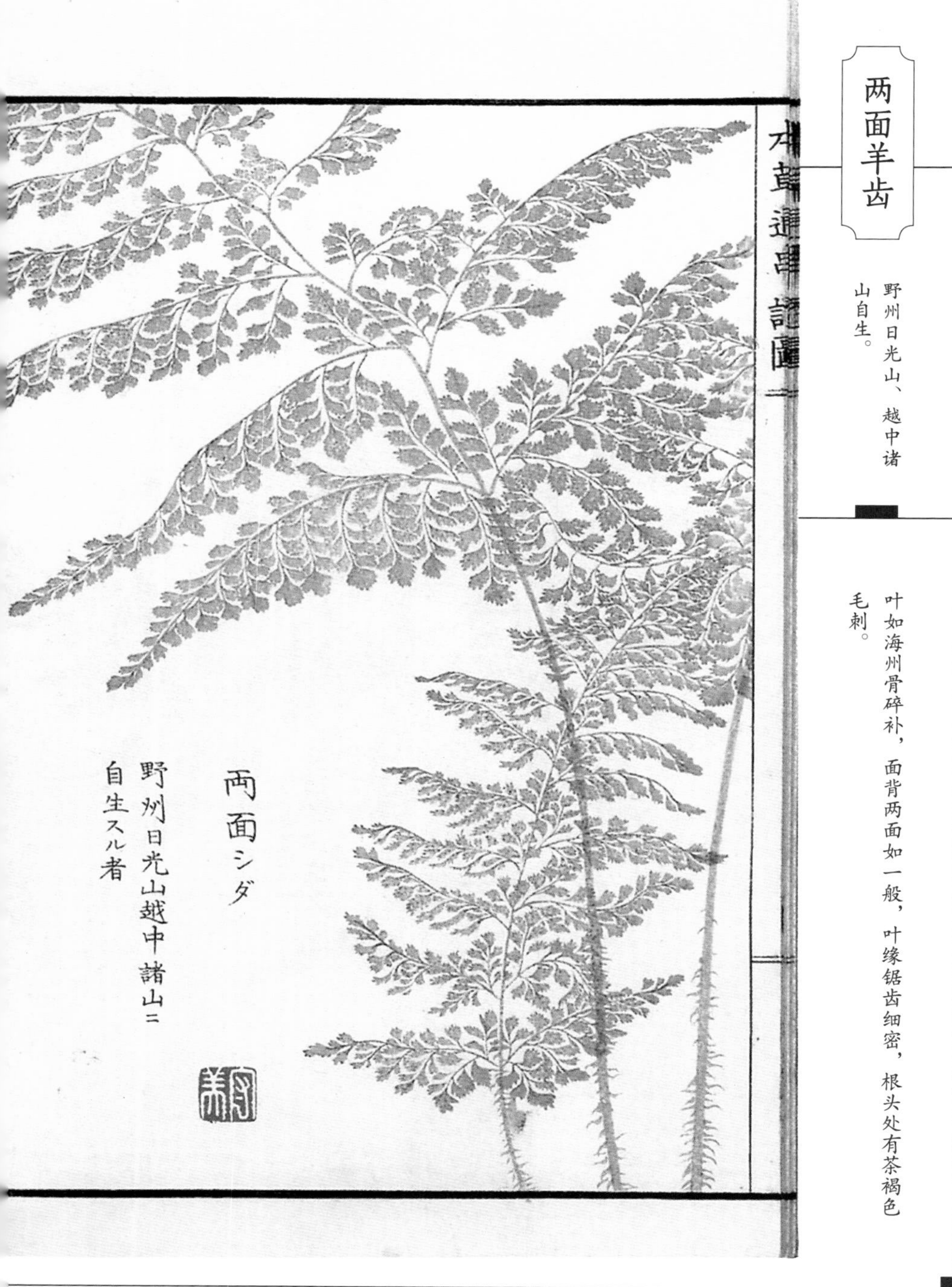

本草通串證圖
両面シダ
野州日光山越中諸山ニ自生スル者

子持羊齿

产于能州二上山中、武州上目黑村等地。*

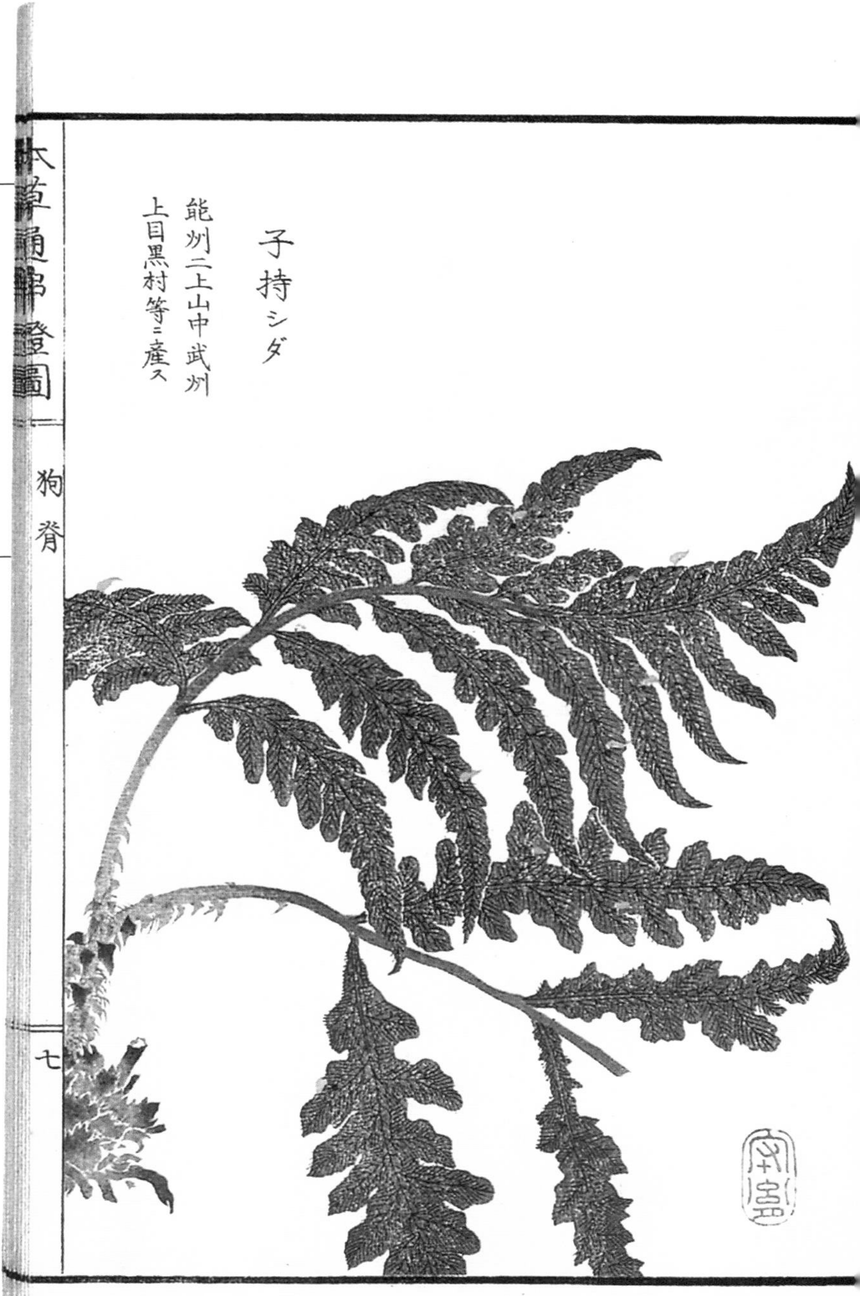

圆叶有光泽，厚且坚硬，叶上附生小芽之苗，根头处褐色毛刺密集也，如此两种羊齿，皆属其茎上皆有金毛之类。

本草通串證圖　狗脊　七

子持シダ

能州二上山中武州上目黒村等ニ產ス

* 注：因叶面生有较多不定芽而被称为“子持羊齿”。

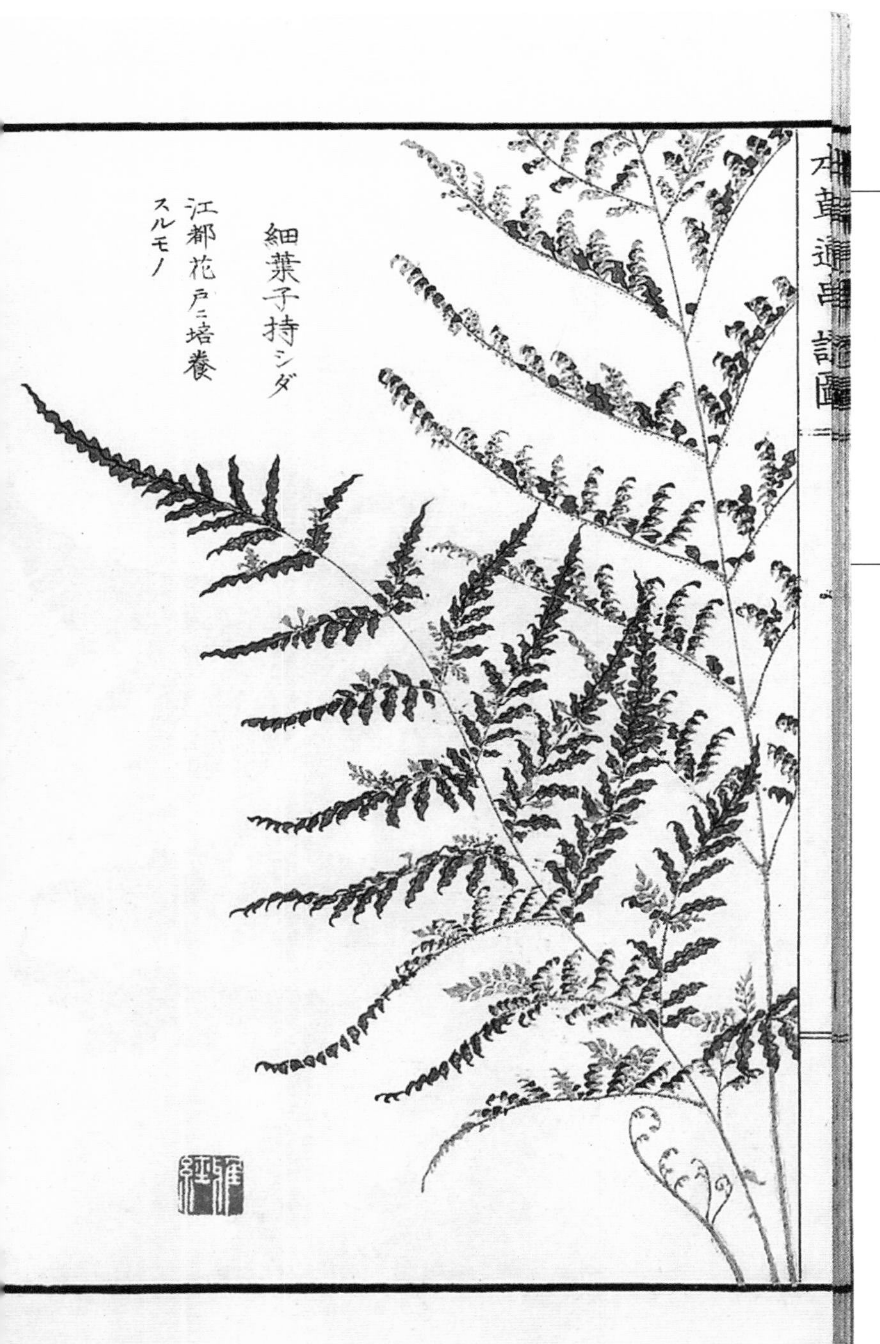

細葉子持シダ
江都花戸ニ培養
スルモノ

细叶子持羊齿

江都花户栽培。

『羊齿』多用来形容蕨类植物特有的羽片状叶，多生长在阴湿的地方，有明显的根、茎、叶，大多为草本蕨类。

麒麟羊齿

江都花户栽培。

羊齿可在幼嫩期采食，且只有紧紧卷曲的嫩头部能够食用。成熟的羊齿类植物不能食用。它们会破坏体内的维生素B，引起各种血液病，严重的会引起食者死亡。

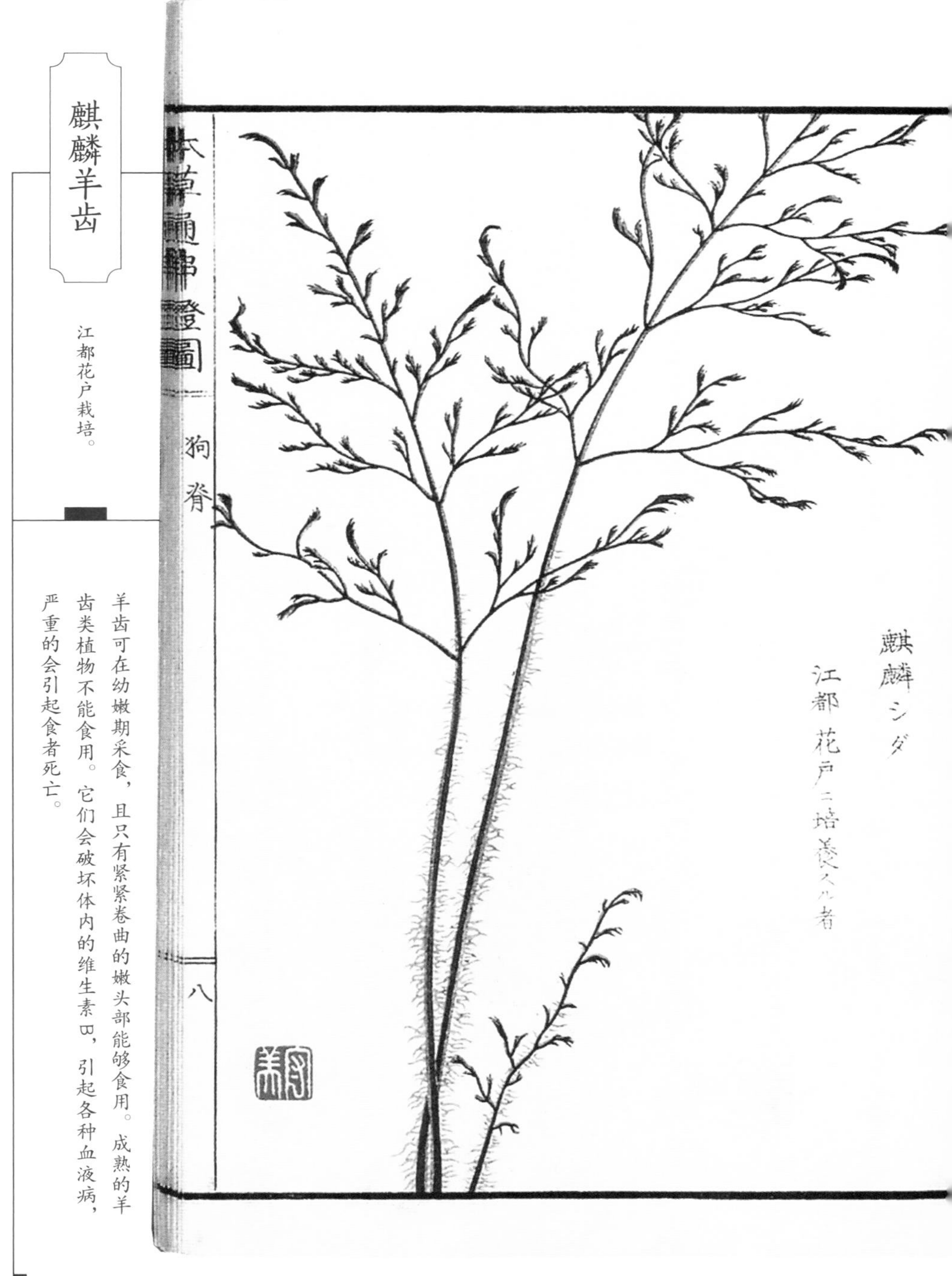

雉尾狗脊

江都花户栽培，贯众种类其一，与雉尾相似。*

《本草纲目》记载：狗脊，味苦，性平，无毒。主治男子女人毒风软脚，肾气虚弱，续筋骨，补益男子。强肝肾，健骨，治风虚。腰背强，关机缓急，周痹寒湿膝痛，颇利老人。

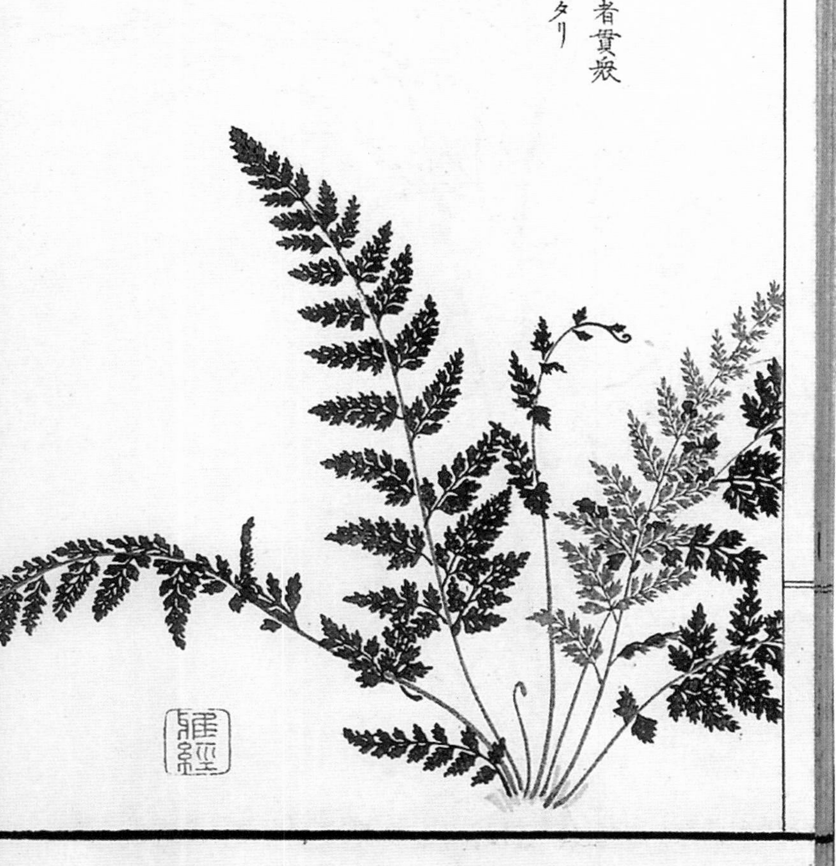

雉ノ尾狗脊
江都苍戸ニ培養ス凡者貫衆ノ一種雉ノ尾ニ相似タリ

*注《本草图经》原文为："云，贯众，苗似狗脊，状如雉尾。"

淄州贯众

贯众

自生于深山之间，根无毛。弘景云『叶如大蕨』。时珍云『黑狗脊』。

时珍曰：狗脊有二种：一种根黑色，如狗脊骨，一种有金黄毛，如狗形，皆可入药。其茎细而叶、花两两对生，正似大叶蕨，比贯众叶有齿，面背皆光。其根大如拇指，有硬黑须簇之。

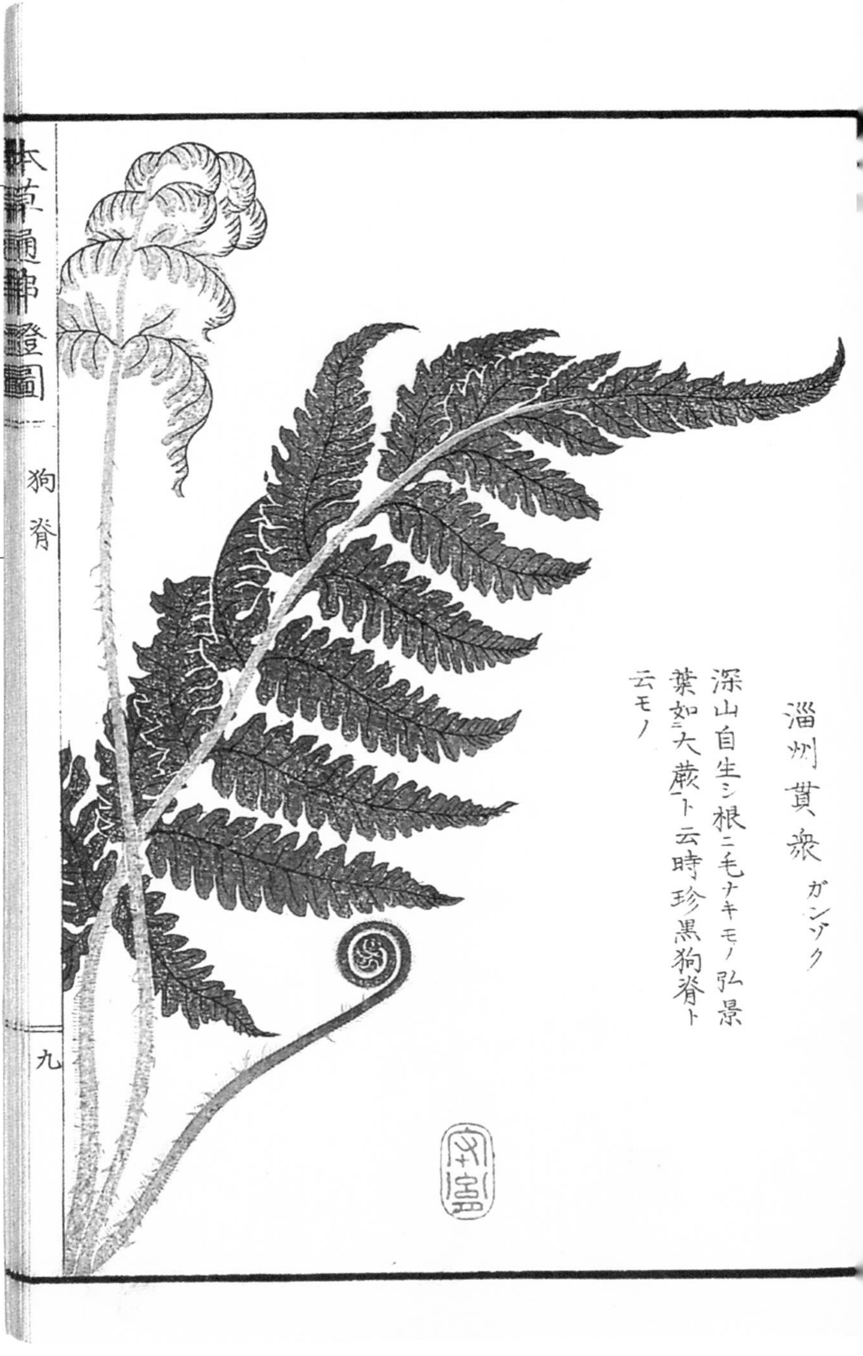

本草通串證圖

狗脊

九

淄州貫衆 ガンゾク

深山自生シ根ニ毛ナキモノ弘景葉如ニ大蕨ト云時珍黑狗脊ト云モノ

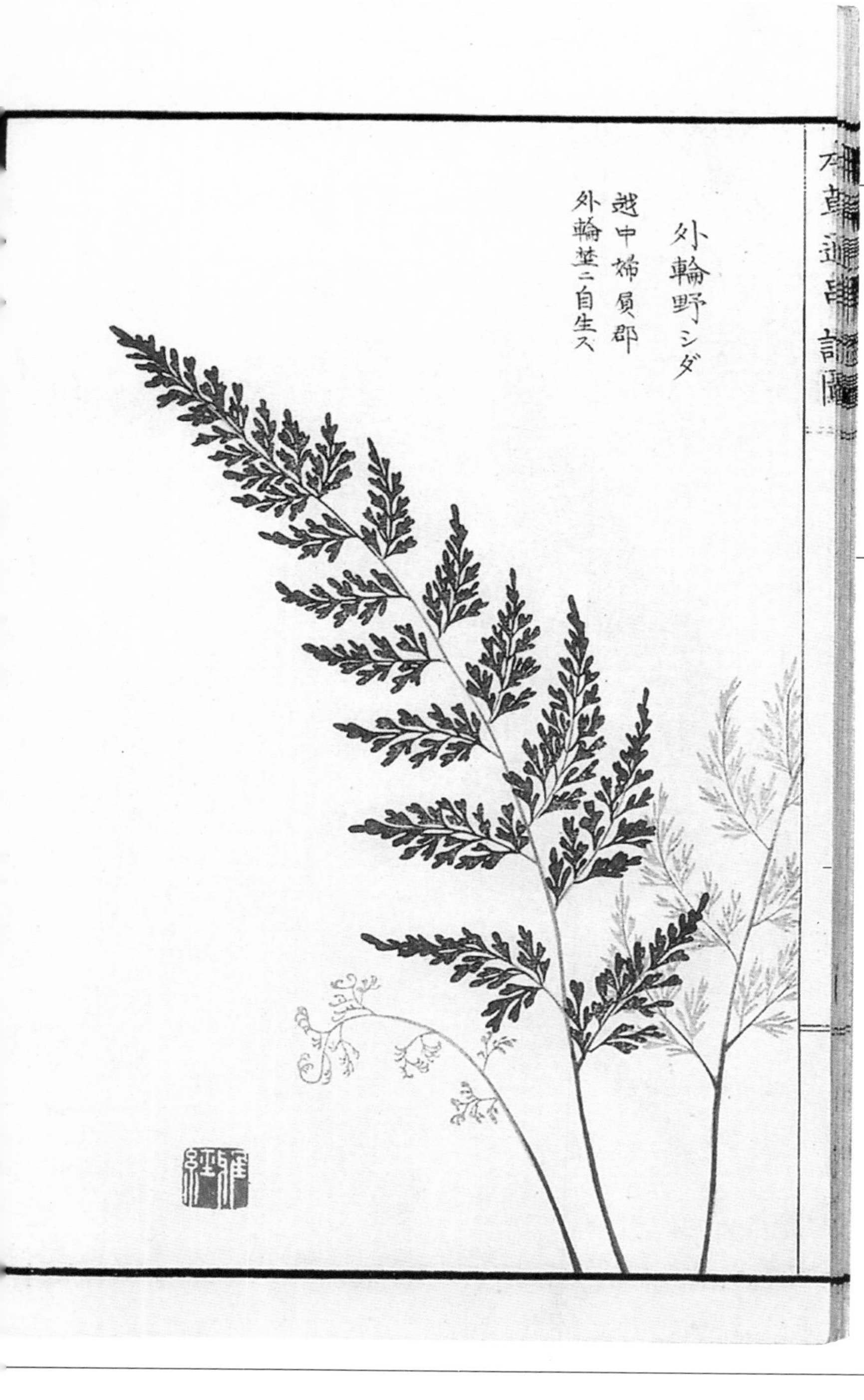

外轮野羊齿

越中妇质郡外轮原上自生。

外輪野シダ
越中婦負郡
外輪埜ニ自生ス

因发现此种植物的地点为日本外轮野，故此得名。

子持寒羊齿

江都花户栽培。

羊齿大多具有明显的根、茎、叶。属草本植物，喜生长于阴湿的地方。也叫绵马。

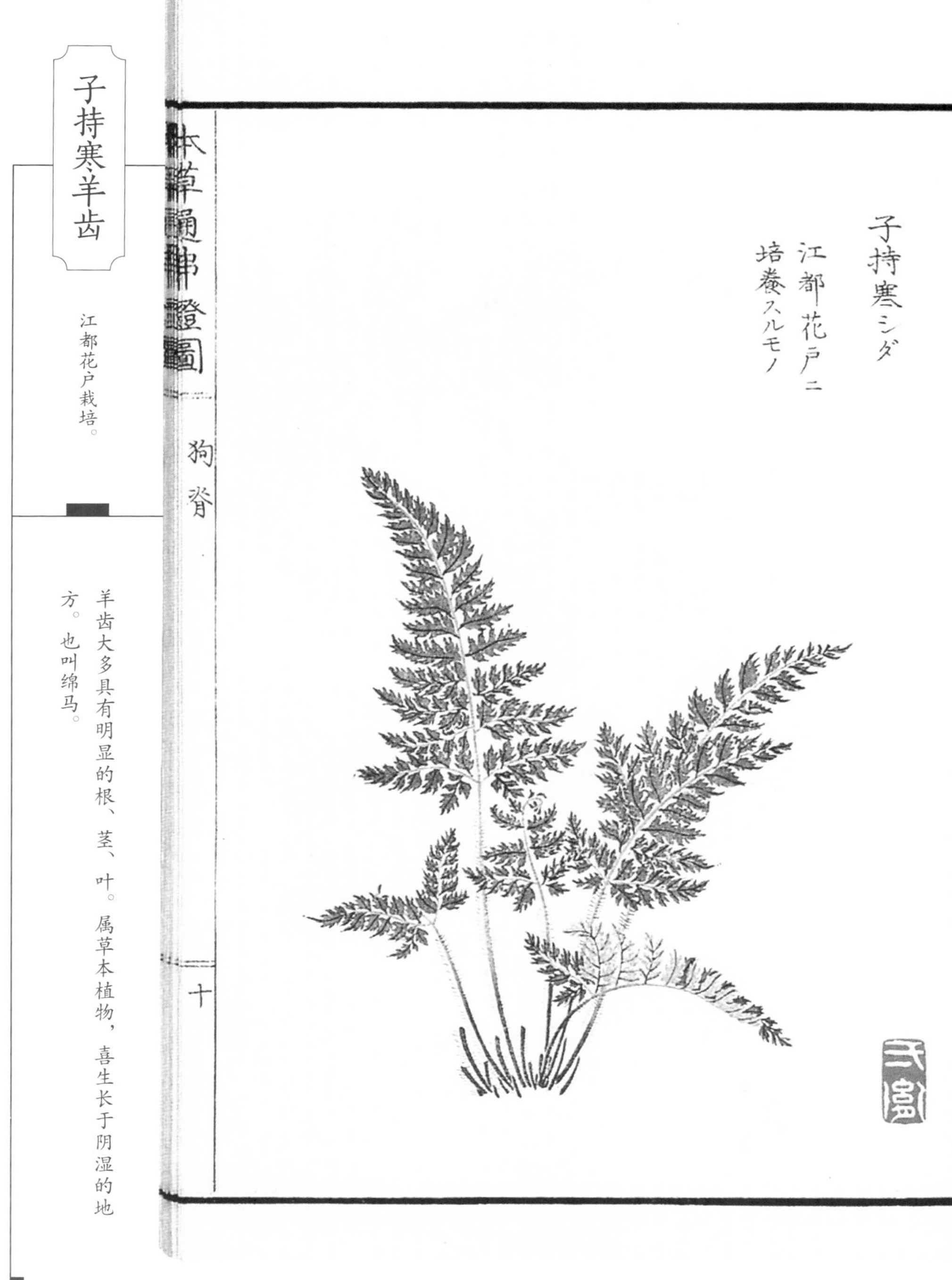

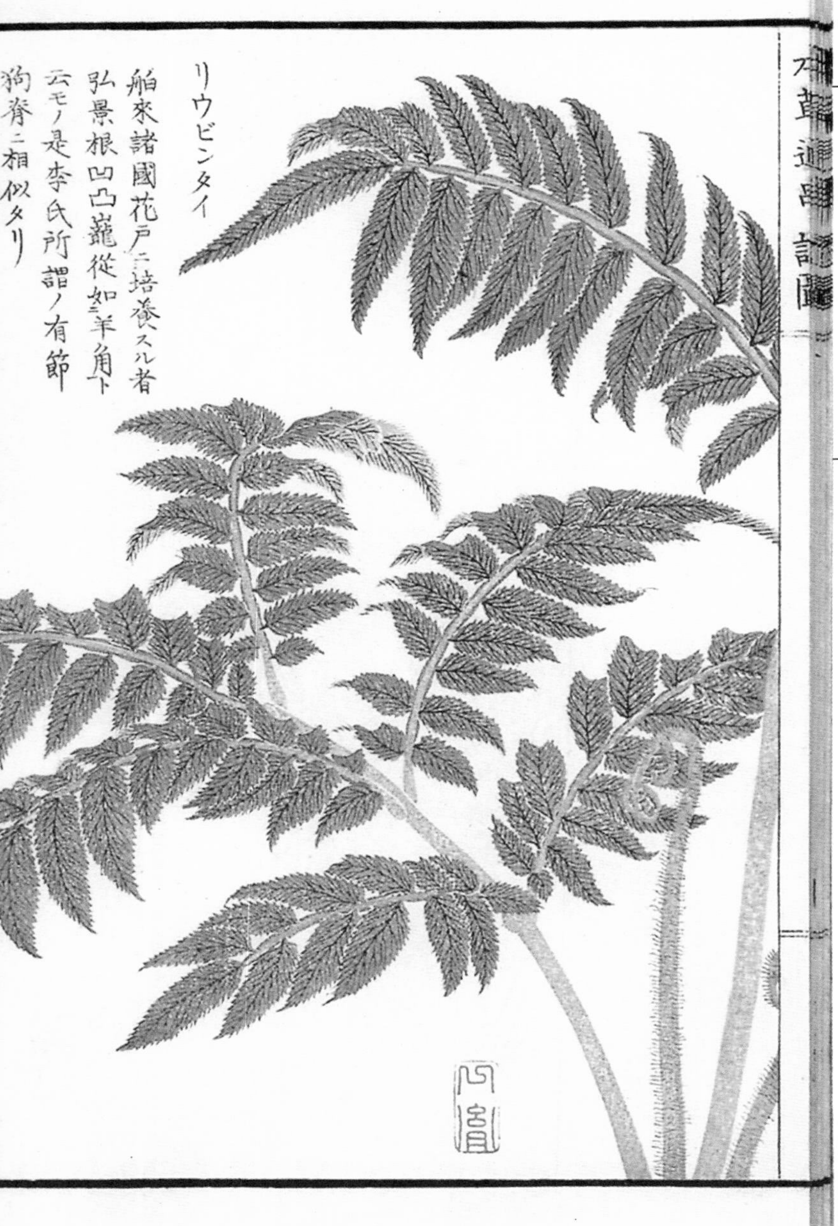
リウビンタイ
舶來諸國花戸ニ培養スル者
弘景根凹凸巃嵸如羊角ト
云モノ是李氏所謂ノ有節
狗脊ニ相似タリ

龙鬓苔

舶来品，诸国花户皆有栽培。*

弘景曰：今山野处处有之，与菝相似而小异。其茎叶小肥，其节疏，其茎大直，上有刺，叶圆有赤脉，根凸凹岿岌如羊角强细者是。

* 注:(接上文)与弘景所言:“根凸凹岿岌如羊角。”李氏所谓“有节狗脊”相似。

鱼尾狗脊

产于飞洲长仓山中。细叶，叶端如鱼尾。

相关配伍：狗脊与萆薢、菟丝子同用，可用于缓解腰痛；与杜仲、牛膝、熟地、鹿角胶等同用，可用于肝肾虚损，腰膝酸软，下肢无力等症。

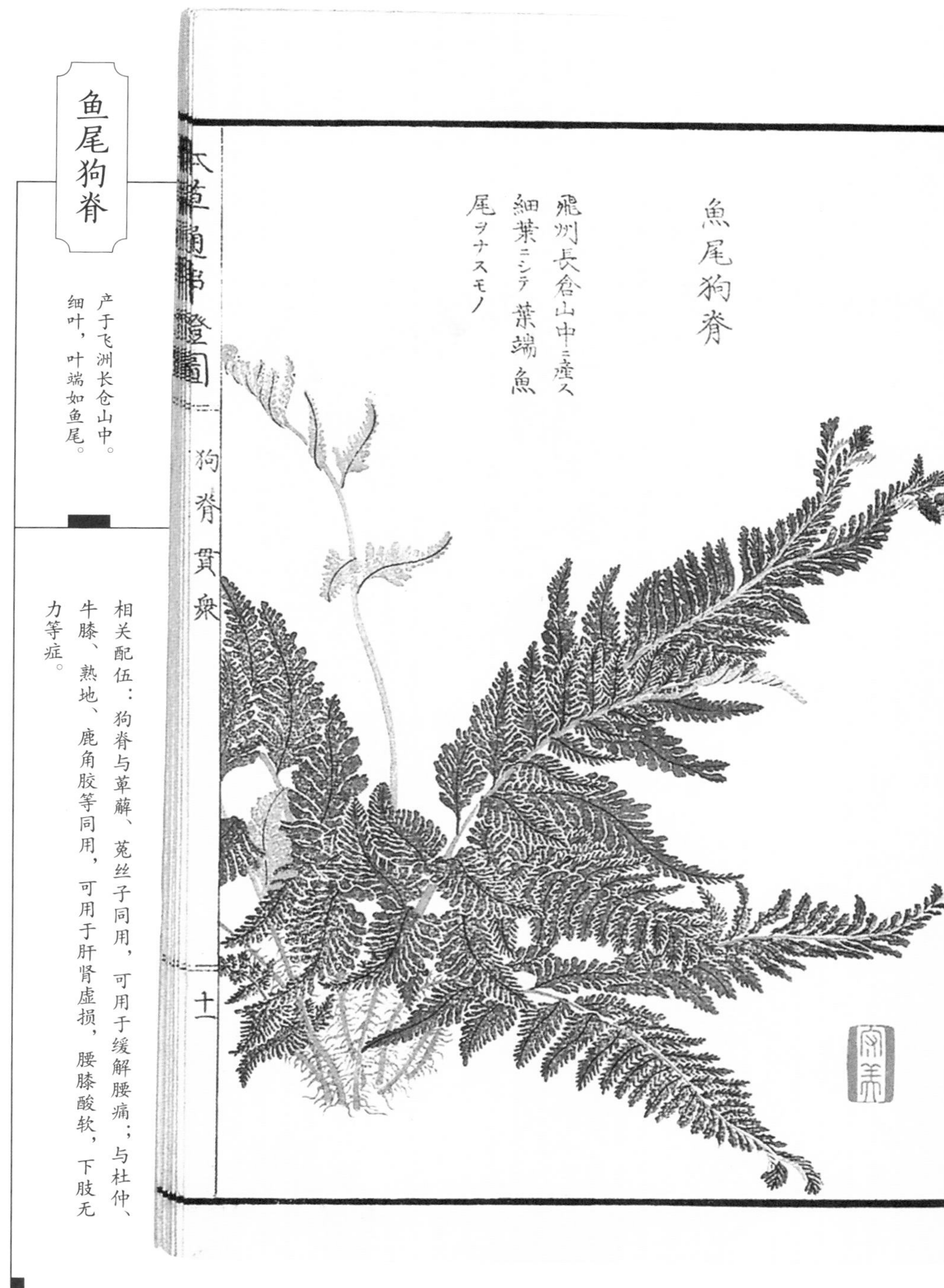

魚尾狗脊
飛州長倉山中ニ産ス
細葉ニシテ葉端魚
尾ヲナスモノ
狗脊 貫衆
十一

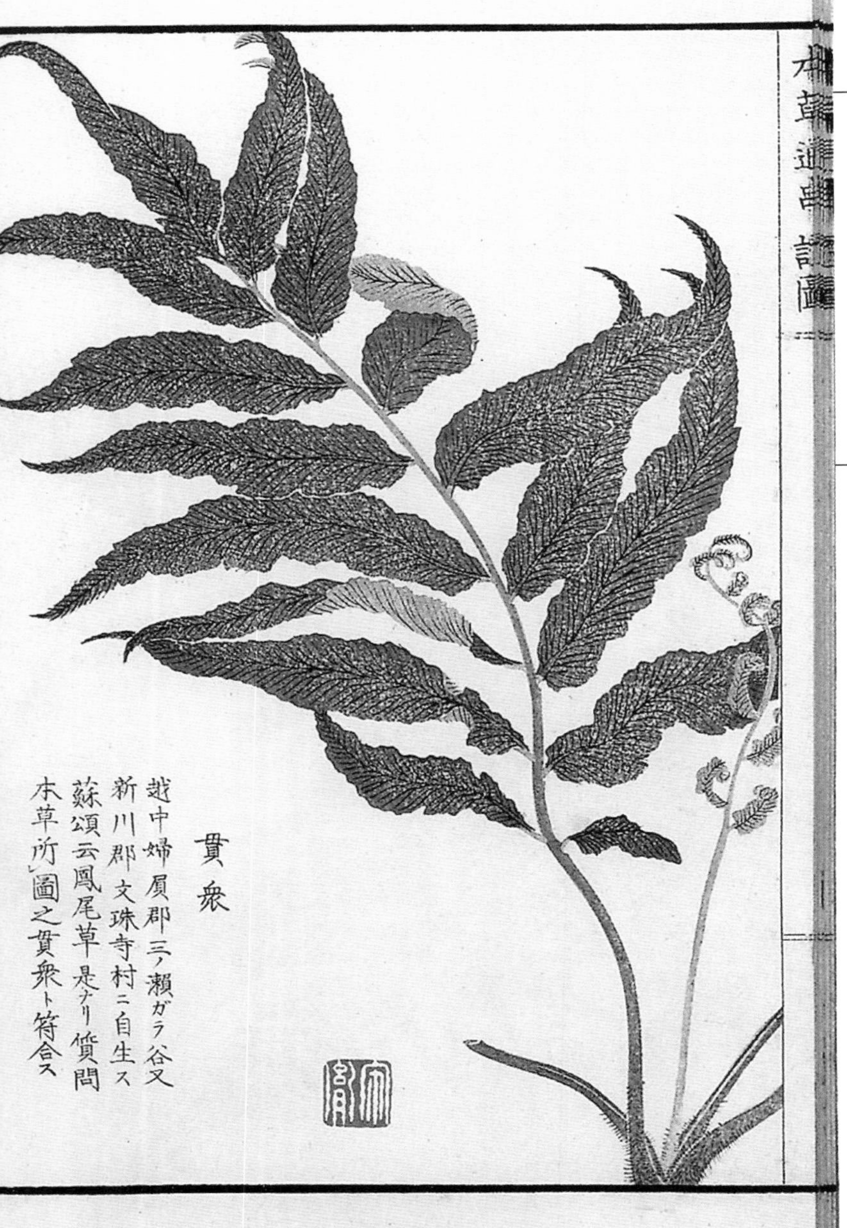

貫衆
越中婦質郡三ノ瀬ガラ谷又
新川郡文珠寺村ニ自生ス
蘇頌云鳳尾草是ナリ質問
本草所圖之貫衆ト符合ス

贯众

自生于越中妇质郡三之濑贺罗谷，及新川郡文珠寺村。*

《本草纲目》释名：贯节、贯渠、百头、草鸱头、黑狗脊、凤尾草。时珍曰：此草叶茎如凤尾，其根一本而众枝贯之，故草名凤尾，根名贯众、贯节、贯渠。渠者，魁也。

*注：（接上文）苏颂所云“凤尾草”。与《质问本草》图之“贯众”相符合。

缩面贯众

越中妇质郡野积谷山中自生。*

时珍曰：多生山阴近水处。数根丛生，一根数茎，茎大如箸，其涎滑。其叶两两对生，如狗脊之叶而无锯齿，青黄色，面深背浅。其根曲而有尖嘴，黑须丛簇，亦似狗脊根而大，状如伏鸱。

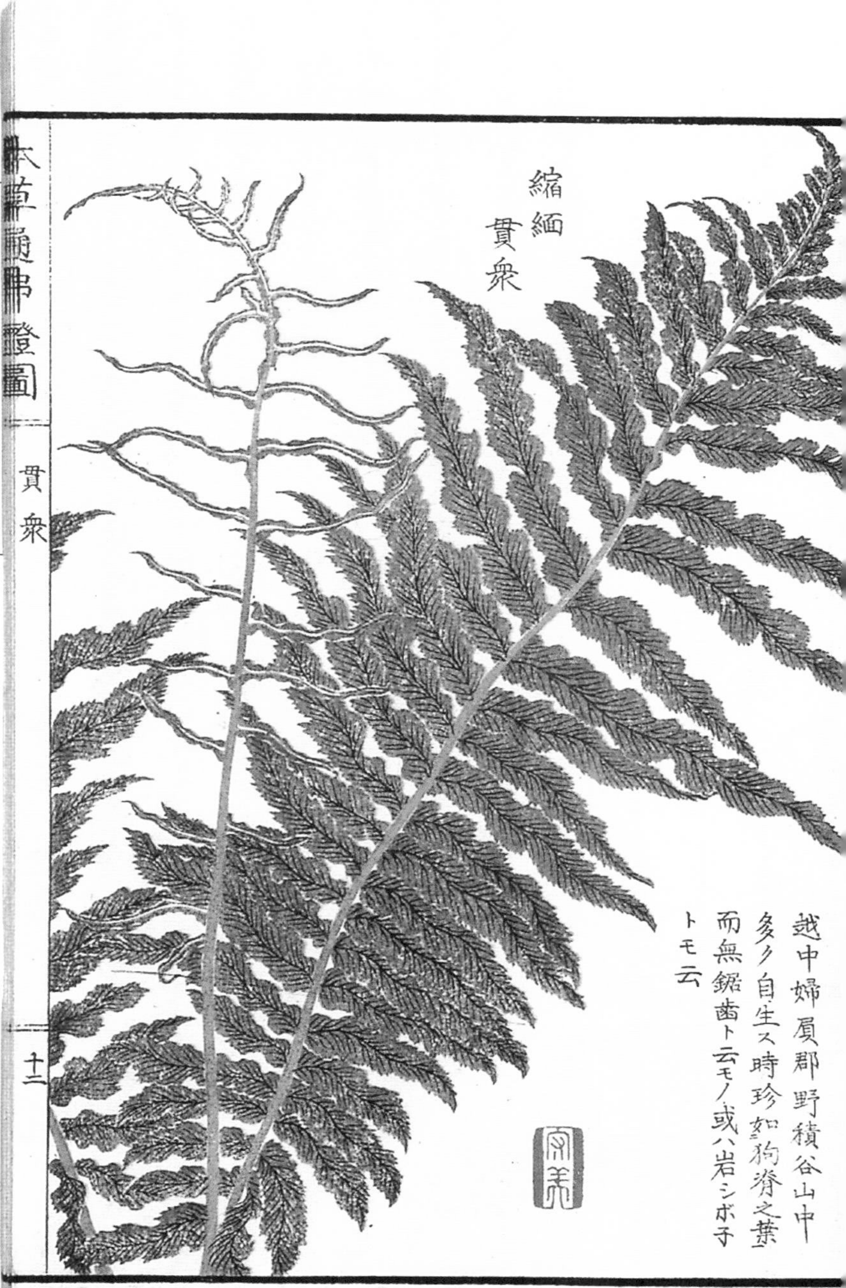

本草图谱 贯众 十二

縮緬貫衆

越中婦屓郡野積谷山中多ク自生ス時珍如狗脊之葉而無鋸齒ト云モノ或ハ岩シボ子トモ云

*注：（接上文）如时珍所言“如狗脊之叶而无锯齿”。或云“岩皱子”。

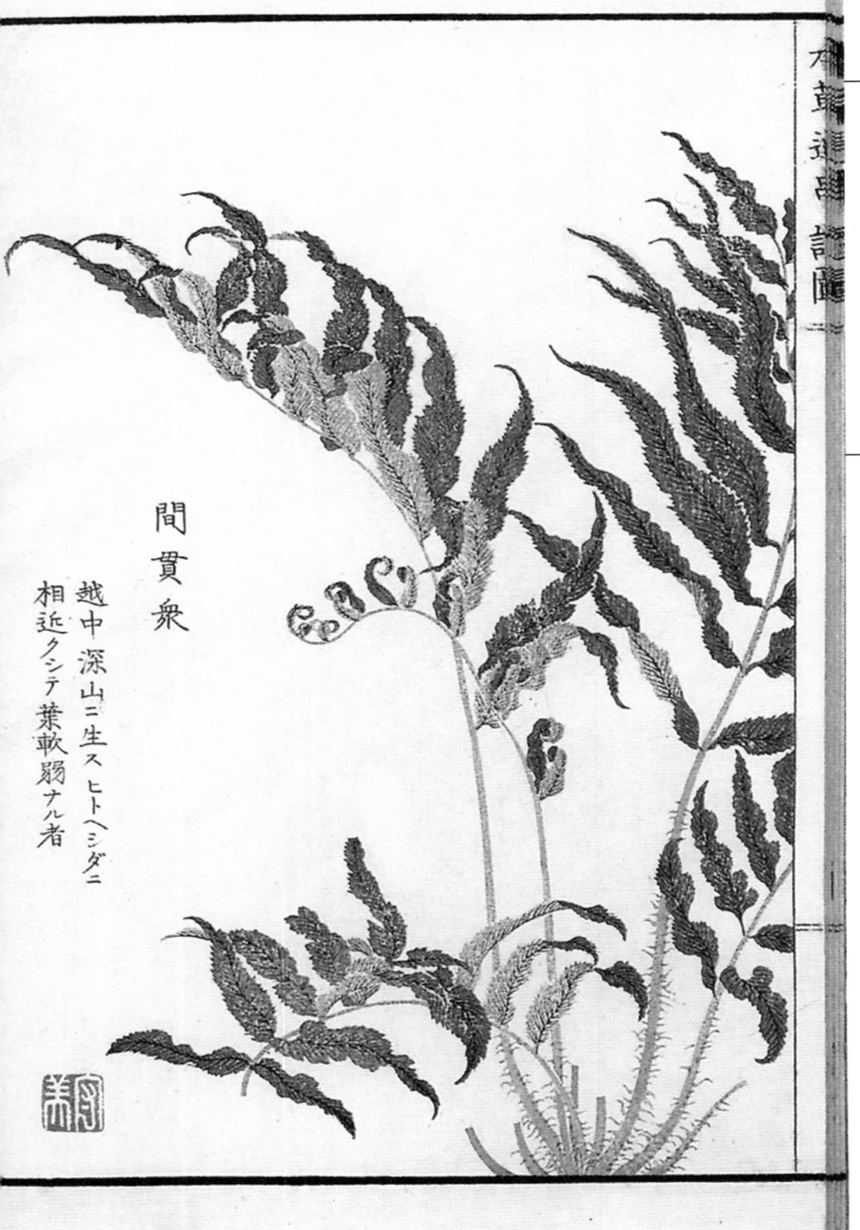

間貫衆
越中深山ニ生ス ヒトヘシダニ
相近クシテ葉軟弱ナル者

间贯众

生于越中深山中，与一重羊齿相似，叶较软弱。

《别录》曰：贯众生玄山山谷及冤句少室山。二月、八月采根，阴干。此『草鸱头』之名，盖因其草根形似鸱伏地，而风吹其毛作蓬然状。并未解明其形状。

燕尾贯众

产于越中立山，真贯众叶端如燕尾。

颂曰：今陕西、河东州郡及荆、襄间多有之，而少有花者。春生苗，赤。叶大如蕨。茎干三棱。叶绿色似鸡翎，又名凤尾草。其根紫黑色，形如犬爪，下有黑须毛，又似老鸱。

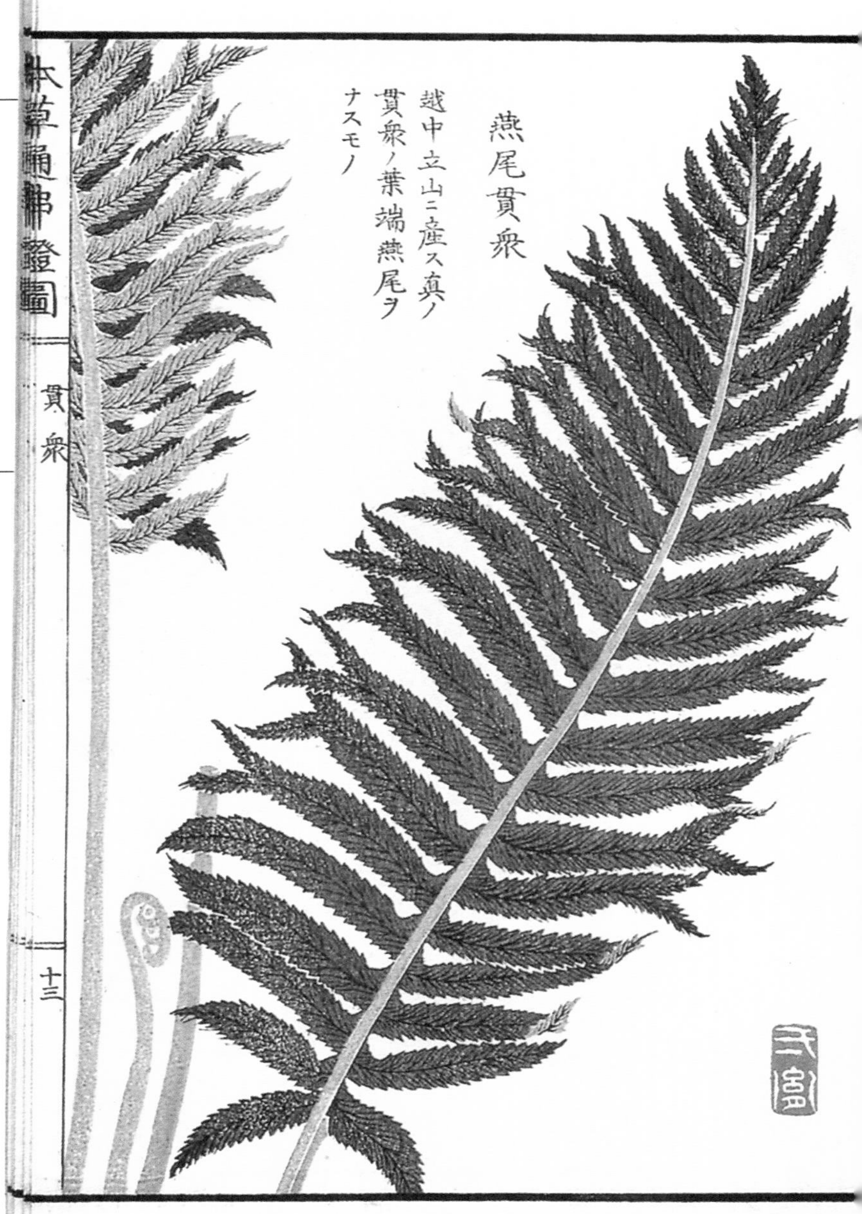

本草通串證圖
貫衆
十三
燕尾貫衆
越中立山ニ産ス真ノ貫衆ノ葉端燕尾ヲナスモノ

雉尾

自生于越中妇质郡野积谷山中，叶矮生、柔弱，脊色白。

保升曰：苗似狗脊，状如雉尾，根直多枝，皮黑肉赤，曲者名草鸱头，所在山谷阴处则有之。

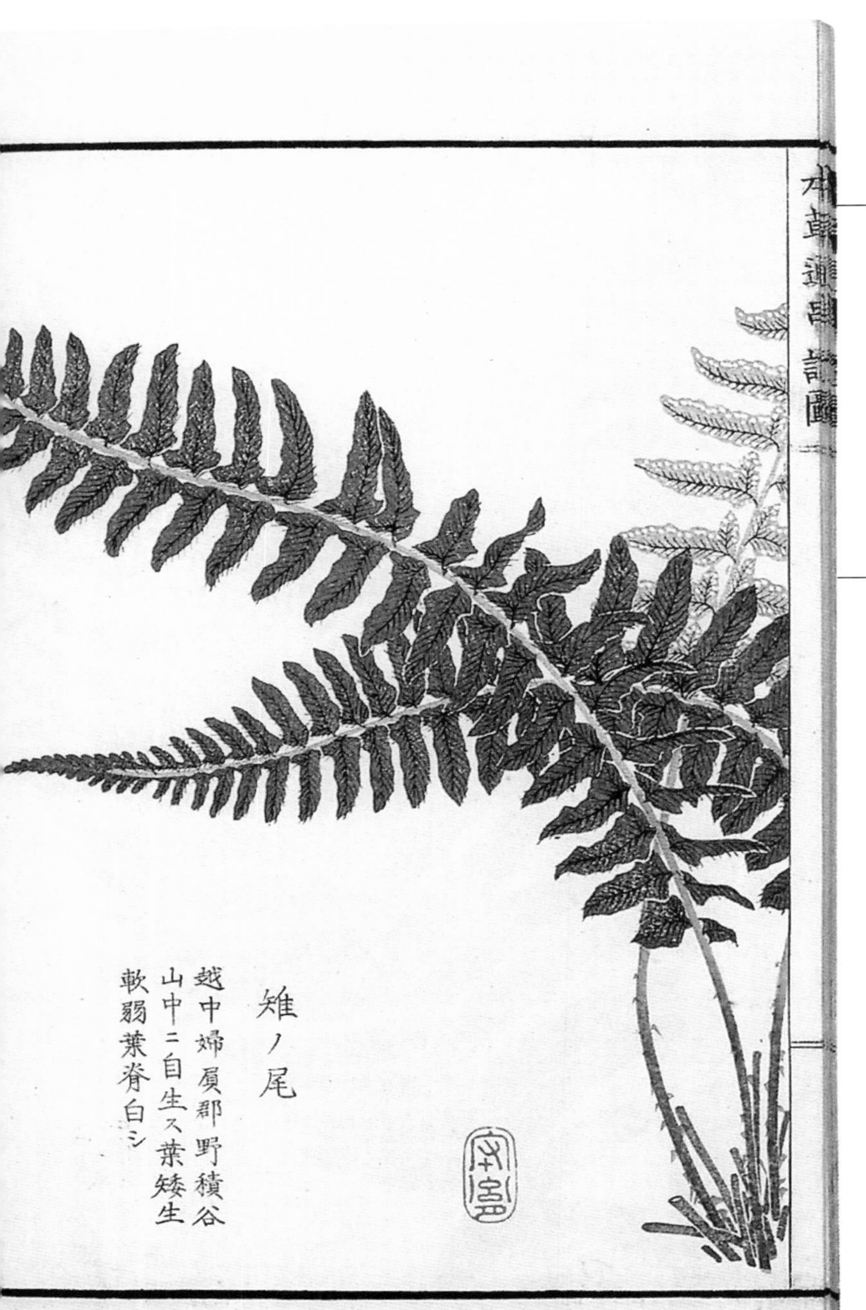

雉ノ尾
越中婦負郡野積谷山中ニ自生ス葉矮生軟弱葉脊白シ

贯节

筬叶

生于诸国阳山，《广雅》云『贯节』是也。

郭璞注《尔雅》云：叶圆锐，茎毛黑，布地，冬不死，《广雅》谓之贯节是矣。

貫節 ヲサバ

諸國陽山ニ生ス廣雅

貫節是ナリ

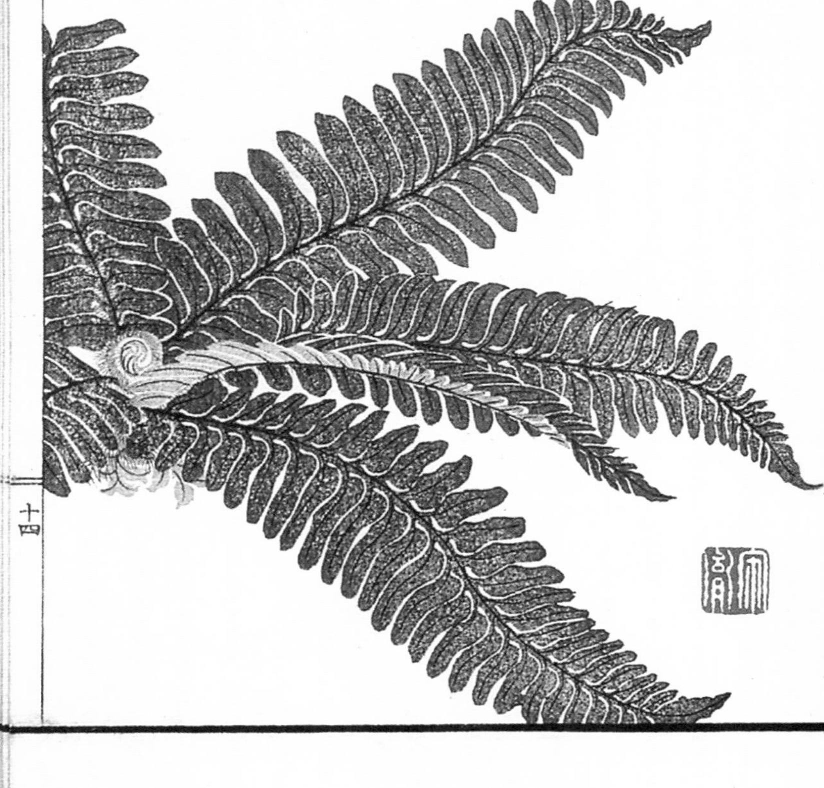

燕尾贯节

山中罕有，贯节之叶端如鱼尾。

《别录》一名伯萍，一名药藻，皆字讹也。金星草一名凤尾草，与此同名，宜互考之。弘景曰：近道皆有之。叶如大蕨。其根形色毛芒，全似老鸱头，故呼为草鸱头。

燕尾貫節

山中稀ニアリ貫節ノ葉端魚尾ヲナス者

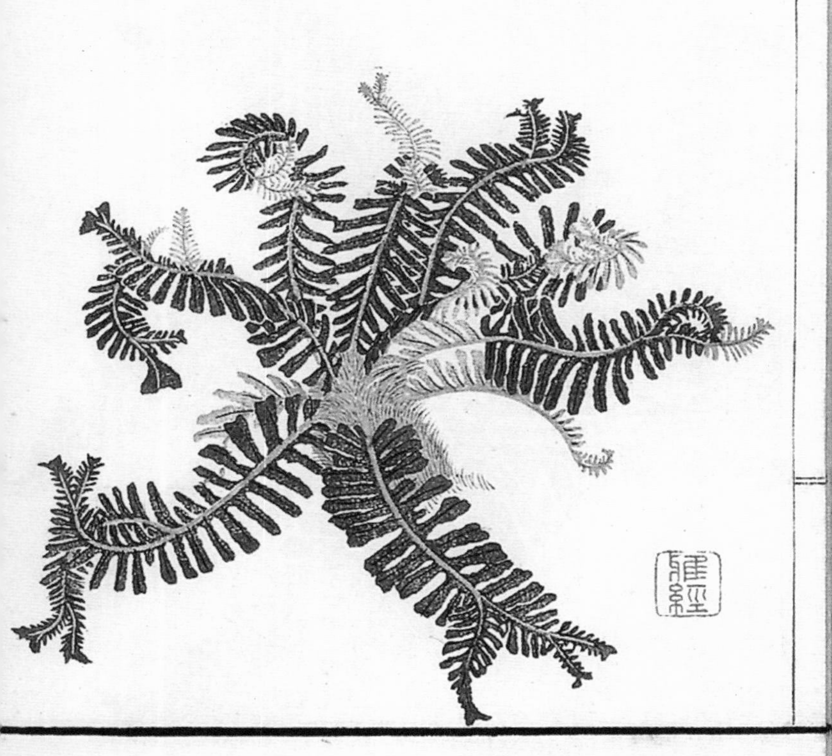

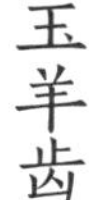

玉羊齿

产于伊豆八丈岛，根部生毛刺。

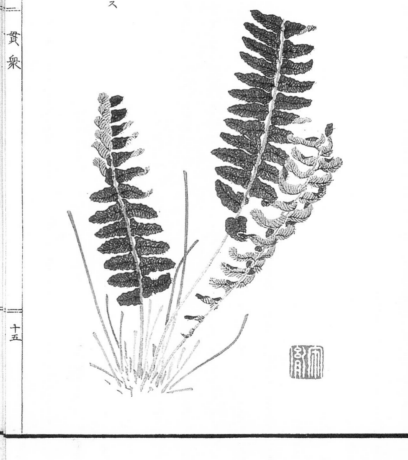

中文译名为圆羊齿，为肾蕨别称。叶缘有疏浅的钝锯齿，生长于溪边林下，以全草和块茎入药，常用于治疗感冒、发热、咳嗽。

玉シダ

伊豆八丈島ニ産ス

根ニ毬ヲ生スル者

十文字羊齿

自生于越中诸山，叶呈十文字。

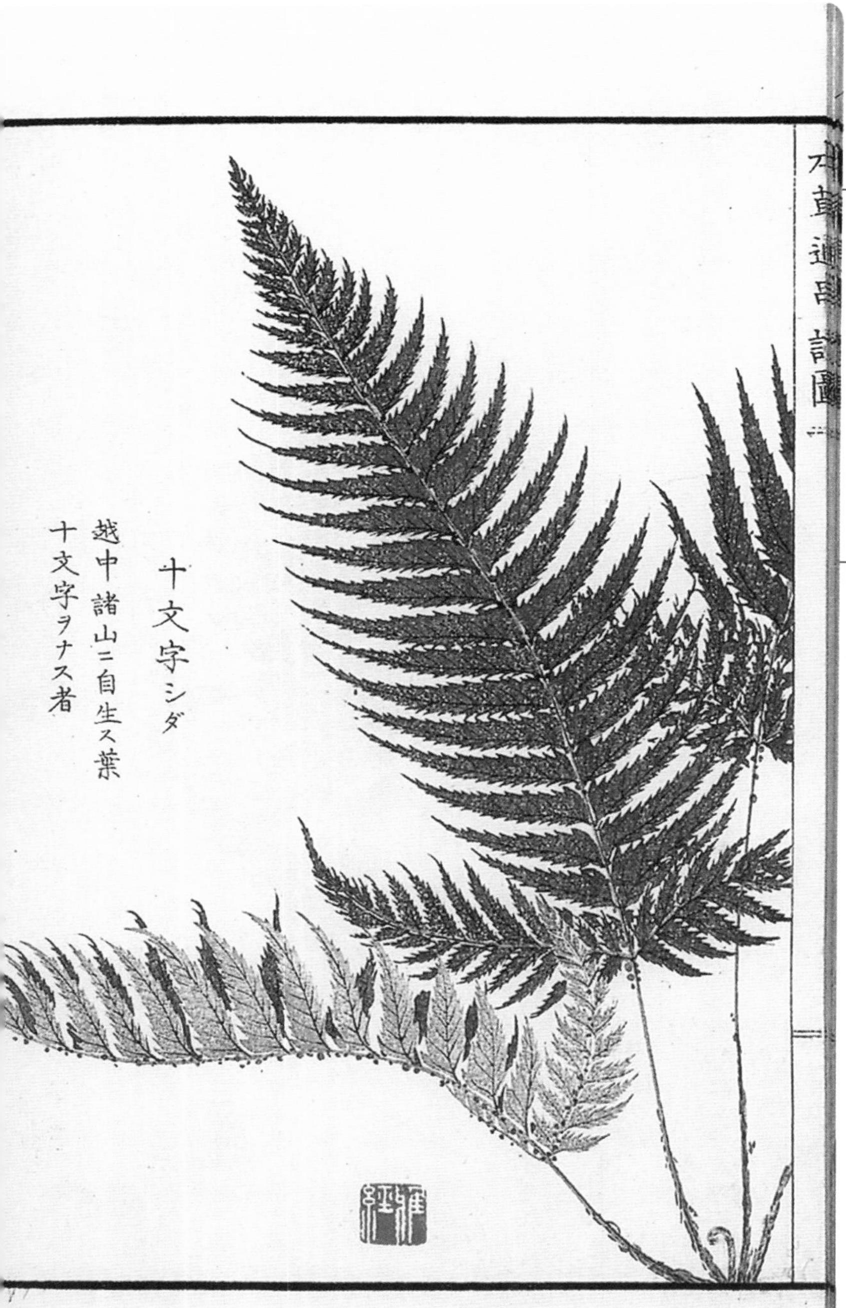

十文字是此类羊齿叶子的生长形态，故此得名。

十文字シダ

越中諸山ニ自生ス葉十文字ヲナス者

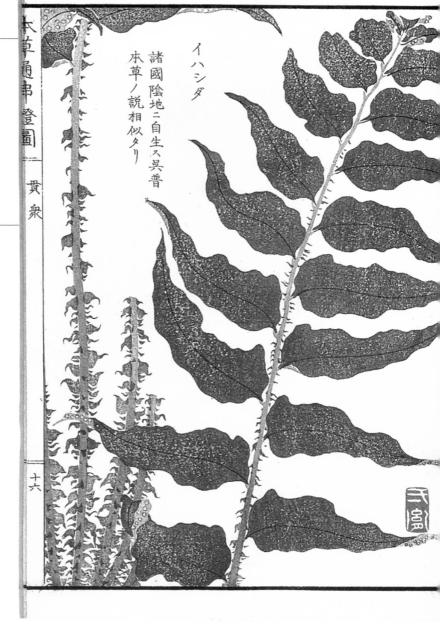

岩羊齿

自生于诸国阴地，与《吴普本草》之说相似。

叶簇生，边缘稀疏如尖齿状，叶柄呈淡褐色至赤褐色，因生长于林下岩石缝隙间而得名。分布于中国东北、华北及西北地区。

本草通串證圖　貫衆　十六

イハシダ

諸國陰地ニ自生ス吳普本草ノ說相似タリ

雌羊齿

生于山中阴地，岩羊齿之叶较柔弱。

普曰：叶青黄色，两两相对，茎有黑毛，丛生，冬夏不死。四月花白，七月实黑，聚相连卷旁生。三月、八月采根，五月采叶。

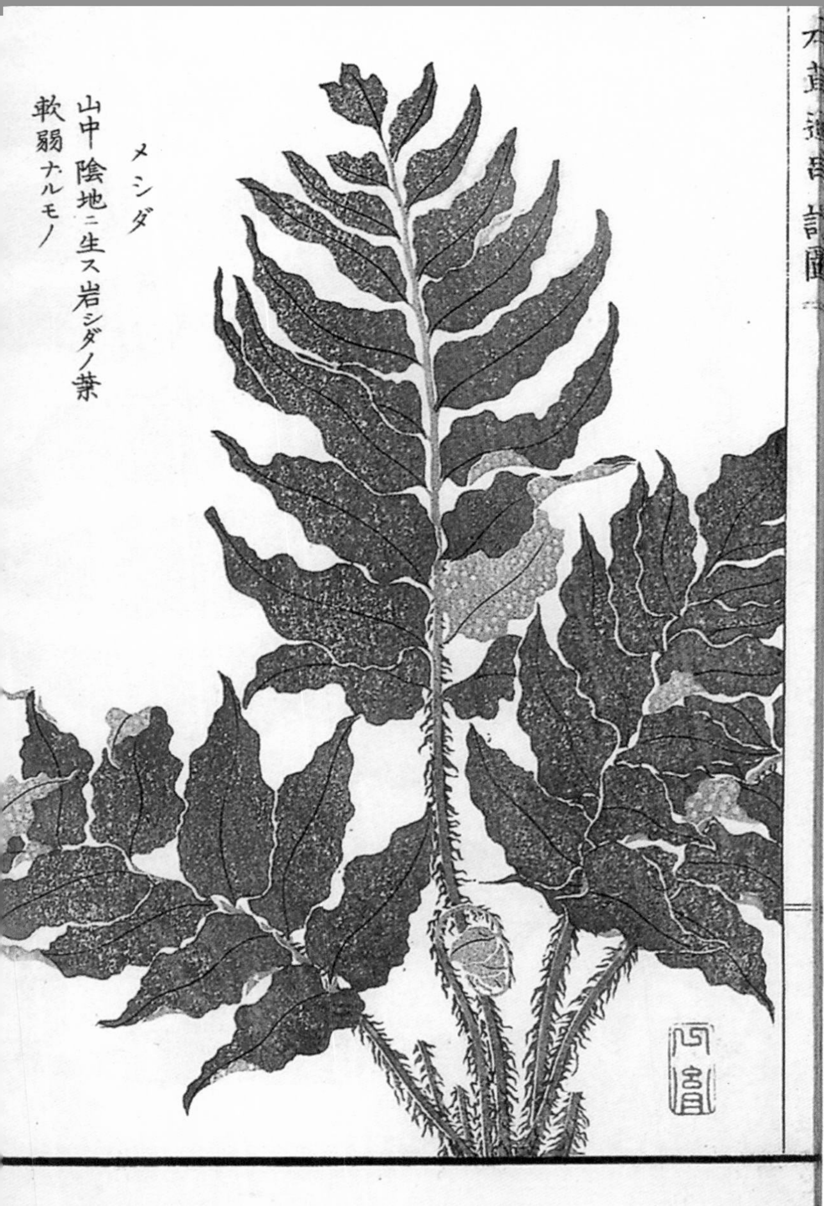

メシダ
山中陰地ニ生ス岩シダノ葉
軟弱ナルモノ

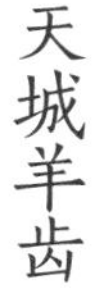

天城羊齿

产于豆州那贺郡天城山。

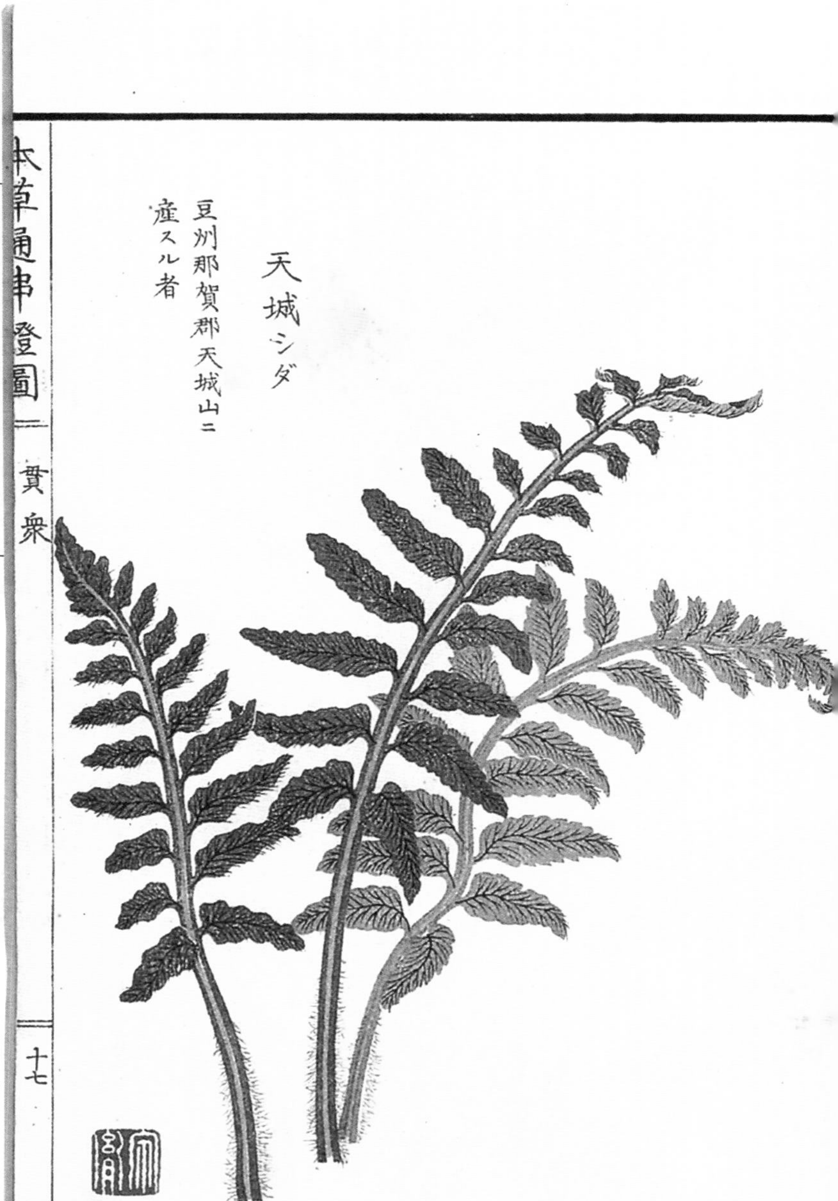

羊齿根经炮制可作中药贯众用。味苦、性凉，有清热解毒、凉血的功效。可治风热感冒，将叶捣碎敷可缓解疖肿。

本草通串證圖 二 貫衆 十七

天城シダ

豆州那賀郡天城山ニ産スル者

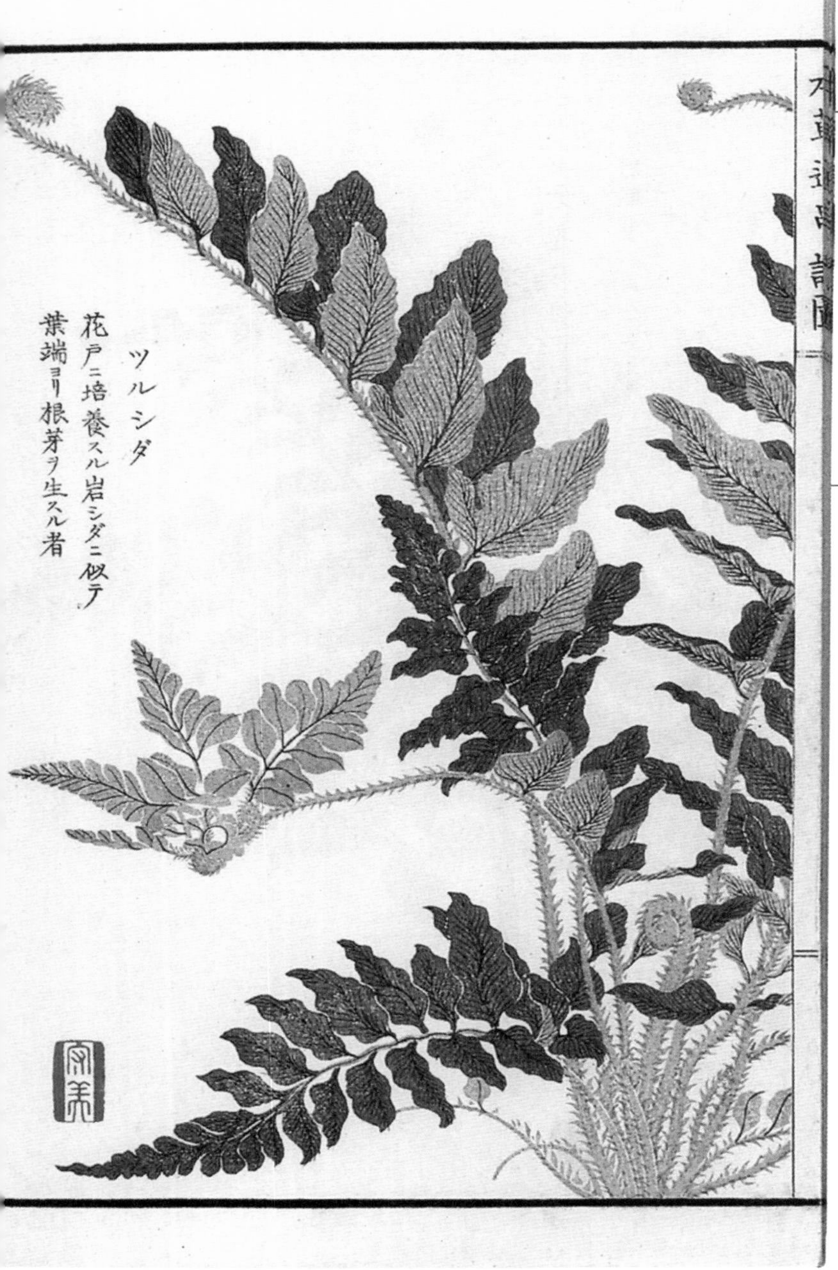

ツルシダ
花戸ニ培養スル岩シダニ似テ
葉端ヨリ根芽ヲ生スル者

条蕨

花户栽培者，似岩羊齿而叶端生根芽。

条蕨边缘疏生齿凸，多为附生或土生，生长形态为匍匐或半攀援状，少数为直立的半灌木状。能生出坚硬的细长茎根。

贯众

狗脊、贯众区分要点如下。

狗脊其叶如凤尾，且为重叶。但其重叶者，叶柄处生小叶，且有分支，其根如狗脊凹凸。而贯众之属，大约叶如凤尾，单叶生，且其单叶叶柄处有小叶排列、无枝丫，附着于根上，如鸱低伏者。

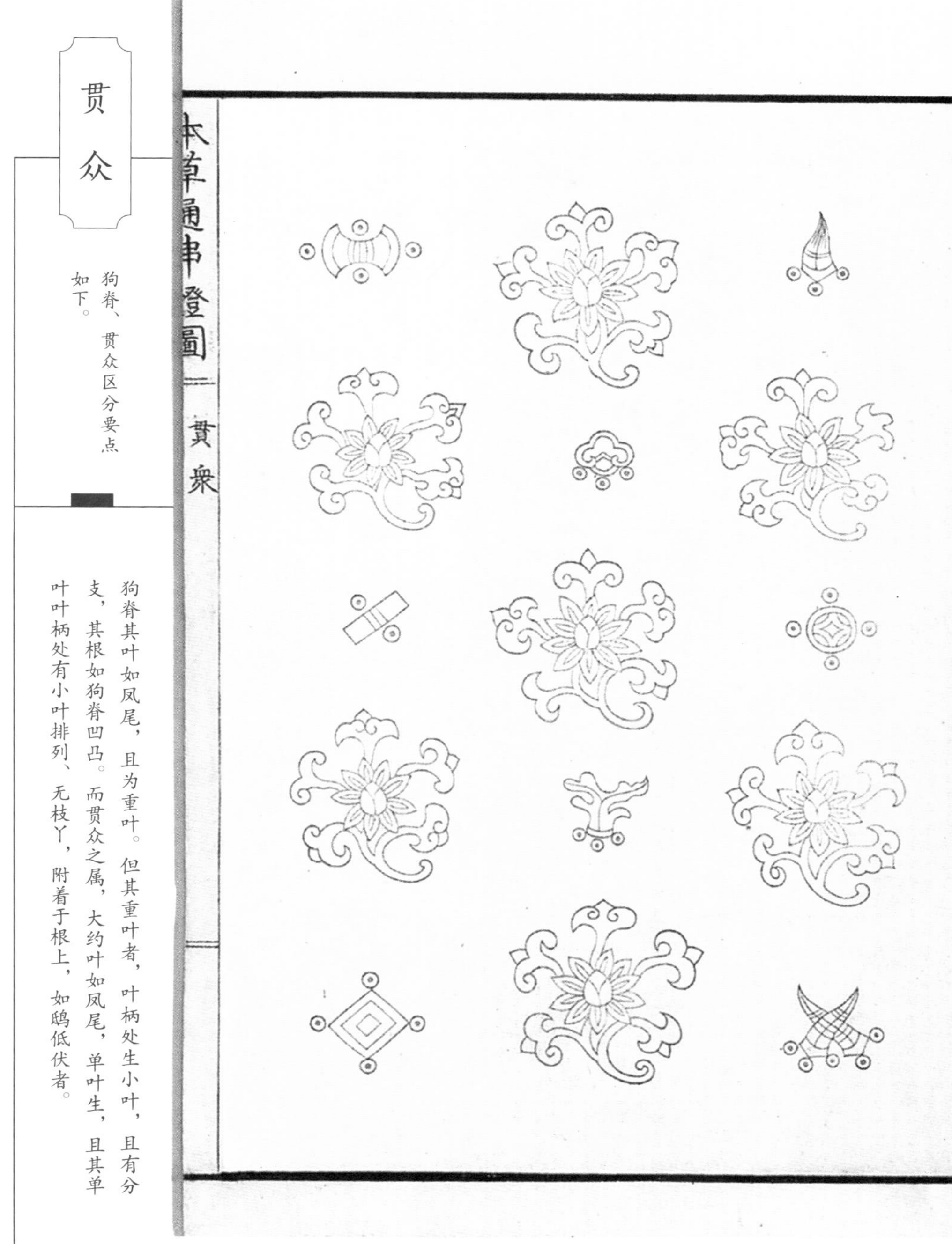

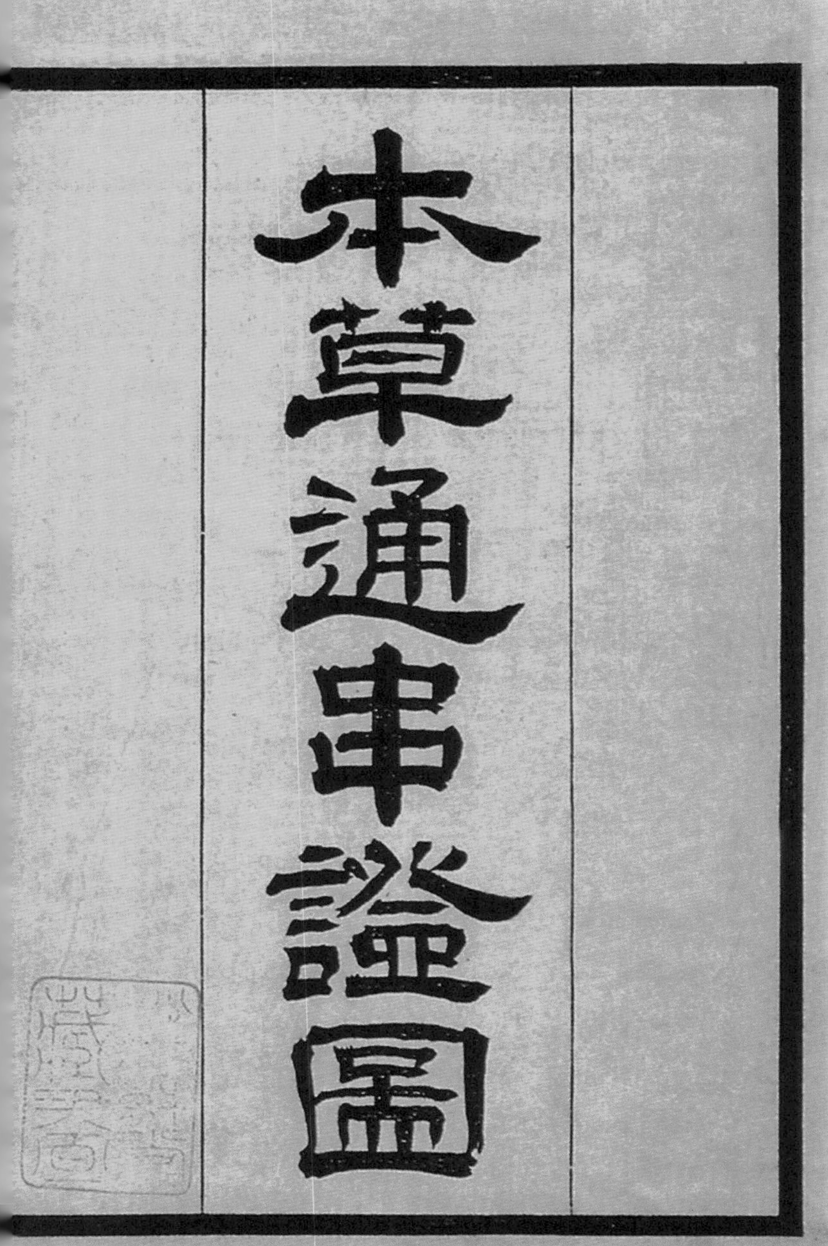

本草通串证图

《本草通串证图》别出心裁地按照叶子特征分类。

书中每一卷的草药图乍看之下都有所相似，但细看又有所不同。所绘植物花朵色彩艳丽，叶片脉络分明，形态柔美舒逸。

序

嚮者本藩今之老侯侍従益齋公憾庶物類纂浩瀚殷富猶有未備也有本草通串之作凡和漢著書有言渉本草者麕載不遺可謂備矣一

益齐公，即越中国富山藩藩主前田利保。

益齐公憾庶物类纂，浩瀚殷富，犹有未备也。有本草通串证图之作，凡和汉著书有言涉本草者，麕（通『群』，收集）载不遗，可谓备矣。

一日，侍臣等进请益齐公令人为通串作图，载折中说于图上。

侍臣等进请曰：『通串虽备，然说颇浩瀚，览者望洋莫知所向。伏请愿附载折中说（广纳诸说综合成稳妥的说法）并图，以令知所向。

日侍臣等進請曰通串雖備
然説頗浩瀚覽者望洋莫知
所嚮伏請願附載折中説并
圖以令知所嚮其恵不亦大
乎敢請　公曰止前修所論
是非淆亂真偽駁雜無歸一

說雖然余嘗試折中之庸詎知吾所謂非之非是耶庸詎知吾所謂僞之非真耶沙參羊乳聚訟難折黄精鉤吻相似相反之死而致生之生而致死夫醫藥生民壽夭之所

益齐公婉拒。

『前修所论是非淆乱，真伪驳杂无归一说。虽然余尝试折中之，庸讵（何以、怎么）知吾所谓非之非是耶，庸讵知吾所谓伪之非真耶。』

係可弗慎乎且汝等不見通
串例言乎麕載諸説不敢可
否取舍委人是余本旨若折
中與圖則吾豈敢汝等勿復
言異日又進請曰公之言
雖誠是哉神農氏邈矣世無

『若折中于图，则吾岂敢。汝等勿复言。』

『沙参羊乳聚讼难折，黄精钩吻相似相反，之死而致生，之生而致死。夫医药，生民寿夭之所系，可弗慎乎。且汝等不见通串例言乎，麕载诸说，不敢可否取舍委人，是余本旨。』

識者苟無折中之説人將漫
用傷生不勘濟世教人仁之
大者豈不可強爲之哉敢請
再三既而憣然改曰與我培
養家園獨與侍臣等觀而娛
之吾豈若使國人縱觀目擊

异日，群臣又进言。

『公之言虽诚是哉。神农氏邈矣，世无识者，苟无折中之说，人将漫用伤生，不堪济世教人。仁之大者，岂不可强为之哉。』

群臣敢请再三，益齐公既而幡然改。

益齐公曰：『与我培养家园，独与侍臣等观而娱之，吾岂若使国人纵观目击，识得其形状名称，无缪用误服之失，以免夭札哉。』

識得其形狀名稱無謬用誤
服之失以免夭札哉吾豈若
博示天下旁問大方質其眞
僞以決畜疑且使人使用不
失其實以躋于壽域哉與我
假手後人圖說相齟齬而失

吾之意吾豈若於吾身親令
人繪之而圖說相符而得吾
之意哉曰允請於是乎侍臣
等欣然慫慂從事上木云嗚
呼通串雖大備目不識丁字
者莫得而與焉令也附載圖

序

益齐公令人绘图，使图说相符。

『吾岂若博示天下，旁问大方，质其真伪，已决蓄疑。且使人使用不失其实，以跻于寿域哉。与我假手后人，图说相龃龉而失吾之意，吾岂若于吾身亲令人绘之，而图说相符而得吾之意哉。』

于是乎，侍臣等欣然怂恿从事。

上木云：『呜呼，通串虽大备，目不识丁字者莫得而与焉。今也，附载图说广行之世，则无学与不学、识字与不识字，皆得寓目其间。

說廣行之世則無學與不學
識字與不識字皆得寓目其
間而無望洋之嘆而免謬用
夭札之患以躋于壽域則其
爲仁惠不亦甚大乎哉夫然
後通串之舉可謂集大成無

復遺憾矣。語曰：汎愛衆而親仁。臣淳之於斯編亦云。

嘉永六年歲在癸丑春正月

富山藩文學臣岡田淳之謹序

小西有斐書

序

群臣语曰：『泛爱众，而亲仁。』

（接上文）『而无望洋之叹，而免谬用夭札之患，以跻于寿域，则其为仁惠不亦甚大乎哉。通串之举可谓集大成，无复遗憾矣。』

让记录承载时光

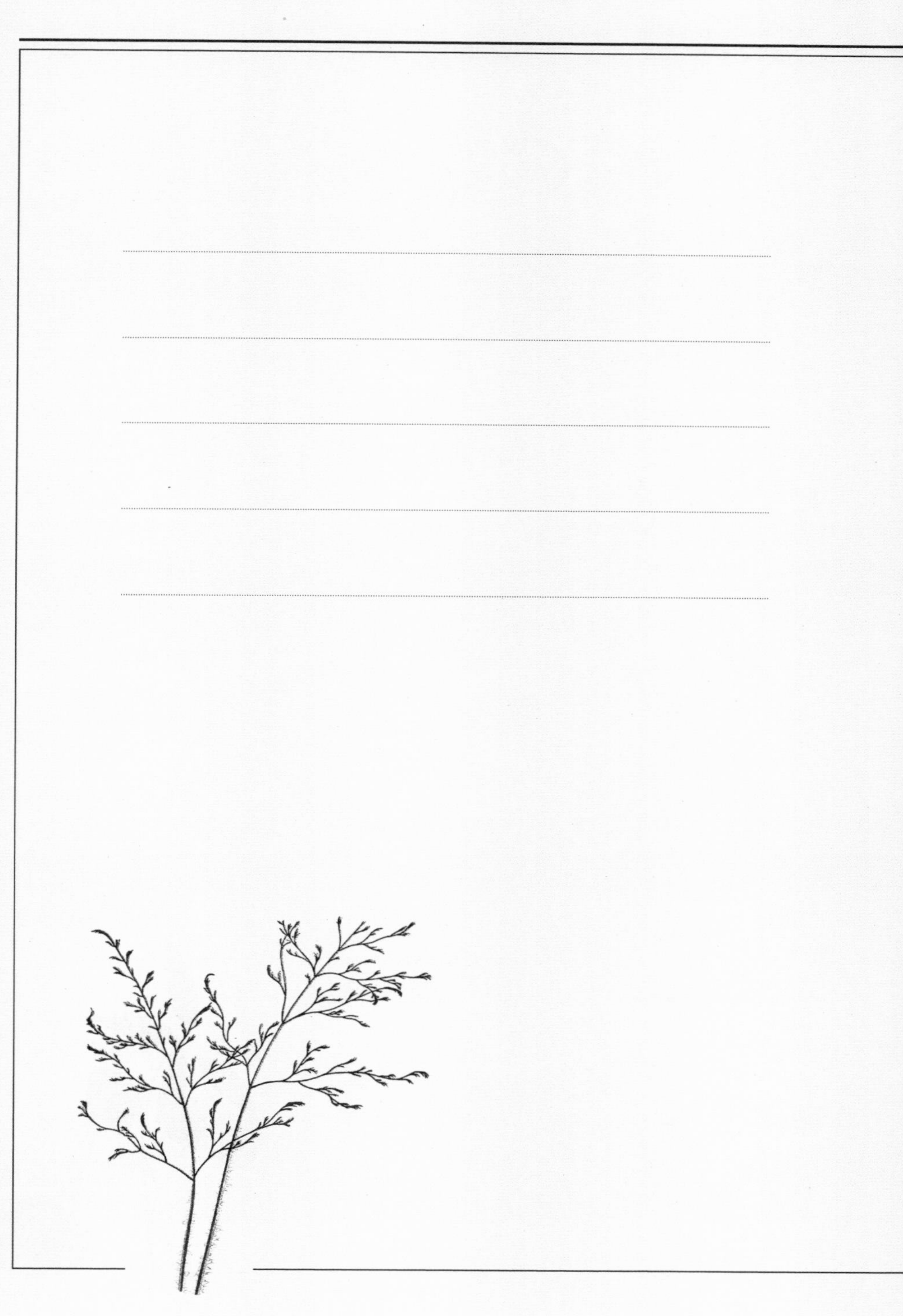

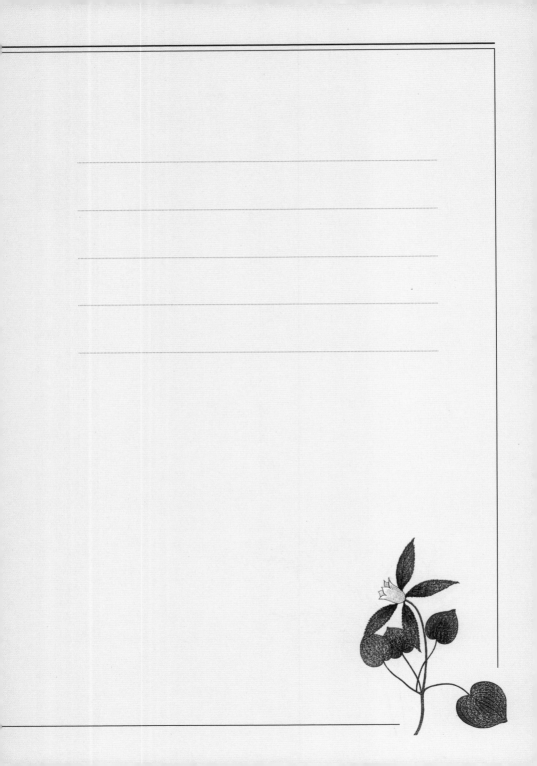

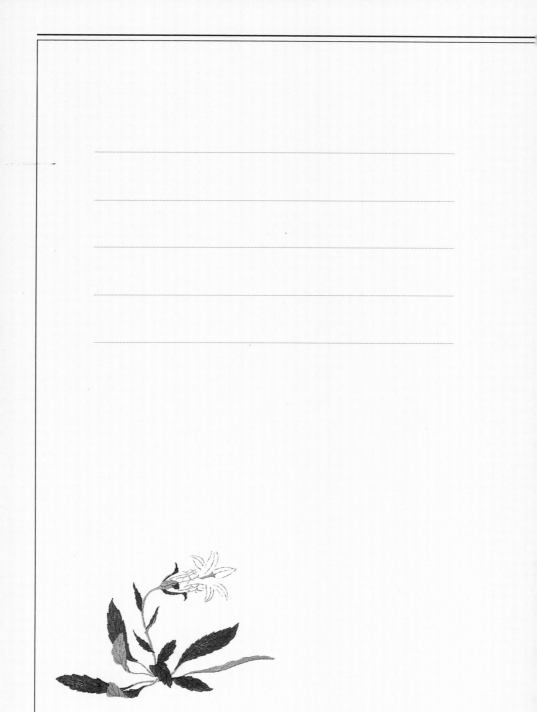

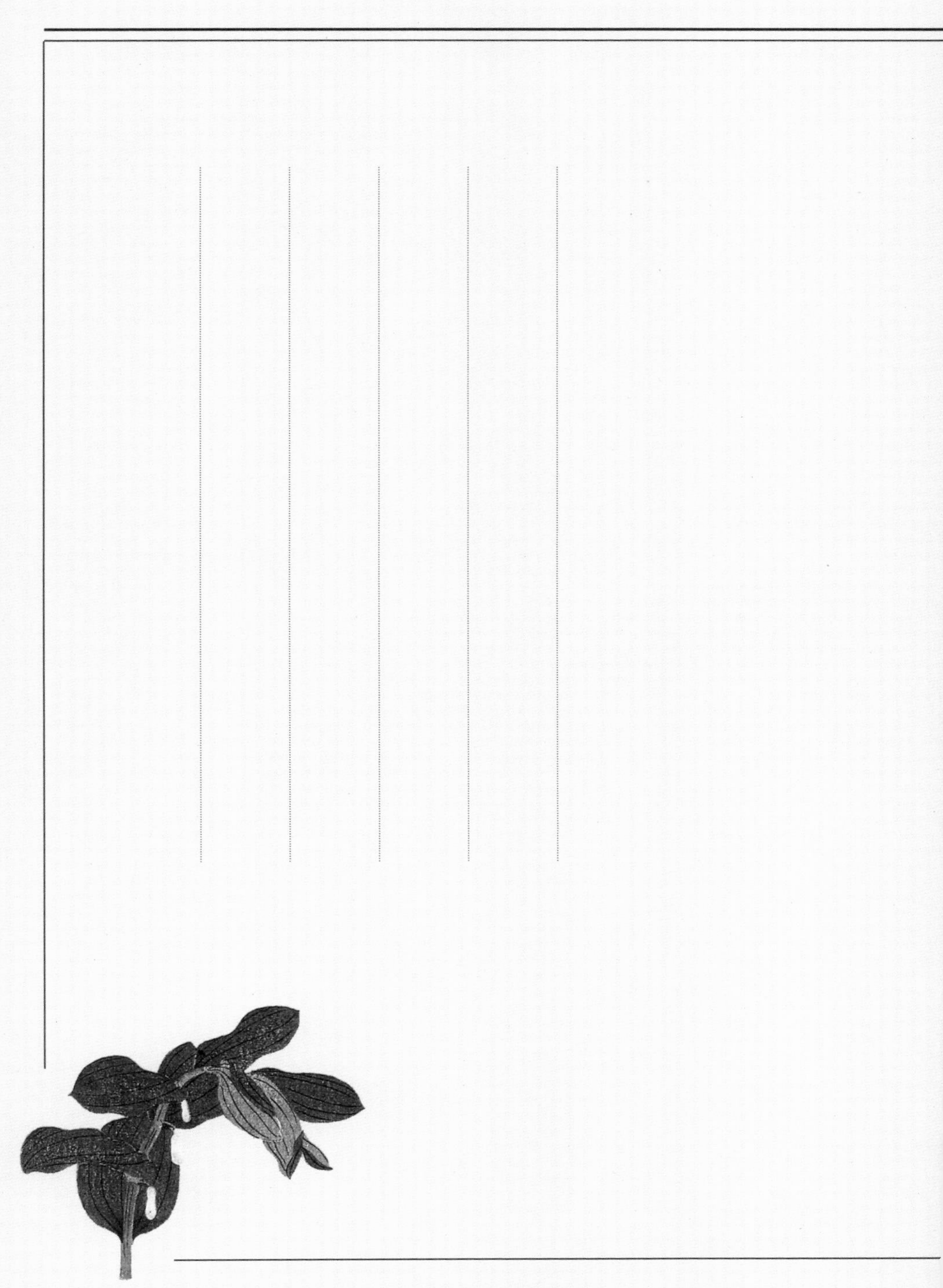

图书在版编目（CIP）数据

本草通串证图 / (日) 前田利保著 ; 宫竹正, 吴佳妮编译. -- 北京 : 北京联合出版公司, 2018.4

ISBN 978-7-5596-1647-0

Ⅰ. ①本… Ⅱ. ①前… ②宫… ③吴… Ⅲ. ①本草 - 图集 Ⅳ. ①R281.3-64

中国版本图书馆CIP数据核字(2018)第020156号

本草通串证图

项目策划 紫图图书ZITO®

监　　制 黄　利　万　夏

原　　著 [日] 前田利保

编　　译 宫竹正　吴佳妮

责任编辑 李　征

特约编辑 宣佳丽　车　璐　杨　旻

装帧设计 紫图图书ZITO®

北京联合出版公司出版

（北京市西城区德外大街 83 号楼 9 层　100088）

北京瑞禾彩色印刷有限公司印刷　新华书店经销

120 千字　875 毫米 ×1270 毫米　1/32　8 印张

2018 年 4 月第 1 版　2018 年 4 月第 1 次印刷

ISBN 978-7-5596-1647-0

定价：99.00 元